Kohlhammer

Peter-Michael Hax
Thomas Hax-Schoppenhorst (Hrsg.)

Kommunikation mit Patienten in der Chirurgie

Praxisempfehlungen für Ärzte aller operativen Fächer

Verlag W. Kohlhammer

1. Auflage 2012

Alle Rechte vorbehalten
© 2012 W. Kohlhammer GmbH Stuttgart
Umschlag: Gestaltungskonzept Peter Horlacher
Umschlagabbildung: © Dirk Kleinefeldt
Gesamtherstellung:
W. Kohlhammer Druckerei GmbH + Co. KG, Stuttgart
Printed in Germany

ISBN: 978-3-17-021613-6

Für unsere Mutter

Geleitwort

„Ich will ein guter Arzt sein! Ich möchte auf meinen Patienten eingehen, ihm zuhören, Zeit für ihn haben und ihm das Gefühl geben, dass er bei mir gut aufgehoben ist. Meine Anamnese lässt keine Fragen offen, und aufgrund der Schilderungen der Symptome liegt die Diagnose klar auf der Hand und braucht nur der Vollständigkeit wegen noch mit einigen wenigen Untersuchungsmethoden verifiziert werden. Dann operiere ich den Patienten nach allen Regeln der Kunst, und wenn ich ihn nach der Operation wiedersehe, ist da ein erfolgreicher Heilungsverlauf und ein auf ewig dankbarer Patient, und ich bin ganz stolz darauf, so ein guter Arzt und Chirurg zu sein." Davon träumt sicherlich jeder von uns – die Realität sieht manchmal anders aus. Aber warum?

In unserem Kontakt mit den Patienten sind wir sowohl Sender als auch Empfänger von Botschaften. Von der ärztlichen Seite gilt es, das Problem zu verstehen (Sachinhalt), dem Patienten das Gefühl zu geben, ihn ernst zu nehmen (Beziehungsaspekt), als Experte zu überzeugen (Selbstdarstellung) und eine konkrete Therapie vorzuschlagen, die einen Heilungsverlauf verspricht (Appellfunktion). Unser Patient möchte sein Problem schildern (Sachaspekt), er möchte uns in die Lage versetzen, eine klare Diagnose stellen zu können (Beziehungsaspekt), er möchte darstellen, wie er unter der momentanen Ist-Situation leidet (Selbstdarstellung), und sein Besuch beinhaltet den Appell „Helfen Sie mir!".

Dies ist die Theorie – die Praxis ist ein Kaleidoskop an unterschiedlichsten Interpretationsmöglichkeiten zwischen dem Sender und dem Empfänger. Was ich frage und was der Patient hört, was der Patient antwortet und was ich verstehe, ergibt bereits viele verschiedene Facetten. Bei einem ganzen Gespräch ist die Variantenbreite bereits unermesslich.

Hinzu kommen die jeweiligen Persönlichkeiten des miteinander in Kommunikation tretenden individuellen Patienten und Arztes. So gibt es Patienten, die nur hören, was sie hören möchten oder sich überhört fühlen, Patienten, die ihr medizinisches Wissen an einem Experten messen möchten, bis zu Patienten, die nicht in der Lage sind, den Arzt vor der Operation zu sprechen. Ebenso gibt es Ärzte, welche nur die Sachebene hören und sachlich richtig, aber menschlich daneben treten. Und Ärzte, welche die Sachebene überbewerten aus der Unsicherheit heraus, sich auf den anderen Kommunikationsebenen nicht ausgebildet genug zu fühlen sowie Ärzte, die mehr Sicherheit auf der Gefühlsebene vermitteln, als die Natur leisten kann.

Die Vielschichtigkeit der Ausdrucksformen und Wahrnehmungen birgt bereits eine leise Vorahnung der unterschiedlichen Möglichkeiten von Missverständnissen. Hinzu kommen noch besondere Herausforderungen, dort wo Arzt und Patient eine unterschiedliche Muttersprache und kulturellen Hintergrund haben.

Wie kann Kommunikation gelingen? Wie lässt sich Kommunikation gestalten? Wie können wir eine tragfähige Patienten-Arzt Beziehung aufbauen, die auch bei besonders schwerwiegenden Erkrankungen oder Komplikationen stabil bleibt?

Kommunikationstheorie ist bis dato leider nur selten Gegenstand des Medizinstudiums. Hier geht es streng um Fakten, Theorien und Strategien zur Funktionalität des Körpers.

Den Herausgebern ist hier ein fakten- und facettenreicher Brückenschlag zwischen Kommunikationstheorien und dem Umgang mit Patienten in Klinik und Praxis gelungen. Zahlreiche Beiträge aus dem Alltag der medizinischen Kommunikationswelt möchten Ihre Wahrnehmung schärfen, Ihnen Orientierung geben, Ihnen Mut machen, Kommunikation aktiv zu gestalten und ihre positiven Wirkungsmöglichkeiten kennenzulernen.

Verbesserung beruht auf der Reflexion, warum Wunsch und Wirklichkeit auseinanderklaffen, und auf der Kreativität, Altbekanntes in solcher Weise neu zu kombinieren, dass daraus eine neue positive Wirkung entsteht. Eine Verbesserung mit großem Potential verspricht einen Entwicklungsschritt. Dieses Buch von Thomas Hax-Schoppenhorst und Dr. med. Peter-Michael Hax erfüllt sicherlich die Voraussetzung, einen solchen Entwicklungsschritt zu initiieren. Eine Entwicklung zu einem authentischen, menschlichen Umgang auf Augenhöhe mit der Betroffenheit des Patienten, den Grenzen der Medizin und dem eigenen Anspruch. Eine Entwicklung zu mehr Zufriedenheit, Transparenz und Erfolg bei der medizinischen Arbeit.

Ich wünsche Ihnen, dass Sie von diesem Buch inspiriert werden und viele dankbare Patienten, die Sie als engagierten, offenen und guten Arzt schätzen.

Professor Dr. med. Dieter Rixen, Duisburg

Geleitwort

Ich war am Ziel – dachte ich jedenfalls. Vor über dreißig Jahre lag das Medizinstudium hinter mir und ich hatte eine chirurgische Assistentenstelle ergattert. Endlich war ich Chirurg. Mein Traumberuf! Als Zeichen, dass ich „dazugehörte", kaufte ich mir bald den achtbändigen „Baumgartl" – das Standardwerk der Chirurgie – und platzierte ihn auffällig im Bücherregal meines Arztzimmers. Nach etwa einem Jahr durfte ich erstmals selbstständig einen Eingriff durchführen: eine Appendektomie! Noch heute weiß ich die Namen der Patientin, meiner Mitoperateure und der Narkoseärztin. In der Nacht nach der OP schlief ich unruhig, und in den folgenden Tagen erkundigte ich mich immer wieder, wie es der Patientin ging. Die älteren Kollegen grinsten. Das Gefühl, eine Operation erfolgreich durchgeführt zu haben, war genau so, wie ich es mir erträumt hatte. Aber irgendetwas fehlte. War die handwerkliche Kunst, die ich da gezeigt hatte, alles, was einen guten Chirurgen ausmachte? Was mich zudem irritierte: Der Wurmfortsatz war gar nicht entzündet gewesen. Das hatte sicher zum Gelingen der OP beigetragen. Ich hatte die Sache war zwar gut gemacht, aber *was* hatte ich da eigentlich gemacht?

Mit der Zeit durfte ich immer anspruchsvollere Eingriffe durchführen. Einmal war ich für die Entfernung einer Gallenblase eingeteilt. Schon bald nach Eröffnung der Bauchhöhle zeigte sich, dass dieser vermeintliche Routineeingriff komplizierter war als gedacht. Die ganze Region war verwachsen, die Anatomie nur noch zu ahnen. Es fanden sich Gallensteine nicht nur in der Gallenblase, sondern auch im Gallengang. Mein Oberarzt ließ mich trotzdem den Eingriff zu Ende führen. Alles ging gut! Ich blieb immer in der richtigen Schicht, es kam zu keinen Blutungen, Verzögerungen oder Zwischenfällen. Die Gallengangsteine entfernte ich beim ersten Versuch, die Drainage saß sofort, meine OP-Zeit konnte sich sehen lassen. Ich fühlte mich großartig! Doch da sagte mein Oberarzt: „Das haben Sie zwar sehr gut gemacht. Aber jetzt heben Sie bloß nicht ab: Das bringe ich jedem Pförtner bei, wenn er nicht zwei linke Hände hat." Ich fühlte mich wie ein begossener Pudel. Erst viel später verstand ich, was er gemeint hatte. Durfte ich mich schon als guter Chirurg fühlen, nur weil ich jetzt mit dem Skalpell umgehen konnte? Wahrscheinlich nicht. Aber was war dann ein guter Chirurg? Ich wusste keine Antwort. Ich wusste nur eines: Ich war nicht der Chirurg, der ich eigentlich hatte werden wollen. Ich war kein guter Arzt geworden, wohl aber ein guter Techniker.

Aus dieser Enttäuschung heraus machte ich mich auf die Suche und stieß dabei auf ein Zitat des großen Arztes und Philosophen Thure von Uexküll: „Die Medizin ist streng getrennt in eine Medizin für Körper ohne Seelen und eine Medizin für Seelen ohne Körper." Sofort hatte ich das Gefühl, dass dieser Satz das Unbehagen mit meiner ärztlichen Arbeit auf den Punkt brachte. Unsere Medizin leidet an einem fatalen Dualismus: Die Medizin für Körper ohne

Seelen sucht im Körper eines Menschen nach Defekten, die mit Medikamenten, Ersatzteilen oder Operationstechniken repariert werden sollen. Die Medizin für Seelen ohne Körper dagegen findet immer neue Formen der Psychotherapie, mit denen seelische Konflikte und Erkrankungen bewältigt werden können, losgelöst von der körperlichen Situation.

Bisher hatte ich also in einem vereinfachten Modell der Medizin gearbeitet, das den Menschen zu einem zweigliedrigen System degradiert, in dem auf eine bestimmte Ursache immer die gleiche Wirkung folgt. Dieses „pragmatische" Ursache-Wirkung-Prinzip mag für technische Maschinen gültig sein, aber nicht für Menschen! Bei allen Lebewesen ist in diesem Prozess aus Ursache und Wirkung ein aktiver Prozess eingeschaltet. Wenn einer hungrigen Katze ein Schmetterling vor die Nase fliegt, wird sie ihn jagen und fressen. Ist die gleiche Katze aber satt, wird sie dem Schmetterling nur dösend zuschauen oder ihn gar nicht erst zur Kenntnis nehmen. Auf die Medizin übertragen bedeutet dies, dass man in einem nicht-trivialen Modell neben dem Prinzip „Ursache" (z. B. Arthrose) und „Wirkung" (z. B. Schmerzen) noch ein drittes Glied berücksichtigen muss – nämlich welche Bedeutung der Patient seiner Situation erteilt. Der Unterschied zwischen einem kranken Menschen beim Arzt und einer defekten Maschine in der Werkstatt ist fundamental. Wenn die Chirurgie das ignoriert, ist sie keine.

Die Bedeutungserteilung zu erkennen, die eigene und die des Patienten, ist also die zentrale Aufgabe eines jeden Arztes. Das trifft auch für die chirurgische Tätigkeit zu, obwohl die Chirurgie eigentlich ein seltsames Fach ist: Sie definiert sich ausschließlich durch die Möglichkeit der chirurgischen Therapie einer Krankheit, nicht nach Organsystemen wie z. B. die Neurologie, die Gynäkologie, die Urologie, die Dermatologie usw., nicht nach der angewandten Technik wie z. B. die Radiologie oder die Labormedizin, auch nicht nach bestimmten Lebensabschnitten wie etwa die Pädiatrie oder die Geriatrie. Die Chirurgie bezieht ihre Identität allein aus ihrer Tätigkeit, aus ihrem Handeln. Wenn es für eine Krankheit eine angemessene operative Therapie gibt, ist die Krankheit eine chirurgische Krankheit und der Patient ein chirurgischer Patient. Wenn nicht, dann nicht. Nimmt man aber z. B. eine komplizierte Radiusfraktur, die mit einer Osteosynthese zu versorgen ist, so kann die gleiche Fraktur durch einen Verkehrsunfall, einen epileptischen Anfall, eine Tätlichkeit, eine psychogene Ohnmacht, eine „Unfallpersönlichkeit", eine hormonell bedingte Osteoporose, durch Glatteis oder durch einen Selbstmordversuch verursacht worden sein. Dieses vielgestaltige ätiologische Muster, das bei praktisch allen „chirurgischen" Erkrankungen zu finden ist, verbietet es, dem Chirurgen erkrankungsbezogene psychosomatische Kategorien an die Hand zu geben.

Wenn sich Chirurgen also mit Kommunikation, mit Empathie, mit Bedeutungserteilung befassen, müssen sie sich auf den Rhythmus ihrer Tätigkeit besinnen. Dieser Rhythmus lautet stereotyp, immer wieder, aber in jedem Fall individuell und neu: Indikation – Operation – Restitution. Eine chirurgische Behandlung kann nur gelingen, wenn alle drei Schritte in ihrer allgemeinen und individuellen Besonderheit verstanden werden. Dazu brauchen Chirurgen

Kenntnisse, die sie (leider) weder im Studium noch in der Facharztausbildung erlernen konnten. Sie müssen sich diese Fähigkeiten nachträglich aneignen.

Von diesen Fähigkeiten ist in diesem Buch die Rede, aus vielen verschiedenen Perspektiven. Ein neues chirurgisches Curriculum wäre vonnöten. Aus all diesen Gründen wünsche ich diesem Buch eine weite Verbreitung.

Dr. Bernd Hontschik, Frankfurt

Inhalt

Vorwort der Herausgeber

„Wer das erste Knopfloch verfehlt,
kommt mit dem Zuknöpfen kaum mehr zu Rande." (Goethe)

Ein gutes Wort, so heißt es, schafft Vertrauen; mit einem gelungenen Gespräch gelingt es, Brücken zu bauen. Schenkt man aktuellen kritischen Berichterstattungen Glauben, so gehört gerade das Krankenhaus bei anhaltender Ökonomisierung des Gesundheitswesens zu jenen Orten, an denen bei zunehmender Verknappung der kostbaren Ressource Zeit nur noch das Nötigste gesprochen wird.

Seit Längerem aber wird den kommunikativen Aspekten in Bezug auf organisatorische Abläufe und im Besonderen in der Arzt-Patient-Beziehung die Aufmerksamkeit geschenkt, die ihnen gebührt. Das umfassend informierende, Klarheit und Zuversicht vermittelnde, sowohl Perspektiven als auch mögliche Veränderungen bzw. Gefahren aufzeigende Gespräch gilt zurecht als tragende Säule einer guten Behandlung von Patientinnen und Patienten, die sich angenommen fühlen und in guten Händen wissen wollen.

In den chirurgischen Disziplinen wird vermehrt der Wunsch laut, kommunikative Kompetenzen bzw. das Bewusstsein für Beziehungsaspekte in den Fokus zu rücken. Dies mag u. a. darauf zurückzuführen sein, dass zu lang davon ausgegangen wurde, die Fähigkeit zur Pflege eines guten Arzt-Patient-Kontakts sei eine selbstverständlich vorhandene Gabe. Mittlerweile ist jedoch unbestritten: Gelingende Kommunikation will ebenso geübt sein wie der geschickte Umgang mit dem Skalpell!

Expertinnen und Experten aus Deutschland, Österreich und der Schweiz stellen in diesem Buch unter hohem Praxisbezug ihre Konzepte vor und geben damit Studierenden wie Praktikern hilfreiche Impulse für eine zukünftige, zu größerer Sicherheit und Zufriedenheit auf beiden Seiten führenden Kommunikation.

Grundlegenden, für eine gelingende Kommunikation essentielle Ausführungen über den „guten Arzt" schließen sich Texte zur Kommunikation im Zusammenhang mit Fragen der Führung, zu Kommunikationstheorien, Patientenperspektiven und zur Kommunikation in der Chirurgie im Allgemeinen an. Darauf folgen Einschätzungen und Empfehlungen aus den einzelnen Fachbereichen. Wichtige Informationen zur Gesprächsführung mit bestimmten Patientengruppen, mit Angehörigen sowie zum Umgang mit der Überbringung schlechter Nachrichten haben vertiefende Funktion. Den Abschluss bildet ein Beitrag zur Kommunikation im Krankenhaus aus der Perspektive des Qualitätsmanagements.

Mit beeindruckender Begeisterungsfähigkeit und hohem Engagement haben die Autorinnen und Autoren dazu beigetragen, eine Publikation anzubieten, die es ermöglicht, sich einer faszinierenden Thematik umfassend zu nähern. Ihnen sowie Frau Dagmar Kühnle vom Verlag W. Kohlhammer gilt unser Dank für die geleistete Unterstützung bzw. hervorragende Begleitung dieses Projektes.

Leserinnen und Lesern wünschen wir eine gewinnbringende Lektüre und gutes Gelingen im Gespräch mit den Patienten.

Sie werden es Ihnen danken!

Duisburg/Düren, August 2011   Dr. med. Peter-Michael Hax
                                      Thomas Hax-Schoppenhorst

1 Der „Gute Arzt" – Über einen ethisch begründeten ärztlichen Umgang mit chirurgischen Patienten

Dieter Theuer, Rolf Verres, Eike Martin und Markus W. Büchler

Bereits vor der Sesshaftwerdung der Hominiden vor 800.000 bis 600.000 Jahren in der Urfom der Jäger- und Sammlergemeinschaft ist die soziale Verantwortung einer pflegerisch-ärztlichen Tätigkeit erkennbar. Ausgrabungen von Skelettteilen des Homo sapiens neandertalensis haben die Ausheilungszustände von Oberarmfrakturen mit knöcherner Konsolidierung bei im fortgeschrittenen Lebensalter verstorbenen Urmenschen nachweisen können. Man darf annehmen, dass diese Heilungen wohl kaum möglich gewesen wären, wenn nicht andere Individuen durch pflegende Zuwendung geholfen hätten.

Nach Niederlassung der Hominiden als Ackerbauern und Viehzüchter in größeren Gemeinschaften setzte alsbald eine Aufgaben- und Arbeitsteilung ein. Bestimmte Personen gewannen dadurch Erfahrung in verschiedenen speziellen Tätigkeiten, dazu gehörte auch ein zunehmender Erfahrungsschatz an Möglichkeiten der Krankenbehandlung, Behandlung von arbeitsbedingten Verletzungsfolgen, Wundversorgung, Hilfeleistung durch Gebärtechniken und andere. Diese Spezialisierungen konnten von Historikern z. B. in den Siedlungsgebieten des sogenannten „Fruchtbaren Halbmonds" aufgedeckt werden, im geographischen Bereich zwischen Ägypten, Sinai-Halbinsel, Jordan-Land bis an die Gebiete zwischen Euphrat und Tigris, etwa seit 60.000 bis 40.000 Jahren vor Christus. Neben zunehmender Spezialisierung arbeitsmäßiger Tätigkeiten in den Gemeinschaften der sesshaften Jetztmenschen (Homines sapientes sapientes) war bei arztähnlichen, gesundheitsfördernden Tätigkeiten insbesondere der Zugewinn der Erfahrung bei Verletzungsbehandlungen maßgeblich. Jedoch war es noch ein historisch langer Weg bis zu einem definierten Arztberuf des Jetztmenschen (Theuer 1966).

Eine Kodifizierung ärztlicher Handlungen und Verhaltensgrundsätze erfolgte als „Eid des Hippokrates" (460 bis 370 v. Chr.). Dabei wurden Grundsätze herausgestellt, welche noch heute eine universelle Gültigkeit beanspruchen, in den ärztlichen Standesregeln weitergeführt, in staatlichen Gesundheitsgesetzen rechtsgültig formuliert und von ärztlichen Berufsgesellschaften fortlaufend der allgemeinen gesellschaftlichen Entwicklung angepasst werden. Die grundsätzlichen beruflich-ethischen Verpflichtungen eines Arztes beinhalten seit mehr als 2.000 Jahren

- ärztliche Verordnungen zum Nutzen der Kranken,
- niemals ein tödliches Mittel zu verabreichen,
- einen kollegialen ärztlichen Umgang (auch mit Söhnen und Töchtern) des ärztlichen Lehrers sowie mit den Medizinstudenten.

Einige dem Eid des Hippokrates zugeordnete Grundsätze haben sich im Verlauf der Jahrtausende entsprechend einer medizinisch-technischen und sozialgesellschaftlichen Entwicklung verändert, z. B. durch eine eigenständige Abgrenzung der Tätigkeit eines Chirurgen, durch die selbstständige Fachrichtung der Augenheilkunde und Ähnliches.

Eine sozial ausgerichtete und beruflich zugeordnete Stellung erreichte die ärztliche Tätigkeit mit zunehmender Erfolgssammlung und Wissensweitergabe an Nachfolgegenerationen. Dabei kam es zunächst zu verschiedenen eigenständigen Berufsbildern, beispielsweise Schamanentum, Wundarzt, Barbier und Knochenspezialist, Steinschneider und Zahnbehandler.

Für die moderne Gesellschaft des 21. Jahrhunderts und insbesondere für die Ärzteschaft in einem demokratisch verfassten Staatssystem gilt der Grundsatz, ein persönliches Maß an Empathie und Mitgefühl für den Patienten aus eigenem Gewissensentscheid als Grundlage der ärztlichen Tätigkeit zu erkennen (Hahn 1988; Dörner 2001). Die persönliche, beruflich-ethische Verpflichtung eines Arztes gilt lebenslang. Daher sollte sich der Arzt verpflichtet fühlen, wenn sein persönliches Maß an Empathie und Mitgefühl für den Patienten aus eigenständigen Gründen, persönlichen Problemen, Erkrankung oder Ähnlichem erschöpft ist, aus dem Berufsleben mit direktem Patientenkontakt auszuscheiden.

Den historisch gewachsenen, ärztlich-ethischen Berufspflichten sind alle Verwaltungsanordnungen durch Nichtärzte, staatliche Regularien und Verfügungen unterzuordnen. Stets im Vordergrund einer ärztlichen Entscheidungs- und Handlungslinie müssen das Interesse und das Wohlergehen des sich vertrauensvoll in die Fürsorge eines Arztes begebenden Patienten stehen. Dabei können auch Widerstandshandlungen des ethisch-orientierten Arztes gegen bürokratische Verordnungen notwendig sein. In einer demokratischen Verfassung sind dazu unterstützend die Einspruchmöglichkeiten der ärztlichen Standesorganisationen und Ärztekammern vorgegeben und einzufordern.

Besonders in diktatorischen Regimes muss der Degradierung und Abwertung des Arztberufes und der Beseitigung der ärztlichen-ethischen Grundlagen einer Tätigkeit des „Guten Arztes" mit Nachdruck – insbesondere durch Standesorganisationen – entgegengetreten werden. Erwähnt seien in diesem Zusammenhang die „Auschwitz-Ärzte" Nazideutschlands, die Folterärzte afrikanischer Diktaturen, aber auch der Versuch der Umwandlung einer ethisch-fundierten ärztlichen Grundauffassung in den Beruf eines „Medizin-Ingenieurs" am menschlichen Organismus, durch das SED-Regime in Ostdeutschland während der 1960er Jahre (Medizin-Ingenieur, Diplom-Mediziner) vorangetrieben, unter anderem einhergehend mit einer maßgeblichen Erschwerung der ärztlichen Promotion. Die ethischen Grundlagen des Arztberufes wurden schrittweise reduziert, bei Ende des Medizinstudiums erfolgte die staatliche Ernennung zum „Diplom-Mediziner", entsprechend einem Diplom-Ingenieur in den technischen Berufen (Schütt 1999; Schoenemann 2001; David 2006).

In den vergangenen 100 Jahren hat eine Vielzahl von Faktoren tiefgehende Veränderungen auf das Arzt-Patient-Verhältnis bewirkt. Die fortschreitende Industrialisierung, eine Abwanderung der Bevölkerung in großstädtische Ballungsräume, Kriegshandlungen mit Millionen von Toten und Verletzten, soziale

Umwandlungen von Bevölkerungsstrukturen, aber auch eine zunehmende Kommunikations-, Informations- und Kontaktmöglichkeit mit der Entwicklung von Radio, Fernsehen und Internet haben das ehemals paternalistische Arztbild verändert. Der „kundige Patient" stellt viele Fragen und möchte bei anstehenden Entscheidungen beteiligt sein (Kunath 2003). Hinzu kommt auf der medizinisch-ärztlichen Seite eine rasante technische Weiterentwicklung diagnostischer und therapeutischer Verfahren und entsprechend normierter Methoden, Anästhesie- und Operationsabläufe u. a.

Dabei trägt eine durch Hygiene, Impfungen und ärztliche Behandlungsmaßnahmen sowie Ernährungsverbesserung explodierende Weltbevölkerung von derzeit 7 Milliarden Menschen zu einer Anonymisierung der persönlichen Kontakte, auch zwischen Arzt und Patient, bei.

1.1   Arzt-Patient-Beziehung

Die zwischenmenschliche Beziehung zwischen einem Arzt und einem Patienten ist im Idealfall durch ein vertrauensvolles persönliches Verhältnis geprägt. Der Patient möchte mit seinen Beschwerden, Krankheitssymptomen und mit den dadurch ausgelösten subjektiven und sozialen Sorgen vertrauensvoll in der Annahme einer zu erhaltenden Hilfeleistung zum Arzt kommen. Voraussetzung für diese persönliche zwischenmenschliche Beziehung sind verschiedene Grundsätze. Sie zu beachten ist wichtig, da es neben dem Vertrauen auch das Misstrauen und die Angst des Patienten gibt.

Moderne Konzeptionen der Arzt-Patient-Beziehung in Chirurgie und Anästhesiologie gehen zunächst von dem einfachen Grundgedanken aus, dass eine Reduktion des Menschen auf das rein Körperliche zumindest zeitweise unumgänglich ist, dann aber aufgehoben werden muss. Der Chirurg bewältigt die Operationen am Menschen nur dann, wenn der Patient als narkotisierter oder zumindest teilanästhesierter Körper auf dem Operationstisch liegt und schmerzunempfindlich ist. Sobald aber die Notwendigkeit von Compliance deutlich wird, kann eine Reflexion der Arzt-Patient-Beziehung nützlich werden, wie sie vor allem in der professionellen Psychosomatik selbstverständlich ist (Hontschik 1994; Hontschik und von Uexküll 1999)

1.1.1   Arztwissen

Der Arzt ist durch seine medizinische, fachbezogene und gegebenenfalls weiterführende spezialisierte Ausbildung in der Lage, den Erkrankungen des Patienten entgegenzutreten und einen Heileffekt anzustreben. Dazu gehört die hochqualifizierte medizinische Fachausbildung, gegebenenfalls die spätere Spezialisierung und Facharztanerkennung. Ständige Fortbildung und Anpassung an neue Standards und Techniken garantieren dem Patienten eine optimale, moderne Behandlung unter Gewährleistung eines möglichst umfassenden Nutzens für die Wiedererlangung seiner Gesundheit (Bischof 2010).

Das gegenseitige Verhältnis zwischen Arzt und Patient bleibt somit geprägt durch ein zu lösendes gesundheitliches, körperliches und seelisches Problem. Zum erforderlichen Arztwissen gehört es auch, Ängste und Sorgen des Patienten zu erkennen und darauf in einer Weise einzugehen, dass der Patient tatsächlich ein Vertrauen zum Arzt gewinnt. Auf dieser Basis wird es dann dem Arzt möglich, dem Patienten dessen persönliche Mitarbeit zuzumuten (Rockenbauch et al. 2006).

1.1.2 Ärztliche Leitbilder

Förderlich für die Persönlichkeitsentwicklung eines „Guten Arztes" ist die frühzeitige Kontaktaufnahme und Beispielgebung durch ethisch fundierte, gute ärztliche Leitbilder und Lehrerpersönlichkeiten. Dazu ist der Medizinstudent aufgerufen, sich vorbildhafte Leitbilder unter der ärztlichen Lehrerschaft und Professorenschaft zu suchen. Im Rahmen des Medizinstudiums und der prägenden Jahre einer Facharztausbildung ist es von besonderem ethischen Wert, wenn der zukünftige, selbstverantwortlich tätige Arzt ethisch fundierte Leitbilder für seine eigene spätere Lebensführung findet. Umgekehrt bedeutet dieses Desiderat, dass sich die Dozenten dieser möglichen Bedeutung ihres Tuns bewusst sein sollten.

1.1.3 Gespräch

Grundlage der Arzt-Patient-Beziehung sowohl in körperlicher, krankheitsspezifischer aber auch psychologischer und seelischer Beziehung ist das persönliche, vertrauensvolle Gespräch zwischen Arzt und Patient. Keine regulatorische Behörde kann durch Auferlegung bürokratischer und anderer Lasten in die Zeit hinein regieren, welche der „Gute Arzt" für ein tiefgründiges und vertrauensvolles Gespräch mit dem Patienten braucht. Allerdings muss die Ärzteschaft dafür sorgen, dass ärztliche Gespräche angemessen honoriert werden. Dies wiederum setzt voraus, dass eine Qualitätskontrolle akzeptiert wird. Das Modell der „psychosomatischen Grundversorgung" mit entsprechenden Weiterbildungsmodulen und ärztlichen Zusatzbezeichnungen sollte in „abgespeckten" Formen auch für Chirurgen und Anästhesisten adaptiert werden (Hontschik und von Uexküll 1999).

1.1.4 Vertrauen zwischen Arzt und Patient

Der Patient sucht den Arzt mit dem Wunsch eines umfassenden Vertrauens auf, um von ihm

- ärztliches Verständnis,
- menschliches Verständnis und
- medizinisch-ärztliche Hilfeleistung zu erhalten.

Dieses Vertrauen muss bereits im Anfangsgespräch des Arztes mit dem zukünftigen Patienten angestrebt werden, da es weitere Möglichkeiten der Arzt-Patient-Beziehung eröffnet. Dazu gehören Andeutungen über diskret zu behandelnde Symptome, Eheprobleme, Familienschwierigkeiten, aber auch vom Patienten nur unter Vorbehalt eingestandene persönliche Leistungseinbußen, körperliche Schwächen oder berufliche Schwierigkeiten. Ohne ein diesbezügliches Vertrauensverhältnis vermag die Heilung der vordergründigen Krankheit zwar im ingenieurmedizinischen Sinne möglich sein; eine ganzheitliche Wiederherstellung der Persönlichkeit und Leistungsfähigkeit sowie der sozialen Integration des Patienten ist aber ein Ziel, das nicht grundsätzlich an „Psycho-Spezialisten" abgeschoben werden kann, sondern zu den genuin ärztlichen Aufgaben gehört (Schreiber et al. 2010).

1.1.4.1 Aufklärung, Erläuterungen des Vorgehens

Der „Gute Arzt" gewinnt unverzichtbare Vorteile, wenn er den Patienten zu einer Kooperation bei den diagnostischen und therapeutischen Maßnahmen gewinnt. Die dem Auffassungsvermögen des Patienten angepasste Wissensübermittlung und Aufklärung über diagnostische Verfahren, z. B. Endoskopie, Computertomografie, sowie die Erläuterung des weiteren therapeutischen Verfahrens, insbesondere im chirurgischen Fachgebiet, schafft eine Kooperationsbasis zwischen Arzt und Patient, die insbesondere bei schwierigen, langwierigen therapeutischen Maßnahmen, komplikationsbehafteten operativen Eingriffen für beide Seiten – Arzt und Patient – von Vorteil ist. Der Patient gewinnt durch eine ausführliche fachbezogene und seinem Verständnis angepasste Aufklärung und Erläuterung aller Maßnahmen das Gefühl, so kraftvoll wie möglich in die Durchführung des ärztlichen Behandlungsregimes einbezogen zu sein. Das bedeutet eine grundlegende Verbesserung von Kooperation und Freisetzung von Motivation, persönlichen Patientenaktivitäten und Eigeninitiativen.

In einem vertrauensvollen Arzt-Patient-Gespräch sollte einem schwerkranken Patienten die Hoffnung auf ein erträgliches Weiterleben möglichst nicht genommen werden. Die Vermittlung der Gewissheit eines unausweichlichen oder nahen Todes des Patienten, zum Bespiel bei Krebs im Endstadium, sollte unterbleiben – es sei denn, der Patient fragt danach. Dann gehört es zu den vornehmen Aufgaben des „Guten Arztes", eine Kunst der andeutenden Sprache zu entwickeln und von Mensch zu Mensch zu kommunizieren.

1.1.4.2 Interaktion Chirurgie und Anästhesie

Die Chirurgie hat durch die Entwicklung des Faches Anästhesiologie ihre operativen Möglichkeiten dramatisch erweitern können (selbst bei Hochrisikopatienten, lange dauernden Eingriffen etc.). Ohne Zweifel ist deshalb die Kommunikation zwischen Anästhesiologie und Chirurgie von entscheidender Bedeutung nicht nur im interdisziplinären Sinne, sondern vor allem bezüglich der gemeinsam anvertrauten Patienten. In aller Regel haben die Patienten vor der Narkose mehr Angst als vor einer Operation, da der operative Eingriff als Maßnahme zur Gesundung verstanden wird und damit als notwendig angesehen wird. Die dazu benötigte Narkose wird überwiegend durch negative Pressemitteilungen als hohes Risiko angesehen. Die psychologische Situation des Patienten, ausgeschaltet zu sein, selbst nicht eigenhändig eingreifen zu können, ausgeliefert zu sein und ohne Möglichkeiten, den eigenen Willen einsetzen zu können, ist bei vielen Patienten mit erheblichen Angstzuständen assoziiert. Diese Situation muss sich der Narkosearzt permanent bewusst machen. Das Arztgespräch vor einer Operation aus Sicht des Anästhesisten hat hier einen erheblichen Einfluss auf die emotionale Gemütsverfassung des Patienten und damit auch auf den operativen Verlauf. Es gilt hier, den Patienten über das Vorgehen der Allgemeinnarkose entsprechend seiner Aufnahmefähigkeit, seiner Nachvollziehbarkeit und seiner Verständigungsfähigkeit aufzuklären und dadurch Vertrauen zu schaffen. Die beste Form, den Patienten zu informieren, ist das vertrauenschaffende Gespräch und gleichzeitig, z. B. in Verbindung mit entsprechendem visuellen Material, die Abläufe einer Narkose sehr übersichtlich und verständnisvoll darzustellen. Die Bedeutung der Gesprächsführung allerdings darf nicht unterschätzt werden. Verständnis entgegen zu bringen, zuhören zu können, Ängste der Patienten wahrnehmen zu können und diese ernst zu nehmen, sind in der Alltagshektik eines Krankenhauses immer wieder neu zu praktizieren. Speziell bei der Aufklärung über mögliche Komplikationen, so z. B. Risiken bei der Allgemeinnarkose bzw. Risiken bei den sogenannten Regionalverfahren ist im ersteren Falle das Worst-Case-Szenario der Tod durch Allgemeinnarkose bzw. das Worst-Case-Szenario bei Regionalverfahren die Querschnittslähmung. Zweifellos muss die Gesprächsführung das Ziel haben, entsprechende Ängste, Sorgen und Verunsicherungen im Patienten zu beseitigen. Ein weiteres wesentliches Moment für den Patienten ist die Phase vor der Operation. Zunächst wird er liegend – im Bett sediert oder auch nicht – in den OP-Bereich gefahren, dort wird er auf den OP-Tisch umgelagert und von in OP-Kleidung „vermummten", ihm nicht bekannten Menschen in den Operationssaal bzw. in den Einleitungsraum zur Narkose gebracht. Sehr oft wird sich der Patient in diesem Moment der Bedrohung seiner Erkrankung bewusst, ohne zu wissen, wie es ausgehen wird. Hier ist eine besondere Sorgfalt von Seiten des Narkosearztes als auch der Anästhesiepflegekraft angebracht, sich auf den Patienten zu konzentrieren, sich ihm optimistisch freundlich zuzuwenden und Vertrauen zu schaffen, da häufig der Narkosearzt nicht derjenige Arzt ist, mit dem der Patient das Aufklärungsgespräch geführt hat. Die Wirkung der Prämedikationsmedikamente führt in aller Regel dazu, dass der Patient seine Selbstkontrolle in einer gewissen Art und Weise verliert bzw. sie zumindest erheblich eingeschränkt ist und er sich in einem Zustand befindet, in dem unter Umständen seine bislang unterdrückten Ängste offensichtlich werden, die Angst vor dem Eingriff, die Angst vor der endgültigen Diagnose, die Angst vor Komplikationen, die Angst nicht mehr aufzuwachen etc. Der gute Narkosearzt muss sich dessen bewusst sein und sich auf den Patienten einstellen.

Auch die Kommunikation während einer Operation zwischen Anästhesisten und Chirurgen hat eine hohe Bedeutung. Sie ist die Voraussetzung für eine vertrauensvolle Zusammenarbeit, da sich jeder auf den anderen in dieser Situation verlassen muss und ihm vertrauen können muss. Vertrauen heißt gegenseitige Achtung, Respekt, Anerkennung und Wertschätzung der jeweilig anderen ärztlichen Tätigkeit. Die Unterstützung des Chirurgen in kritischen Situationen während einer Operation und umgekehrt die moralische Unterstützung in kritischen Situationen des Narkosearztes bei einer Operation sind essenzielle Elemente in der Zusammenarbeit und ist speziell in der täglichen Interaktion zwischen Anästhesie und Chirurgie von enormer Bedeutung. Die Notwendigkeit, jeden Tag miteinander als Ärzte zusammenzuarbeiten, ist eine ganz spezielle Konstellation in der Medizin und der „Gute Arzt" muss diese Tatsache internalisieren und sie im positiven Sinne umsetzen.

Der gute Narkosearzt wird auch postoperativ den Patienten aufsuchen, ihn nach seinem Wohlbefinden befragen, um hieraus Hinweise auf seine Tätigkeit als Narkosearzt zu bekommen, wie der Patient die Narkose und das Aufwachen als solches erfahren hat. Kältezittern, Übelkeit, Erbrechen und Schmerzen sind die Nebenwirkungen, die bei dem Patienten den nachhaltigsten Eindruck mit negativer Prägung hinterlassen. Aus diesen Beobachtungen allein kann der „Gute Arzt" sich in seinen Fähigkeiten verbessern und sich weiter entwickeln, um die Patienten sicher und schmerzfrei aus der Narkose aufwachen zu lassen und sie ohne Erbrechen und Übelkeit postoperativ der Gesundung zuzuführen.

1.1.5 Einbeziehung der ärztlichen Helfer

Unumgänglich ist die Einbeziehung der beruflichen und persönlichen Kompetenz von Pflegekräften, Operationspflegern und weiteren Fachleuten wie z. B. Sozialarbeitern. Diese Mitarbeiter müssen dem grundsätzlichen, ethisch ausgerichteten, vertrauensvollen Arbeitsstil des handelnden „Guten Arztes" entsprechen und seine auf Vertrauen gerichteten Prinzipien unumgänglich vertreten und ebenfalls in ihrer Berufsausübung vollziehen. Dadurch gewinnt der Patient den überzeugenden Eindruck, dass das Gesamtsystem „Arztpraxis" oder „Krankenhaus" ausschließlich zu seinem Wohl in höchster Fachkompetenz, vertrauensvoller Kooperation und Offenheit für ihn tätig ist. So entsteht im optimalen Fall eine „gute Atmosphäre", eine Beziehungskultur. Sie ist umso glaubwürdiger, je offener auch über Ängste und Grenzen des Verkraftbaren, aber auch über die Begrenzung der ärztlich-klinischen Leistungsmöglichkeiten gesprochen werden kann.

Die enge Vertrauensbeziehung zwischen dem gesamten personellen Behandlungskomplex und dem Patienten führt zu einer echten, gegenseitig zugewandten Kooperation zwischen Arzt und Patient, sie verbessert die Heilungschancen, vermindert die Komplikationsraten und führt zu einer raschen und optimalen Wiedereingliederung in das eigene Sozialsystem des Patienten.

1.1.6 Behandlungsauftrag, spezifische Qualifikation, kollegiale ärztliche Zusammenarbeit

Der „Gute Arzt" handelt wohlüberlegt und erfolgreich, wenn er primär auf dem Gebiet seiner spezifischen Qualifikation, z. B. Chirurg, Internist, Gastroenterologischer Endoskopiker tätig bleibt. Er sollte sich am Behandlungsauftrag orientieren, dabei universelle Werte des Arztberufes im Blick haben und zunächst den aktuellen Behandlungs-, Heil- oder Diagnostikauftrag im Rahmen der Krankheitsbehandlung wahrnehmen.

Die unter den vorangegangenen Gliederungspunkten dargestellten Bezüge stellen die Grundlage für den vertrauensvollen und letztlich erfolgreichen Ablauf des Heilauftrages dar. Der gesamte Ablauf ist an einer sachlichen, medizinisch-ärztlichen Motivation orientiert, wobei das Wohl der Patienten und ein positiver Heilungsausgang über kommerziellen Interessen stehen müssen.

Dabei sind kooperierende Fachrichtungen – wenn erforderlich – unbedingt einzubeziehen, um den Behandlungsauftrag bzw. Heilauftrag in einer komplexen Sicht erfolgreich zu Ende zu bringen.

Die Grundsätze der ärztlichen Kollegialität sind dabei unbedingt zu wahren, auch die übrigen im Gesundheitssystem tätigen Mitarbeiter brauchen Anerkennung und Würdigung. Abfällige Bemerkungen über Tätigkeit oder Behandlungsrahmen miteinbezogener Kollegen sind zu unterlassen.

Ergeben sich objektive Hinweise auf ein ärztliches Fehlverhalten bei gemeinsamen Patienten, so ist das direkte kollegiale Arztgespräch zu suchen oder die zuständige Ärztekammer einzuschalten (Fritze u. Mehrhoff 2008).

Spezielle ärztliche Tätigkeiten und Qualifikationen können herausgestellt werden, jegliche Provision oder andersartige, wertbeinhaltende Zuwendung für eine Patientenzuweisung ist unzulässig.

1.1.7 Gleichheit der Patienten

Es versteht sich von selbst, dass unter den ethischen Grundprinzipien des Eides des Hippokrates sowie unter der geltenden Würdigung persönlicher Menschenrechte im Rahmen der Globalisierung die ärztliche Tätigkeit unabhängig von der Zugehörigkeit des Patienten zu bestimmten Rassen, Religionen oder Andersartigkeit der Hautfarbe erfolgt.

Die persönliche, weltanschauliche Grundhaltung des Arztes kann mit seiner ärztlich-medizinischen Handlungsbereitschaft interferieren. Im Zweifelsfall sollte ein Gespräch mit Kollegen im Sinne einer Supervision oder Intervision gesucht werden. Andersdenkende, auch kriminell Handelnde, Haftinsassen etc. müssen eine gleichwertige ärztliche Zuwendung erhalten. Es ist nicht Aufgabe des Arztes, die Weltanschauung des Patienten oder dessen charakterliche Grundhaltung zu verändern. Sieht der Arzt aber beispielsweise Zeichen von Kindesmisshandlung oder andere Formen häuslicher Gewalt, so ist er gefordert, den Bezugsrahmen seiner Aufmerksamkeit auf größere soziale Systeme zu erweitern, Täter und Opfer zu identifizieren und gegebenenfalls mit

Hilfe des klinischen Sozialdienstes oder anderer spezialisierter Einrichtungen (Staatsanwaltschaft) weiteres Leid von den Opfern abzuwenden und Tätern, die die Gesundheit eines Patienten bedrohen, das Handwerk zu legen.

Jeder Patient ist auf der Grundlage der Menschenrechte gleich zu behandeln. Bei Schwierigkeiten der kulturellen Adaptation während des Arzt-Patient-Verhältnisses ist die Hinzuziehung eines Dolmetschers nützlich, weil der sprachliche Kontakt zwischen Arzt und Patient einen wesentlichen Faktor des optimalen Arzt-Patient-Verhältnisses darstellt. Dabei ist davon auszugehen, dass der Patient persönlich ein hohes Interesse daran hat, wieder gesund zu werden und damit die Verpflichtung eingeht, eine Kooperation bei allen Diagnostik- und Behandlungsmaßnahmen mit dem Arzt zu ermöglichen.

Dabei muss auch bei Patienten aus unterschiedlichen Kulturkreisen der Arzt die Rolle des vertrauensvollen Therapeuten und des medizinischen Experten herausstellen und dem Patienten verdeutlichen: Unter dieser Klarheit des gegenseitigen Rollenverständnisses ist auch bei Patienten unterschiedlicher Kulturkreise mit einem optimalen Behandlungsergebnis zu rechnen, wenn die aufgebaute Vertrauensbasis über den Therapiezeitraum hinweg aufrecht erhalten werden kann.

Als Selbstverständlichkeit gilt, dass das Gesprächsverhalten des Arztes mit seiner inneren Einstellung übereinstimmt. Verhält sich der Arzt einem Patienten gegenüber freundlicher als ihm eigentlich zumute ist, so kann sich daraus eine interessante Chance ergeben, dass der Arzt auf diese Weise auch tatsächlich freundliche Gefühle in sich selbst entdeckt, die durch ebenfalls freundliche Resonanzen seines Gegenübers verstärkt werden. Die einfache Metapher: „Wie man in den Wald hineinruft, so schallt es heraus" kann durch moderne Erklärungsansätze mit der Theorie der Spiegelneuronen expliziert werden (Bauer 2005), spricht aber für sich und muss hier nicht weiter erläutert werden.

1.1.8 Themen des Arzt-Patient-Gesprächs

Das Gespräch und die körperliche Untersuchung bedeuten gleichermaßen wesentliche Merkmale des vertrauensvollen Arzt-Patient-Kontaktes. Dabei soll vom „Guten Arzt" besonderer Wert gelegt werden auf

- Erläuterung der diagnostischen Maßnahmen,
- Verlauf der erläuterten Diagnose- und Behandlungsmaßnahmen,
- Möglichkeiten von Komplikationen wie
    - Verletzung von Nachbarorganen,
    - Blutungen,
    - Wundinfektionen,
    - Nahtinsuffizienzen,
    - Notwendigkeit eines Zweiteingriffes bzw. Wiederholungseingriffes usw.
    - Risiko des vorgesehenen Diagnose- und Behandlungsverlaufes,
    - Erfolglosigkeit der geplanten Therapiemaßnahmen, z. B. der Operation, und letztlich

- den vertrauensvollen Hinweis, dass er sein Bestes gibt und das vorgetragene bzw. vorhandene gesundheitliche Problem zu lösen bzw. zu lindern versucht.

Mit dieser Darstellungsweise ist die psychologische und ärztlich-ethische Grundlage gelegt für eine erfolgreiche Kooperation durch den Patienten und den zielführenden, auf den Erfolg gerichteten Behandlungsablauf des vorgetragenen Krankheitsbildes. Wohlgemerkt erwartet kaum ein Mensch eine ausführliche Darstellung denkbarer Komplikationen und Risiken. Der „Gute Arzt" wird diese Aufklärung in einer möglichst nicht ängstigenden Weise und so kurz wie möglich durchführen, immer mit Blick auf das eigentliche Ziel der beabsichtigten Maßnahmen. Wenn ein Patient sehr verunsichert auf die angesprochene Möglichkeit von Risiken und Nebenwirkungen der Behandlung reagiert, kann der Arzt von sich aus anbieten, dass der Patient eine zweite Meinung einholt oder dass ihm zumindest eine Bedenkzeit eingeräumt wird.

1.1.9 Körperliche Untersuchung

Als unverzichtbarer Bestandteil der Tätigkeiten des „Guten Arztes" gilt die trotz aller technischen Diagnosemöglichkeiten (differenzierte Labordiagnostik, bildgebende Verfahren wie Sonografie, Röntgen, Computerdiagnostik, Endoskopie) weiterhin bestehende Notwendigkeit einer körperlichen Untersuchung, insbesondere im chirurgischen Fachbereich durch

- Inspektion z. B. Spider naevi (Lebererkrankung), Beinödeme (Herzinsuffizienz), Petechien (Thrombozythopathie), Hämatome (Gerinnungsstörung), Emphysemthorax (Lungenfunktion) etc.
- Palpation, z. B. der Bauchorgane im Hinblick auf Lebergröße, Tumorbildung etc.
- Perkussion, z. B. im Hinblick auf Aszitesbildung, Meteorismus,
- Perkussion, z. B. im Hinblick auf Luftverteilung, Flüssigkeitansammlung in den Flankenregionen etc.
- Auskultation, z. B. zur Beurteilung der Darmgeräusche und Peristaltik, Abklärung von Ileuszuständen, Peritonitis etc.

Auf diese Möglichkeiten des Blickkontakts und des körperlichen Kontaktes mit dem Patienten sollte der „Gute Arzt" in keinem Einzelfall verzichten, da der Körperkontakt mit den althergebrachten Untersuchungsmethoden das mit dem Arzt-Patient-Gespräch aufgebaute Vertrauensverhältnis weiter festigt und vertieft: Die körperliche Untersuchung des Arztes dient nicht nur dem Arzt als Informationsquelle, sondern auch dem Patienten, der in der Berührung eine zwischenmenschliche Begegnung spüren kann.

Auch im weiteren Verlauf der Patientenbetreuung im Rahmen der operativen Nachbehandlung stellt die körperliche Untersuchung mit

- Durchführung des Verbandswechsels,
- postoperativer Wundinspektion,
- postoperativer Palpation der Operationsgegend zur Sicherung des Heilungserfolges,
- Inspektion und Palpation weiterer klinisch relevanter Organbereiche, z. B. Thromboseausschluss im Beinbereich

einen wesentlichen Faktor der persönlichen Arzt-Patient-Beziehung dar.

So wird durch den Arzt dokumentiert, dass weiterhin ein ethisch begründetes, persönliches Interesse am postoperativen Heilungsverlauf und letztendlich an der Erreichung des Therapieziels und der Gesundung des Patienten besteht.

Die postoperative körperliche Untersuchung, Palpation, Inspektion etc. durch den Arzt demonstriert ein bis zum endgültigen Therapieerfolg bestehendes persönliches Vertrauensverhältnis. Dadurch garantiert der Arzt weiterhin eine tatkräftige Kooperation und den Wunsch zur Mitarbeit des Patienten bis zur Erreichung des endgültigen Heilerfolges.

1.1.10 Wahrheitsgemäße Darstellung

Im chirurgischen Fachgebiet ist es keineswegs eine Seltenheit, dass durch operative Therapiemaßnahmen, auch in Ergänzung durch Chemotherapie und Strahlentherapie, das endgültige Heilungsziel einer Ausheilung und Beseitigung der Tumorerkrankung nicht erreicht werden kann. In diesen Fällen verbleibt der „Gute Arzt" weiterhin bei einer wahrheitsgemäßen Darstellung der klinischen Situation. Es sollte unbedingt die Möglichkeit weiterer Behandlungsverfahren wie Strahlen- oder Chemotherapie in Aussicht gestellt werden. Dabei ist insbesondere bei Tumorerkrankungen auf eine Minimierung der Tumormasse und eine gegebenenfalls in der Zukunft nochmals vorhandene operative Behandlungsmöglichkeit hinzuweisen, um die Mitarbeit des Patienten zu stärken, ihm Hoffnung zu geben und das zunächst primär durchgeführte chirurgische Behandlungsregime erfolgreich zu Ende zu führen.

Keinesfalls sollte dem Patienten jede Hoffnung im Hinblick auf sein zukünftiges Schicksal genommen werden. In medizinischen Kontexten wird der Begriff Hoffnung allerdings häufig zu einseitig auf den Wunsch nach möglichst langer Überlebenszeit reduziert. Für den „Guten Arzt" ist es wichtig, zu wissen, dass es dem Patienten bei der Hoffnung nicht unbedingt um ein bestimmtes Ziel geht (z. B. ein möglichst langes Überleben), sondern Hoffnung ist ein existenzielles Gefühl per se. Will der Arzt also beim Patienten das Empfinden von existenzieller Hoffnung unterstützen, muss er nicht eine infauste Prognose verleugnen oder Illusionen eines ewigen Lebens ohne Tod heraufbeschwören, sondern es geht letztlich darum, dem Patienten ein zutreffendes Gefühl von Aufgehobensein in der Menschengemeinschaft zu vermitteln (Verres 2008).

1.1.11 Compliance und Reaktion des Patienten

Im Regelfall ist davon auszugehen, dass beim Patienten eine große Bereitschaft besteht, auch diagnostische Maßnahmen, z. B. Endoskopie, Computertomografie, durchführen zu lassen, um die Voraussetzungen für eine anschließende Therapie zu schaffen. Dabei weist der „Gute Arzt" bereits im Anfangsgespräch vertrauensvoll darauf hin, dass er selbst und seine Mitarbeiter ihr gesamtes Wissen und Können, ihre Fachkompetenz und Erfahrung zur Verfügung stellen, um die Krankheitssituation zu klären und auf eine Heilung hinzuarbeiten. Unter diesem Gesichtspunkt muss erwähnt werden, dass die Mitarbeit des Patienten, seine Compliance, erforderlich ist. Insbesondere für endoskopische Untersuchungen, z. B. Magenspiegelung, ist ein Arzthinweis auf die Einfachheit und Komplikationsarmut der vorgeschlagenen Maßnahmen oftmals maßgeblich für eine umfassende und erfolgreiche Mitarbeit und Compliance durch den Patienten.

Dies erleichtert nachfolgend regelhaft den gesamten klinischen Ablauf bis zur Heilung der Erkrankung bzw. bis zum Zeitpunkt der Entlassung aus dem Krankenhaus. Die Einbindung der Patientenmotivation in alle Verfahrensabläufe, Diagnostikmaßnahmen, auch für komplexe, anästhesiologische Verfahren, für ausgewählte und notwendige Therapiemaßnahmen bildet die Grundlage für ein ergebnisorientiertes Zusammenwirken (Hoefert 2010; Hoefert und Härter 2010).

1.1.12 Unternehmenskultur

Es soll nicht verschwiegen werden, dass Vorstellungen über den idealen Arzt und den idealen Patienten sowie über eine ideale Arzt-Patient-Beziehung ein Risiko in sich bergen, welches häufig nicht erkannt wird. Werden Ideale nicht erreicht, so kann man entweder die Anstrengungen steigern oder aber die unbefriedigenden Realitäten hinnehmen, „Dienst nach Vorschrift" machen, Ersatzbefriedigungen suchen, depressiv werden und ein Burnout-Syndrom entwickeln. Aus diesem Grunde ist es wichtig, dass diejenigen, die eine Behandlungseinheit (Krankenhausabteilung, Arztpraxis) in Betrieb halten, ihre professionellen diagnostischen Fähigkeiten auch auf sich selbst und das betreffende soziale System anwenden (Gathmann und Semrau-Lininger 1996; Bartens 2007).

Der „Gute Arzt" möchte, dass seine Arbeit eine Bedeutung für die Menschengemeinschaft hat und darf dabei nicht vergessen, dass auch ein soziales System wie z. B. eine Krankenhausabteilung in sich erkranken kann, sodass – z. B. aufgrund eines zu autoritären Führungsstils – Selbstverwirklichung, Motivation und Engagement der Mitarbeiter nicht mehr ausreichend erlebt werden und eine innere Emigration einzelner Mitarbeiter resultiert, die sich unter anderem auch an Krankmeldungen oder schlechter Gesamtstimmung objektivieren lässt. Wenn auch der Leiter der Einrichtung Teil des Problems ist, stellt sich die Frage, wer sich für Diagnostik und Therapie dieser Missstände zuständig fühlen soll.

Ein wichtiges Korrektivinstrument können externe Berater und Supervisoren sein, die in systemischer Therapie geschult sind (von Schlippe und Schweitzer 2007). Eine gute Unternehmenskultur entsteht nicht allein durch Beschwörungen von Corporate Identity, sondern erfordert Transformationen, für deren Umsetzung professionelle Qualitätszirkel unter Einschluss von Psychologen und Unternehmensberatern eingerichtet wurden (Schein 2006; Jungaberle et al. 2006; Hänsel und Matzenauer 2009).

1.2 Ethische Grundlagen im ärztlichen Alltag

Die chirurgisch-ärztliche Tätigkeit geht über operative Handlungsweisen weit hinaus und erfordert immer wieder Bewertungen, z. B. als Definition von Prioritäten angesichts begrenzter Zeit und begrenzter Mittel (Meran 1998; Ritschel 2004; Herfarth 2006; Härle 2011). Dabei erscheint die ärztliche Ethik als eine argumentative Auseinandersetzung mit moralischen Grundprinzipien, welche kulturell und gesellschaftlich geprägt sind. Ethik bedeutet die Begründung eines sittlich guten Handelns. Sie liefert Grundlagen für ärztliche Entscheidungen, kann jedoch dem Arzt im aktuellen Arzt-Patient-Verhältnis keine Entscheidungen abnehmen. Als ethische Grundlagen im ärztlichen Alltag gelten im Besonderen:

a) Übergeordnete, staatliche, aber auch finanzielle Regulatorien spielen eine große und zunehmende Rolle. Der Arzt ist verpflichtet, für seinen Patienten möglichst gute Maßnahmen zur Förderung der Heilung seiner Erkrankung zu ergreifen und keineswegs auf minderwertige Arzneimittel zurückzugreifen (Katzenmeier und Bergolt 2009). Andererseits muss der Arzt auch die Interessen der Solidargemeinschaft im Blick haben, mit Geldern möglichst gerecht umzugehen.

b) Eine Einbringung des sogenannten Marktgedankens in das Leistungsverhältnis zwischen Arzt und Patient muss strikt zurückgewiesen werden: Die ärztliche Leistung ist kein Kundendienst wie etwa der Verkauf von Waren an Käufer. Die ärztliche Leistung im chirurgischen Fachbereich stellt eine individuelle, auf Vertrauensbasis beruhende, persönliche, meist spezialisierte Leistung dar, welche in einer ethisch fundierten Verbindung zwischen Arzt und Patient entsteht und keinesfalls als Marktleistung oder Kundendienst am Interessenten gewertet werden darf. Dieser Grundsatz wird allerdings relativiert durch ärztliche Angebote, die nicht der Krankheitsbehandlung dienen, sondern dem Lifestyle wie z. B. bei kosmetischen Operationen.

c) Es muss einem möglicherweise „verkürzten Gesundheitsverständniss" des Patienten Rechnung getragen werden und darauf hingewiesen werden, dass ein Heilungserfolg angestrebt, jedoch nicht garantiert werden kann. Gerade schwierige, konsumierende Krankheitsbilder wie Krebserkrankungen und chronische Leiden sind dadurch gekennzeichnet, dass der angestrebte Heilungserfolg nicht in allen Fällen erreicht werden kann. Damit muss in logischer Konsequenz dem Patienten klar gemacht werden, dass

- die bestmöglichen Behandlungen zum Einsatz kommen,
- der Arzt sein spezialisiertes persönliches Fachwissen und seine Fähigkeiten zum Einsatz bringt und
- ein Heilungserfolg mit allem persönlichen Einsatz angestrebt, jedoch nicht garantiert werden kann.

d) Prinzipien der „Wirtschaftlichkeit" und ggf. eine Versorgungsgerechtigkeit größerer Patientengruppen durch medizinische Leistungen müssen dahingehend optimiert werden, dass ohne Unterschied der Patientenstruktur, des Patientenalters oder der kulturellen Herkunft eine gerechte Verteilung der zur Verfügung stehenden ärztlichen Möglichkeiten, Maßnahmen und Ressourcen angestrebt wird. Es stellt sich damit die Frage, wie der Arzt mit den offenkundigen Grenzen von Gerechtigkeit umgehen kann. Beispielsweise können teure Gelenkersatzoperationen bei alten Menschen nicht mehr im gleichen Maße wie bei jüngeren Menschen als Investitionen in eine weitere Zukunft gewertet werden, und dennoch ermöglichen sie eine optimierte Beweglichkeit, die gerade im hohen Alter zu den essenziellen Voraussetzungen von Lebensqualität gehört.

e) Rationierungsprinzipien oder Einbehaltung von bestimmten Leistungsumfängen für verschiedene Patientengruppen sind im ärztlichen Handlungsbereich äußerst kritisch zu betrachten.

Die sogenannte chronische Unterfinanzierung des Gesundheitssystems kann nicht durch juristische Regulierungen beseitigt werden, sie unterliegt in jedem Fall der ethisch fundierten Bewertung und Entscheidung des verantwortlichen behandelnden Arztes.

Unter dem stetigen Zuwachs von nicht für ihren eigenen Lebensunterhalt sorgenden Bevölkerungsgruppen, Migranten und Zuwanderern in den westlichen Industriestaaten besteht die Gefahr einer Rücknahme der Gleichbehandlung von Patientengruppen, der Diskriminierung älterer Patienten sowie der Verzicht auf Behandlungsmaßnahmen bei infausten Prognosen. Dagegen muss durch eine verantwortliche ärztliche Moral im Sinne der Hilfeleistungspflicht eingetreten werden.

Die Durchsetzung von Rechtsnormen, welche sich auch auf ärztliche Handlungsdetails erstrecken, führt bereits bei verantwortungsbewussten Juristen zu den Schlussfolgerungen, dass Recht schaden kann, wenn es „überdosiert" ist (Katzenmeier und Bergolt 2009).

1.2.1 Behandlungsfehler

Die ethische Grundlage für den Umgang mit Behandlungsfehlern ist das Recht des Patienten auf Wahrhaftigkeit über Ablauf des diagnostischen und therapeutischen Handelns seitens des Arztes. Im Arzt-Patient-Verhältnis setzt dies zunächst die Fehlereinsicht des Arztes voraus. In jedem Fall soll nach fehlerhafter Handlungsentwicklung oder misslungener ärztlicher Tätigkeit das Gespräch gesucht werden und eine verständliche Erläuterung der jeweiligen, ggf.

komplikativen Situation oder eines fehlerhaften Handlungsablaufes erfolgen. Dabei ist auch ein persönliches Schuldeingeständnis des Arztes dem Patienten gegenüber möglich und nützlich. In den meisten Fällen zeigt der Patient bei kompromisslosem Fehlereingeständnis des Arztes und einer erfolgten Erläuterung der gegebenen Situation soviel vertrauensvolles Verständnis, dass ein anschließendes Rechtsverfahren oder eine Patientenklage vermieden werden können. Es sollte also bei fehlerhafter diagnostischer oder therapeutischer Verlaufsentwicklung zunächst das Gespräch mit dem Patienten gesucht werden und eine sachbezogene Faktenerläuterung stattfinden, auch wenn eine derartige Gesprächsführung in bestimmten Einzelfällen juristisch oder versicherungsrechtlich ggf. nicht zulässig ist. Es besteht ein entsprechender Nachbesserungsbedarf bei den Klauseln ärztlicher Haftpflichtversicherungen. Das Vertrauensverhältnis zwischen Arzt und Patient ist in jedem Fall vorrangig und ethisch höherwertig. Offenheit hilft, Vertrauen aufzubauen und zu bewahren.

Voraussetzung dafür ist naturgemäß die Einhaltung des Facharztstandards bei der vorangegangenen Ereignisabfolge, die Garantie für ein angestrebtes fehlerfreies ärztliches Handeln und ggf. die Schwierigkeit der vorgefundenen anatomischen oder pathophysiologischen bzw. krankheitsbezogenen Grundsituation. Dabei ist insbesondere auf die durchgeführte Aufklärung und die schriftlich bestätigte Zustimmung des Patienten zu verweisen, in welcher vor der Handlungsabfolge bereits auf mögliche Komplikationen, Fehlentwicklungen oder die Notwendigkeit von Nachfolgeeingriffen, Zweitoperationen etc. hingewiesen wurde. Der Umgang mit Behandlungsfehlern zeigt einmal mehr, wie notwendig die Fähigkeit des Chirurgen bzw. Anästhesisten zur guten Gesprächsführung werden kann. Das Eingeständnis eines eigenen Fehlers kann, vor allem wenn dieser sehr schwerwiegend ist, den Arzt auch mit den Grenzen seiner eigenen sprachlichen Möglichkeiten konfrontieren. Je besser er im täglichen Umgang mit seinen Patienten die eigene kommunikative Kompetenz trainiert und erlebt hat, umso eher wird es ihm gelingen, auch angesichts des Risikos schwerer juristischer Komplikationen so offen mit dem Patienten zu reden, dass die Situation nicht eskaliert, sondern so glimpflich wie möglich gestaltet wird. Nicht zuletzt gehören zu den Risiken des Arztes auch noch die Möglichkeiten der Patienten, sich an die Massenmedien zu wenden, wodurch der Ruf des Arztes bzw. des Krankenhauses erheblich geschädigt werden kann (Bachstein 2002; Ulsenheimer 2003).

Kommt es trotz einer ausführlichen, wahrheitsgemäßen Fehler- oder Komplikationsdarstellung beim Patienten zu einem Schlichtungsverfahren vor Ärztekammern oder zu einer Patientenklage, so sind für die Beweiserhebung maßgeblich vorzubereiten:

- die Dokumentation der präoperativen Aufklärung und Einwilligung, im optimalen Fall unter beigefügter Handskizze,
- der ausführliche, dezidierte Operations- oder Behandlungsbericht, die Visitenunterlagen mit stichwortartigen Arzteintragungen über eine ggf. komplizierte Heilungsphase,

- die umfassend dokumentierten Berichte des mittleren ärztlichen Personals und der Pflegenden, welche insbesondere in den Zeiträumen einer nicht garantierten ärztlichen Aufsicht, z. B. Nachtstunden, maßgebliche Hinweise auf Heilungsentwicklungen, beginnende Komplikationen und Verlaufsstörungen enthalten.

Gerade die umfassende Dokumentation von Krankheitsverläufen und entstehenden Komplikationen durch verantwortungsvoll tätige, gut ausgebildete Pflegende kann bei nachfolgenden gerichtlichen Verfahren und bei der Bewertung durch gutachterlich tätige Sachverständige maßgeblich dazu beitragen, dass eine persönliche Schuld oder Fahrlässigkeit des beklagten Arztes ausgeschlossen werden können. Nicht zuletzt aus diesem Grund ist auf eine umfassende und sorgfältige Dokumentation von Pflegeberichten in jedem chirurgischen Klinikablauf dringlichst zu achten (Dörfler et al. 2008; Erlenkämper und Hollo 2010; Theuer und Büchler 2011).

1.2.2 Schweigepflicht

Eine weitere, althergebrachte Grundlage des vertrauensvollen Arzt-Patient-Verhältnisses ist in der ärztlichen Schweigepflicht begründet. Über alle Erkenntnisse hinsichtlich der Erkrankung, der vorangegangenen Lebensgeschichte, der persönlichen Verhältnisse des Patienten und seiner vielfältigen Problemstellungen bewahrt der „Gute Arzt" gegenüber unbeteiligten Personen unbedingtes Schweigen. Bei der Entwicklung einer rechtsrelevanten Situation ist vom betroffenen Arzt die Entbindung von der vorgegebenen Schweigepflicht durch eine schriftliche Erklärung des Patienten einzuholen.

Im internen Zusammenhang mit allen diagnostischen und therapeutischen Handlungsweisen zum Wohle des Patienten ist naturgemäß die Schweigepflicht aufgehoben, da ohne einen umfassenden krankheitsbezogenen Austausch aller ärztlichen Erkenntnisse mit den beteiligten Handlungspersonen des Operationssaales, des Pflegebereiches und der zusätzlich tätigen ärztlichen Fachkollegen ein abgestimmtes und nach dem besten geltenden Handlungsstandard ablaufendes Handlungsgeschehen unmöglich wäre (Roggo 2002; Ries et al. 2004).

1.2.3 Der „Gute Arzt" im Entscheidungsrahmen für Organtransplantation

Unter Hinweis auf den Engpass der zur Verfügung stehenden Transplantationsorgane sind schwerwiegende, oft lebensentscheidende ärztliche Überlegungen gefordert. Dabei geht es zunächst um die Dringlichkeit und das Sterberisiko in der Vergabe eines zur Verfügung stehenden Transplantationsorgans. Dabei muss die Chancengleichheit für vergleichbare Fälle angestrebt werden. Im Idealfall gilt ein Diskriminierungsverbot bezüglich Suchtpatienten, Alkoholikern, HIV-Infizierten oder sehr alten Patienten, ferner Transplantationskandidaten mit

Behinderung. Ausländer- oder Migrantenstatus, eine längere Arbeitslosigkeit oder der Familienstand sind keine Entscheidungskriterien für die Vergabe von Transplantationsorganen.

Diesen Idealvorstellungen steht jedoch ein ärztliches Effizienzdenken gegenüber unter dem Gesichtspunkt, bei welchem Patienten ein Erfolg der Transplantation wahrscheinlich ist. Einer Lebertransplantation bei einem chronischen Alkoholiker sollte eine erfolgreiche Entzugsbehandlung vorausgehen. Eine solche Forderung ist nicht als Diskriminierung zu werten, sondern sie ist Zeichen einer ganzheitlich orientierten ärztlichen Fürsorge. Grundsätze für das dafür erforderliche Entscheidungsmuster sind

- die Lebensrettung bzw. Lebensverlängerung des Patienten,
- die Hilfe bei der Bewältigung einer aussichtslosen Krankheitssituation und
- der Diskriminierungsschutz im Rahmen der Empfängergruppe für das zur Verfügung stehende Transplantationsorgan (Bobbert 2010).

1.2.4 Rückzug aus dem Arztberuf

Der „Gute Arzt" entscheidet in hoher persönlicher Verantwortung, wenn er den Anforderungen in der chirurgischen Fachdisziplin nicht mehr gerecht wird.

Arbeitszeiten, Dienstbereitschaften, Ruhezeiten sind weitgehend durch verbindliche Verordnungen geregelt, sie sorgen für eine angemessene physische und psychische Erholungsmöglichkeit der Ärzteschaft sowie für die Bereitstellung der erforderlichen Leistungsbereitschaft für nachfolgende Arbeitsabläufe.

Dabei sei ausdrücklich darauf hingewiesen, dass im Rahmen dieser geplanten Erholungszeiträume auch das „Sich-Lösen" von schwersten Patientenschicksalen oder beeindruckenden Patientenerlebnissen gelingen sollte, um eine objektive, psychisch unbeeinträchtigte Arbeitsfähigkeit des Arztes wiederherzustellen.

Überidentifikationen des Arztes mit leidenden Patienten beeinträchtigen die Arbeitsfähigkeit. Man spricht vom „Helfersyndrom", wenn der Arzt derart stark am Wohl anderer Menschen orientiert ist, dass er dabei dauerhaft die Selbstfürsorge vergisst und ein Burnout-Syndrom entwickelt (Schönberger 1995). Insofern ist manche zeitweilige innere Distanzierung eines Arztes gegenüber Patienten, die „zu viel" von ihm wollen, notwendig und nicht prinzipiell verwerflich. Auch ist es notwendig, eine möglichst erfreuliche Privatsphäre außerhalb des Berufes herzustellen, in der es nicht nur um Erholung geht, sondern auch um Lebensfreude unabhängig vom Beruf (Seemann 1998). Bei guter Organisation mit Hintergrund- und Vertretungsregelungen sollte es auch möglich sein, dass der Arzt nicht ununterbrochen erreichbar ist.

Wenn der Arzt an die Grenzen seiner Belastbarkeit kommt und an sich selbst zu zweifeln beginnt, kann eine grundsätzliche Neubesinnung auf Möglichkeiten eines sinnvollen Lebens notwendig sein (Schmid 2004). Dazu kann beispielsweise gehören, bei Patienten mit infausten Prognosen nicht immer weiter einen sinnlosen Aktionismus zu veranstalten, nur weil man sich nicht getraut hat, gemeinsam über das Aufhören nachzudenken und zu philosophisch tragfähigeren Formen von Hoffnung zu gelangen. Manche bisher für unausweichlich gehaltenen Alltagsroutinen und „Sachzwänge" werden dann relativiert und durch reflektierteres Verhalten ersetzt (Verres 2005). Zu einer grundlegenden Neuorientierung angesichts eines drohenden Burnout-Syndroms kann gehören, dass der Arzt seine bisherigen Gewohnheiten als Autoritätsperson zugunsten zeitgemäßer Teamarbeit aufgibt.

Auch ästhetische Umgestaltungen von Arbeits- und Patientenräumen können wesentlich zu einem besseren atmosphärischen Gefühl führen, insbesondere dann, wenn man die ästhetischen Verbesserungen persönlich veranlasst hat.

Der verantwortungsvolle Arztberuf eines Chirurgen erfordert durchgängig eine volle physische und psychische Leistungsfähigkeit und Arbeitsbewältigung. Unter den Bedingungen einer Fortführung der chirurgisch-operativen Tätigkeit bis in ein fortgeschrittenes Lebensalter ist der verantwortungsvolle Chirurg verpflichtet, auch im weiteren Lebenslauf eine umfangreiche und umfassende körperliche Leistungsbereitschaft vorzuhalten. Die manuelle Fähigkeit der chirurgisch-handwerklichen Tätigkeit muss garantiert sein. Entsprechendes gilt für Anästhesisten, Endoskopiker und alle anderen Ärzte.

Sollte der Arzt bei kritischer Selbstbetrachtung feststellen, dass diese Voraussetzungen für seine Tätigkeit als „Guter Arzt" nicht mehr gegeben sind, dann sollte auch kein herausragendes finanzielles Einkommen oder eine hohe Entlohnung die maßgebliche Bindung zum Arztberuf darstellen. Bei altersbedingtem Nachlassen der erforderlichen ärztlichen Fähigkeiten muss der „Gute Arzt" den Entschluss zum Rückzug aus dem Beruf treffen und in verantwortungsvoller Weise den Weg für jüngere und leistungsfähige, qualifizierte Fachkollegen freimachen.

Literatur

Bachstein S (2002) Du hättest leben können. Bergisch Gladbach: Bastei Lübbe.

Bartens W (2007) Das Ärztehasserbuch – ein Insider packt aus. München: Knaur.

Bauer J (2005) Warum ich fühle, was du fühlst. Intuitive Kommunikation und das Geheimnis der Spiegelneurone. Hamburg: Hoffmann & Campe.

Bischof M (2010) Salutogenese – unterwegs zur Gesundheit. Klein Jasedow: Drachenverlag.

Bobbert M (2010) Ethik in Transplantation und Organspende. 2. Deutscher Patiententag – Lebertransplantation. Heidelberg, 15.–17. Oktober 2010.

David H (2006) Lebensrouten. Lage: Jacobs-Verlag.

Dörfler H W, Eisenmenger H D, Lippert H-D, Wandel U (Hrsg.) (2008) Medizinische Gutachten. Heidelberg: Springer.

Dörner K (2001) Der gute Arzt. Stuttgart: Schattauer.

Erlenkämper A, Hollo D F (2010) Rechtliche Rahmenbedingungen für die ärztliche Beratung und Begutachtung. Stuttgart/New York: Thieme.

Fritze J, Mehrhoff F (Hrsg.) (2008) Die ärztliche Begutachtung. Rechtsfragen, Funktionsprüfungen, Beurteilungen. Köln/Bonn: Steinkopff.

Gathmann P, Semrau-Lininger, C (1996) Der verwundete Arzt – Ein Psychogramm des Heilberufes. München: Kösel.

Hänsel M, Matzenauer A (2009) Ich arbeite, also bin ich? Sinnsuche und Sinnkrise im beruflichen Alltag. Göttingen: Vandenhoeck & Ruprecht.

Härle W (2011) Ethik. Berlin/New York: De Cruyter.

Hahn B (1988) Ärztliche Propädeutik – Gespräch, Anamnese, Interview. Berlin/Heidelberg: Springer.

Herfarth C (Hrsg.) (2006) Gesundheit. Heidelberger Jahrbücher. Berlin/Heidelberg: Springer.

Hoefert H-W, Härter M (2010) Patientenorientierung im Krankenhaus. Göttingen: Hogrefe.

Hoefert H-W (2010) Psychologie in der Arztpraxis. Göttingen: Hogrefe.

Hontschik B (1994) Theorie und Praxis der Appendektomie: eine historische, psychosoziale und klinische Studie. Frankfurt: Mabuse.

Hontschik B, von Uexküll, T (1999) Psychosomatik in der Chirurgie. Integrierte Chirurgie – Theorie und Therapie. Stuttgart: Schattauer.

Jungaberle H, Verres R, DuBois F (2006) Rituale erneuern. Gießen: Psychosozial Verlag.

Katzenmaier C, Bergolt K (Hrsg.) (2009) Das Bild des Arztes im 21. Jahrhundert. Berlin/Heidelberg: Springer.

Kunath V (2003) Der kundige Patient. Göttingen: Vandenhoeck & Ruprecht.

Meran H G (1998) Medizinethik im ärztlichen Alltag. APB 64, 7.

Ries H P, Schmieder K H, Althaus J und Großbölting R (2004) Arztrecht – Praxishandbuch für Ärzte, unter Mitarbeit von Rechtsanwälten J. Jakling und M. Voß. Berlin/Heidelberg: Springer.

Ritschel D (2004) Zur Theorie und Ethik der Medizin. Neukirchen/Vluyn: Neukirchener Verlagshaus.

Rockenbauch K, Decker O, Stöbel-Richter Y (2006) Kompetent kommunizieren in Klinik und Praxis. Lengerich: Pabst Science Publishers.

Roggo A (2002) Aufklärung des Patienten – eine ärztliche Dokumentationspflicht.

Bern: Stämpfli-Verlag. S. 65 ff.

Schein E (2003) Organisationskultur. Bergisch-Gladbach: Edition humanistische Psychologie.

Schleiermacher S, Schagen U (2008) Die Charité im Dritten Reich. Zur Dienstbarkeit medizinischer Wissenschaft im Nationalsozialismus. Paderborn/München/Zürich: Verlag Ferdinand Schöningh.

Schmid W (2004) Mit sich selbst befreundet sein. Frankfurt: Suhrkamp.

Schönberger A (1995) Patient Arzt – Der kranke Stand. Wien: Ueberreuter.

Schoenemann J (2001) Der große Schritt – Die Dritte Hochschulreform in der „DDR" und ihre Folgen. Verband ehemaliger Rostocker Studenten (VERS) Dannenberg. Gefördert durch die Stiftung zur Aufarbeitung der SED-Diktatur.

Schreiber D, Nagel G, Küstenmacher W-T (2010) Wie geht's weiter, Doc? Wie sich Patienten mit ihren Ärzten besser verstehen. München: Kösel.

Schütt H-D (1999) Rot und Weiß – Gespräche mit Moritz Mebel. Berlin: Dietz.

Seemann H (1998) Freundschaft mit dem eigenen Körper schließen. München: Pfeiffer.

Sluyters B (1997) New standards in patients rights. In: European Hospital Management Journal, Vol. 4, 3: 21–23.

Storch V, Welsch U, Wink M (2007) Evolutionsbiologie. 2. Auflage. Kap. 5: Evolution des Menschen und seiner nächsten Verwandten. Heidelberg: Springer. S. 502–505.

Theuer D (1966) On municipal comfort, health and hygiene installations in the Roman Empire (Aquincum) In: Ztschr. Ärztl. Fortb. 60, 14: 883–887.

Theuer D, Büchler MW (2011) Chirurgie des Retroperitoneums: In: Bauch J, Bruch HP, Heberer J, Jähne, J (Hrsg.) (2011) Behandlungsfehler und Haftpflicht in der Viszeralchirurgie. Heidelberg: Springer. S. 254–260.

Ulsenheimer K (2003) Arztstrafrecht in der Praxis. 3. Auflage. Heidelberg: C. F. Müller Verlag.

Verres R (2005) Was uns gesund macht – Ganzheitliche Heilkunde statt seelenloser Medizin Freiburg im Breisgau: Herder.

Verres R (2008) Zur Bedeutung der Lebenskunst und der ars moriendi für die Heilkunde. In: Grönemeyer D, Kobusch T, Schott H. (Hrsg.) (2008) Gesundheit im Spiegel der Disziplinen, Epochen, Kulturen. Tübingen: Max Niemeyer Verlag.

von Schlippe A, Schweitzer J (2007) Lehrbuch der systemischen Therapie und Beratung. Göttingen:Vandenhoeck & Ruprecht.

von Schnurbein S (2009) Atlas der Vorgeschichte. Stuttgart: Konrad Theiss Verlag. S. 17–23.

2 Systembedingungen für erfolgreiche Patientengespräche

Jens Hager van der Laan und Ulrike Schlein

Einleitung

Im Vergleich zu den nachfolgenden Kapiteln in diesem Buch haben die nun folgenden Ausführungen einen anderen Schwerpunkt. Während sich das Hauptinteresse unserer Mitautoren auf den Bildausschnitt der Arzt-Patient-Kommunikation in ihren vielfältigen Ausprägungen richtet, betrachten wir gewissermaßen die „Totale", nämlich das gesellschaftliche System des Krankenhauses und versuchen auf der Basis unserer Erfahrungen als externe Berater und Moderatoren von Veränderungsprozessen in Krankenhäusern zu veranschaulichen, welche Systembedingungen die dyadische Beziehung zwischen dem Arzt und einem Patienten im Gespräch fördern und welche sie behindern können. So lautet die Frage: Was können die verantwortlichen Führungskräfte eines Krankenhauses tun, damit ein Kontakt zwischen Arzt oder Pflegekraft und einem kranken Menschen zur Zufriedenheit verläuft? Es ist von großer Bedeutung, die Funktionsträger, die in einem Krankenhaus schwierige Gespräche mit Patienten führen müssen, in ihrer Gesprächsführung zu qualifizieren.

Unsere These in diesem Kapitel lautet: Die Qualität des Kommunikationsklimas in einer Abteilung, in einer Klinik und die Gesprächskultur selbst in einem Krankenhauskonzern wirken sich auf die Art und Weise aus, wie Gespräche mit verschiedenen Kooperationspartnern (Patienten, Angehörige, zuweisende Ärzte, Kostenträger usw.) zustande kommen und geführt werden.

Wenn wir also auf den Gesamtkontext „Kommunikation in Krankenhäusern" schauen, so finden sich nach unseren Erkenntnissen vier Dimensionen (s. **Abb. 2.1**), die das Handeln der Mitarbeiter in Kliniken und selbstverständlich auch in anderen Unternehmen bzw. Organisationen beeinflussen:

a) Geklärte Rollenbeziehungen zwischen den Inhabern der Positionen, die in einer Organisation besetzt sind: Jeder weiß, was von ihm an seiner Stelle erwartet wird und welche Befugnisse er hat, um in seiner Position kompetent und selbstständig zu handeln.

b) Die Verständigung auf einen Kommunikationsstil, der von wechselseitiger Wertschätzung geprägt ist. Dabei richtet sich das Interesse auf die Art und Weise, wie in einem Unternehmen kommuniziert wird und insbesondere wie dieser Kommunikationsstil in Verbindung zur Führungsphilosophie steht.

c) Ein Konsens über Normen und Regeln, die die täglichen Abläufe, Arbeitstreffen und Abteilungsbesprechungen beeinflussen.

d) Die Werte und Leitvorstellungen sowie Unternehmensziele und Strategien, die in einem Unternehmen dem Handeln jedes Mitarbeiters eine Orientierung geben.

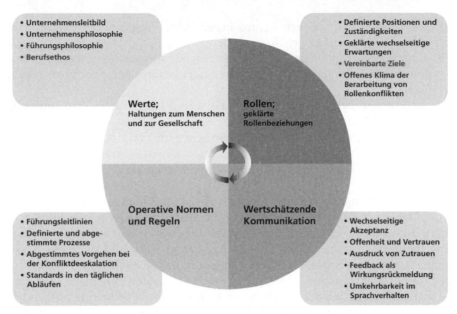

Abb. 2.1: Dimensionen von Kommunikation und Führung

Im Folgenden beschreiben wir, welche Fragen und Probleme sich in diesen vier Dimensionen des Miteinander-Redens-und-Handelns in Organisationen ergeben und wie Lösungen aussehen können, die insgesamt eine qualifizierte Arzt-Patient-Kommunikation unterstützen.

2.1 Klarheit in den Rollen ist eine wesentliche Bedingung für erfolgreiche Kommunikation

Im Rahmen eines Organisationsentwicklungsprojektes in einem Krankenhaus waren in einem Workshop 20 Oberärzte aufgefordert worden, die wichtigsten Leistungsmerkmale für ihre Tätigkeit in diesem Krankenhaus zu beschreiben. Sie sollten charakterisieren, an welchen Merkmalen sie sich in ihrer Funktion als *Führungskräfte* in der mittleren Führungsposition messen lassen wollten. Die Aufforderung irritierte anfangs, denn wie die überwiegende Anzahl der Oberärzte in bundesdeutschen Kliniken sahen sich auch diese Seminarteilnehmer vorrangig als Fachkräfte und Spezialisten in ihren jeweiligen Disziplinen, weniger jedoch als Führungskräfte. Als Ergebnis von Abstimmungsprozessen in dieser interdisziplinären Oberarzt-Gruppe wurden folgende Merkmale zur Rubrik „Verantwortlich für Strukturen und Prozesse" genannt:
Die Oberärztin/der Oberarzt

- ist an der Zukunftsentwicklung der Abteilung/der Klinik aktiv beteiligt,
- strukturiert den Tagesablauf und die wichtigsten Abläufe/Prozesse in der eigenen Abteilung und im gesamten Haus oder ist dafür mitverantwortlich,

- sorgt dafür, dass die sich daraus ergebenden Vorgaben verbindlich von allen Mitarbeitern eingehalten werden,
- sorgt für eine sorgfältige und den forensischen Ansprüchen angepasste Dokumentation der ärztlichen Tätigkeiten oder beauftragt die nachgeordneten Ärzte,
- strukturiert die Arbeitszeiten so, dass wenig Überstunden und sinnvolle interdisziplinäre Abläufe entstehen,
- berücksichtigt bei ihren/seinen medizinischen Interventionen auch betriebswirtschaftliche Gesichtspunkte.

(Unter anderen Überschriften wurden weitere Merkmale genannt.)

Ähnliche Erfahrungen ergeben sich auch aus vergleichbaren Klinikprojekten: Aus ihrer Perspektive sind viele Oberärzte verschiedener Fachdisziplinen in ihren Kliniken diejenigen, die den Betrieb durch ihr tägliches fachärztliches Tun maßgeblich tragen. Ausdrücklich beauftragt dazu sind sie in der Regel nicht. In größeren Krankenhausabteilungen haben sich Chef- und Oberärzte bestimmte medizinische Schwerpunkte untereinander aufgeteilt. Der eine ist beispielsweise mehr für den Bereich Wirbelsäulenchirurgie zuständig, der andere für die Endoprothetik. Uns interessierten jedoch nicht vorrangig die fachlichen Schwerpunkte, sondern die Zusammenarbeit der Chef- und Oberärzte in einem Leitungsteam. Über diese Zusammenarbeit findet in der Regel kaum ein gezielter Austausch statt. Eher vermitteln die jeweiligen Chefärzte den Oberärzten die Erwartungen an ihre Tätigkeiten aus aktuellen Anlässen: „By accidence", wie man einen solchen Führungsstil nennt. In vielen Krankenhäusern hatte keiner der Oberärzte ein Einstellungsgespräch, das nicht nur die fachliche Vorerfahrung und Expertise beleuchtete, sondern vor allem zur *Klärung der wechselseitigen Erwartungen* bezüglich der Zusammenarbeit in den Leitungsaufgaben diente. Mitarbeitergespräche werden rudimentär und sehr formal geführt. Nur informell scheint die Erwartungsstruktur an die Position des Oberarztes klar zu sein; zumindest tun alle Beteiligten so. Die Assistenten haben ihre Erwartungen, die Chefärzte auch ... und ebenso das übrige Personal. Über diese Erwartungen wird meist jedoch nicht gesprochen. Sie sind entstanden nach der Methode „Trial and Error": Wenn der Oberarzt mehrfach eine an ihn gerichtete Erwartung erfüllt hat, gewinnt sie normative Kraft. Nun definiert sie neben allen anderen Erwartungen seine „Rolle", die soziale Rolle, die dem Inhaber einer Position von seinen Rollenpartnern zugedacht wird und die, wenn sie klar ist und akzeptiert wird, nachhaltigen Einfluss auf die Bedeutung all dessen hat, was dieser Mensch in seiner Position sagt. Aber das ist in Krankenhäusern oft nicht so.

Die Rollenunklarheit zwischen Chef- und Oberärzten wirkt sich im Alltag nicht nur auf die fachliche Ausbildung der Assistenzärzte aus, sondern auch auf deren Kompetenzen im Umgang mit Patienten, Angehörigen, anderen Berufsgruppen oder externen Gesprächspartnern wie niedergelassenen Ärzten.

In der Organisationsstruktur eines Krankenhauses hat es sich bewährt, wenn entweder der Chef persönlich oder jeweils einer der Oberärzte sich für die Facharztausbildung im wirklichen Sinn „ver-Antwort-lich" fühlt. Ein Oberarzt ist in einer solchen Organisation nicht nur fachlicher Verantwortlicher oder Koordinator im Alltag, sondern auch Führungskraft in der mittleren Leitungsebene. Dazu wird er von seinem Chefarzt auch mit der entsprechenden Handlungsvollmacht ausgestattet werden. Führung im Bereich Ausbildung bedeutet, dass ein regelmäßiger Kontakt zwischen Mentor und Mentée stattfindet. Die jungen Kollegen brauchen Ansprechpartner, die sie fordern und fördern. Dabei geht es um fachliche Supervision und Anleitung, Vermittlung von operativen oder diagnostischen Fertigkeiten, aber auch um einen angemessenen kommunikativen Umgang mit internen und externen Rollenpartnern. Nimmt ein Oberarzt (natürlich auch der Chefarzt) seine Aufgabe ernst, so gehören auch Kritik- und Konfliktgespräche mit dem Assistenzarzt dazu.

Manche Führungskräfte scheinen die Wichtigkeit dieser Aufgabe nicht zu erkennen oder unterschätzen sie, viele verzichten angesichts der angespannten Arbeitsmarktlage für junge Mediziner absichtlich darauf. Die Folgen und Wechselwirkungen unterlassener Kritikgespräche zeigen sich oft erst mit einer gewissen Zeitverzögerung, dann aber umso deutlicher.

Ein junger Assistenzarzt lernt vieles durch Erfahrung. Das gilt nicht nur für fachliche Dinge, sondern auch für schwierige Gespräche. Doch: Wie viele der erfahrenen Oberärzte lassen sich beispielsweise von einem jungen Kollegen zu einem anspruchsvollen Gespräch mit Patienten oder fordernden Angehörigen begleiten? Wie viele supervidieren den jungen Arzt in Aufklärungsgesprächen oder bei der Mitteilung schwerwiegender Diagnosen? Im Stationsalltag oder in den Ambulanzen agieren die meisten Ärzte als Einzelkämpfer und sammeln so mit den Jahren im Beruf mühsam ihre Erfahrungen. Die Frage ist demnach, ob dieser Prozess der Professionalisierung nicht durch zusätzliche Interventionen kultiviert und beschleunigt werden kann.

Ist sich ein junger Assistenzarzt durch regelmäßige Gespräche mit seinem Ober- und Chefarzt der Erwartungen bewusst, die diese an ihn richten und bekommt er auch im Alltag regelmäßige Rückmeldungen, so kann er sich durch *wachsende Kompetenz* die nötige Souveränität in der Wahrnehmung seiner beruflichen Rolle gegenüber Patienten, Angehörigen und Pflegepersonal erwerben.

2.2 Warum es sich lohnt, sich über die eigene Rolle und sein Selbstverständnis in der Rolle Klarheit zu verschaffen

Das soziologische Konzept der „Rolle"
Zum besseren Verständnis wollen wir den soziologischen Begriff der „Rolle" näher beschreiben. Es geht dabei weniger um das tatsächliche Verhalten als vielmehr um „das Bündel der Erwartungen" (Dahrendorf 1977), die die übrigen Angehörigen eines Sozialgefüges an den Inhaber einer Position herantragen. Diese Erwartungen der Rollenpartner können sich auf die Aufgabe, d. h. die Funktion beziehen, die ein Positionsinhaber zu erfüllen hat, ebenso wie auf die Art und Weise seines Handelns. Es geht also um das „Was" und das „Wie".

Im folgenden Fall aus einem Krankenhaus wird deutlich, wie Patienten durch eine für sie schwer verstehbare Rollenkonstellation auf der Seite des medizinischen Personals als Empfänger von deren Nachrichtern verwirrt werden können:

Beispiel
Eine Patientin liegt im Bett eines Krankenzimmers, ihr Ehemann sitzt daneben. Die Tür geht auf, ohne dass es vorher geklopft hätte. Eine junge Assistenzärztin und eine ältere Krankenschwester betreten das Zimmer. Beide sagen „Guten Tag!" und wenden sich der Patientin zu. Der Tonfall zwischen beiden ist übertrieben höflich, leicht ironisch, manchmal schnippisch. Die junge Ärztin schaut auf ihren Computer, den sie auf einem kleinen Wagen ins Zimmer geschoben hat. Die Patientin spricht die Ärztin an. Sie will wissen, ob sie am nächsten Tag entlassen werden kann. Aber die Antwort gibt die Schwester: „Ich bespreche Ihre Frage noch einmal mit dem Oberarzt. Er kommt nachher auf die Station. Ich sage Ihnen dann Bescheid, damit Ihr Mann weiß, wann er sie, vermutlich morgen, abholen kann. Und keine Sorge: Morgen ist Freitag. Wir geben Ihnen die Medikamente über das Wochenende mit. Sie können dann am Montag zu Ihrem Hausarzt gehen."

Die junge Ärztin schweigt, ihre Lippen werden schmaler. Sie konzentriert sich auf ihren Computer und murmelt noch etwas von „Medikamente umsetzen".

Der Patientin und ihrem Mann entgehen die Spannungen zwischen der Ärztin und der Schwester nicht. Sie wissen nicht recht, was sie von ihrer Ärztin halten sollen. Die Schwester hat mit ihrer Intervention die Autorität der jungen Ärztin gewissermaßen verschluckt. In der Einschätzung der Patientin und ihres Mannes ist diese damit als ernstzunehmende Gesprächspartnerin verbannt. Wenn sie in dieser Situation versuchen sollte, mit Hilfe von „Gesprächsführungsweisheiten" ihren Status zu verbessern, wird sie die Situation für sich möglicherweise nur verschlimmern. Denn die Anstrengung könnte die Patientin als weitere Schwäche auslegen.

Die Erwartung an die Ärztin ist, dass sie neben der erfahrenen Schwester ihre Autorität als die Verantwortliche für medizinische Fragen glaubwürdig behauptet. Diese Erwartung ihrer Patientin hat sie nun erst einmal enttäuscht.

Der Druck, der sich mit einer Erwartung verbindet, bestimmt sich nach dem Gewicht der Sanktion. Unterschieden wird zwischen „Muss"-, „Soll"- und „Kann"-Erwartungen: Ein Arzt *muss* seine Entscheidungen auf der Grundlage der bekannten Gesetzmäßigkeiten der Medizin (Gold Standards) treffen. Bei Abweichungen, die zu Komplikationen führen oder wenn ihm eine Verletzung der Sorgfaltspflicht vorgeworfen werden kann, droht ihm gerichtliche Bestrafung. Er *sollte* sich bei seiner Arbeit als hochqualifizierter und entscheidungssicherer Mediziner präsentieren, wenn er nicht neben dem Pflegedienst blass aussehen möchte. Und seine Kollegen erwarten von ihm ein gewisses Maß an Loyalität oder Bereitwilligkeit z. B. bei der Gestaltung des Dienstplanes oder bei Diensttausch. Andernfalls riskiert er Sympathieverlust (*Kann*-Erwartung).

„Soziale Rollen sind ein Zwang, der auf den Einzelnen ausgeübt wird", sagt Dahrendorf (1977, S. 14). Für viele Inhaber von Führungspositionen ist dieser Zwang, beispielsweise einem Mitarbeiter gegenüber etwas zu vertreten, was die Rolle erfordert, aber den natürlichen Empfindungen widerspricht, ein schwer verkraftbarer Konflikt. Viele objektiv notwendige Trennungen kommen deshalb nicht zustande, viele überfällige Kritikgespräche werden deshalb nicht geführt.

Eine sehr dramatische Variante eines Konflikts, mit dem die Inhaber von Führungspositionen immer wieder konfrontiert sind, ist der, wenn die Anforderungen der Rolle sie zu einem Handeln zwingen, das ihren persönlichen Neigungen widerspricht.

Seit der Vertreibung des Menschen aus dem Paradies bewegt sich der Mensch in zwei Sphären. Auf der einen Seite ist es die private und auf der anderen Seite die öffentliche Sphäre eines Gemeinwesens oder eines Unternehmens, in dem man eine Position besetzt. Und mit den Sphären verändern sich die Verantwortlichkeiten des Menschen. In der privaten Sphäre ist es legitim, sich über Selbstverwirklichung und persönliches Wohlergehen zu sorgen. Aber dieser Wert ist unter den Bedingungen von Gesellschaft und auch im sozialen Gebilde eines Krankenhauses auf Dauer nur zu verwirklichen, wenn der Mensch in der Öffentlichkeit des Gemeinwesens, dem er angehört, auch entschlossen die Verantwortung für dessen Erhaltung übernimmt.

Es fällt oft schwer, im Rollenhandeln seine persönliche Identität zu bewahren. Das Bedürfnis von Menschen, in gesellschaftlichen Rollen „Stimmigkeit" (Schulz von Thun 1997) zu demonstrieren und Nähe herzustellen, betrachtete Richard Sennet (orig. 1977; dt. 1986; 2008) bereits vor einem Vierteljahrhundert als Flucht vor der notwendigen konfliktbehafteten Auseinandersetzung über divergierende Interessen in der Gesellschaft. Neben der Besorgtheit um das Wesensgemäße müssen wir uns mit der „ärgerlichen Tatsache der Gesellschaft" (Dahrendorf 1977, S. 14) befassen. Beides ist mit den Positionen, die wir in einem gesellschaftlichen Gemeinwesen einnehmen, sei es als Angehöriger eines Unternehmens oder als Politiker, und den Rollen, die wir deshalb wahrnehmen müssen, oft nicht in Einklang zu bringen.

Aber es hilft, wenn die Rolle, die das berufliche Handeln bestimmen soll, gut definiert ist. Das war das Bestreben der Oberärzte, von denen zu Beginn des Kapitels die Rede war. Denn die daraus erwachsene Orientierung ist eine wichtige Voraussetzung dafür, für die Rolle, die man zu spielen hat, die Kompetenz zu erwerben, die einen souveräneren Umgang mit den Rollenzwängen gestattet. Man lernt, die Rollenerwartungen als hilfreiche Wegzeichen für das sinnvolle Handeln in einer neuen Position zu erkennen. Mit wachsender Kompetenz in der Rolle erweitert sich der Blick für Möglichkeiten, der Rolle nach eigenen Vorstellungen ein individuelles Gepräge zu geben. Nicht jeder Arzt handelt wie der andere, auch wenn die Erwartungen, die sich an beide richten, die gleichen sind. Man braucht sich den Zwängen der Rolle also nicht auszuliefern. Im Gegenteil: Die Autorität des Handelnden wächst, wenn die Rollenpartner spüren, dass er Herr der Situation ist und sich nicht einfach den üblichen Erwartungen beugt.

Der nächste Abschnitt befasst sich mit der Bedeutung einer qualifizierten und wertschätzenden Kommunikation für die Wirksamkeit einer Nachricht.

An dieser Stelle ist festzuhalten, dass der „Notenschlüssel" für die Nachricht des Senders die Rolle ist, aus der heraus gesprochen wird; die Rolle bestimmt nachhaltig, wie die Nachricht verstanden wird. Die Formulierungen werden danach interpretiert, in welcher Position der Betreffende ist und mit welcher Autorität er redet.

2.3 Wertschätzende Kommunikation – eine Grundvoraussetzung für ein erfolgreiches berufliches Miteinander

Nehmen wir an, der Assistenzarzt hat durch Gespräche mit seinem Oberarzt eine Klarheit über seine eigene Rolle gewonnen, dann beschäftigt ihn als nächstes das ‚Wie?' in der Kommunikation. Beispielspielsweise:

Wie sage ich einer Schwester auf meiner Station, welche Dinge momentan bei einem Patienten am wichtigsten sind, ohne sie durch die Art, wie ich es sage, zu verärgern oder ihre Empörung auszulösen? Wie kann ich Kritik angemessen übermitteln, ohne das nächste Mal gemieden zu werden? Wie kann ich dazu beitragen, dass ein professionelles Miteinander zum Wohl des gemeinsamen Patienten entsteht? Wie kann es gelingen, dass Konflikte untereinander so geklärt werden, dass die Arbeitsatmosphäre nicht gestört bleibt? Wie kann ich vermeiden, dass Kritik oder Feedback in Be- oder Verurteilung ausartet und stattdessen erreichen, dass es wirklich nur eine Rückmeldung über die Wirkungen ist, die jemand mit seinem Handeln bei mir ausgelöst hat, ... verbunden mit der Frage, ob das eigentlich seinen Intentionen entsprach?

Denn von einem können wir in der Regel ausgehen: Für Patienten und ihre Angehörigen sind die Auswirkungen der beschriebenen klaren Kommunikation in der Rolle spürbar. In der Wahrnehmung der Gesamtatmosphäre und im Kontakt mit dem einzelnen Arzt und der einzelnen Pflegekraft fühlen sie sich entweder gut betreut, behandelt und verstanden oder eben nicht.

2.4 Der Kommunikationsstil in Krankenhäusern aus dem Blickwinkel von Patienten

Zur Betrachtung des Kommunikationsklimas in einem Krankenhaus lohnt sich der Wechsel der Perspektive. Wie wirken die Mitarbeiter auf die Patienten und ihre Angehörigen?

Bei ihrem Weg durch das Krankenhaus nehmen die Patienten, meist von Sorgen oder sogar Ängsten erfüllt, Interaktionen zwischen Ärzten, zwischen Pflegekräften und Ärzten, Mitarbeitern der Diagnostik oder auch Reinigungspersonal, Therapeuten und Sozialarbeitern mit *geschärftem Blick* wahr. Bis sie am Ende im Zimmer einer Station im Bett liegen, durchqueren sie vielleicht den Aufenthaltsbereich einer Ambulanz, die Aufnahme, die Röntgenabteilung und die Diagnostik und sammeln ihre Eindrücke.

Die Patienten bewegen oft bange Fragen: „Bin ich hier gut aufgehoben? Werde ich von den Ärzten richtig verstanden und behandelt? Werde ich auf Schwestern und Pfleger treffen, die sich wirklich um mich kümmern und zur Stelle sind, wenn ich sie brauche? Wissen alle Ärzte, die mich behandeln, wer ich bin und was mir fehlt, oder muss ich jedem meine Geschichte noch mal erzählen?" *Und diese Fragen schärfen ihre Wahrnehmung für die Art und Weise der Kommunikation zwischen dem Krankenhauspersonal und zwischen diesem und ihnen selbst.*

Beruhigt ist der Patient, wenn er eine Schwester nach einem Medikament fragt und die Antwort bekommt: „Kein Problem. Ich habe schon von unserem Stationsarzt davon gehört. Leider bin ich nicht sofort dazu gekommen, es Ihnen zu bringen. Das werde ich gleich tun." Der Patient gewinnt den Eindruck, dass sich alle um ihn kümmern und sich dabei auch noch gut abstimmen.

2.5 Kommunikation in Krankenhäusern darf sich nicht allein auf Ziele und Leistungen richten

Überall dort, wo Menschen miteinander auskommen müssen, geht es in der Kommunikation nicht nur um den Austausch von Informationen oder um Ziele und Leistungen, die zu erreichen oder zu erbringen sind. *Immer erfüllt das Miteinander-Reden auch wichtige soziale und emotionale Funktionen.* In dem einen sozialen Umfeld mehr, in dem anderen weniger. Während in einem Ingenieurbüro die emotionale Dimension vielleicht keine so hohe Bedeutung hat, *„besetzt sie in einem Krankenhaus die Hauptleitungen".* Hier geht es verstärkt um Fragen der Orientierung, der Hilfe, des Vertrauens und der Akzeptanz. Die Gestaltung des persönlichen Kontakts ist oft erschwert durch die Arbeitsbedingungen (räumliche Unzulänglichkeiten; Überlastung der Mitarbeiter) oder die Arbeitsorganisation (umständliche Abläufe; aufwändige Bürokratie). Das führt zum Teil zu schwer verkraftbaren psychischen Belastungen bei Einzelnen: Sie fühlen sich allein gelassen, halten alles Bemühen zur Verbesserung ihrer Lage für sinnlos, sind mutlos und verzweifelt.

So weit darf es aber nicht kommen. Zeitgemäß denkende Führungskräfte in Krankenhäusern wissen, dass sie Patientenzufriedenheit nur erreichen, wenn sie sich auf fachlich qualifizierte und umsichtige Mitarbeiter verlassen können. Ein wirkungsvoller Weg, Mitarbeiter zu motivieren ist, sie als Partner ernst zu nehmen und ihnen zuzutrauen, die Ziele zu erreichen, die mit ihnen vereinbart worden sind. *Wichtigstes Medium im Führungsprozess ist die Kommunikation.*

2.6 Die Kunst partnerschaftlicher Kommunikation: Kommunikationsmodelle

Zur Analyse und auch zur Gestaltung der Kommunikation – wenn es drauf ankommt – helfen zwei Modelle, die sich in der beruflichen Praxis seit vielen Jahren bewährt haben: das Kommunikationsmodell „Vier Seiten der Nachricht" von Friedemann Schulz von Thun (s. **Abb. 2.2**) und das Modell „Transaktionale Analyse" von Eric Berne (2006).

Das Kommunikationsquadrat von Schulz von Thun ermöglicht die Analyse der Kommunikation zwischen zwei und mehr Menschen und kann der Kommunikationsklärung dienen, wenn es zu Missverständnissen gekommen ist. Und es gibt Anregungen zur Gestaltung einer *wertschätzenden Kommunikation*. Es eröffnet neue Perspektiven. Vor allem erfahren wir, dass es nicht vom Sachinhalt unserer Botschaft abhängt, was wir bei unserem Kommunikationspartner auslösen. Vielmehr sind *drei weitere Dimensionen der Kommunikation* im Spiel, von denen mitbestimmt wird, wie unsere Nachricht beim Empfänger ankommt: Es gibt Anteile in jeder Nachricht, mit denen wir etwas über uns mitteilen, gewollt oder ungewollt. Es gibt Anteile in jeder Nachricht, mit denen wir, gewollt oder ungewollt, etwas darüber sagen, wie wir zu unserem Kommunikationspartner stehen, und es gibt Anteile, mit denen wir beim Empfänger einen Handlungsdruck ausüben. Auch dieses gewollt oder ungewollt. Alle genannten Anteile bestimmen mit über den Erfolg unserer Kommunikation.

Mit jeder der vier Seiten sind spezifische Probleme der Kommunikation verbunden. Wer sie kennt, kann sie erfolgreich bearbeiten.

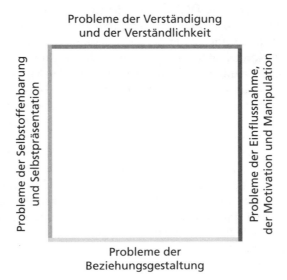

Abb. 2.2: Das Kommunikationsquadrat: Vier Seiten einer Nachricht

Die Kunst der Kommunikation besteht darin, mit ihnen *adäquat* umzugehen – wenn es drauf ankommt. In den meisten Fällen sollten wir nicht viel darüber nachdenken und so reden, „wie uns der Schnabel gewachsen ist". Andernfalls wirkt Kommunikation gestelzt, artifiziell und damit eher abschreckend. Aber wenn es um die Übermittlung heikler Botschaften geht, lohnt es sich oft, die Hilfe des Modells in Anspruch zu nehmen.

Es dient also zur Vorbereitung schwieriger Gespräche: Klärung des Sachverhalts; Klärung des Ziels: Was will ich erreichen (Appell); Selbstklärung: Was will ich über mich und meine Befindlichkeit sagen? (Selbstkundgabe); was will ich sagen zu unserer Beziehung?

Und diese Art von Gesprächen kann notwendig werden, wenn zum Beispiel ein Chefarzt mit den Leistungen oder der Art und Weise des Umgangs mit Patienten bei einem Assistenzarzt nicht zufrieden ist. Wenn dieser es selbst nicht wahrnimmt, muss er erfahren, was er mit seinem Handeln auslöst. Wird ein solches Gespräch nach den Regeln der Kunst geführt, hört der Mitarbeiter nicht nur, was an seinem Handeln kritisiert wird, sondern er erkennt auch, dass jede Kritik ebenso eine Würdigung seines Handelns ist. Denn mit seiner Kritik gibt der Vorgesetzte zum Ausdruck, dass er die Arbeit seines Mitarbeiters wahrnimmt und sie mit ihm gemeinsam noch optimieren möchte.

2.6.1 Hilfen bei der Konfliktbearbeitung

Das Kommunikationsmodell hilft bei der Konfliktdiagnose. Man erkennt, um was für einen Konflikt es sich handelt und wie jeweils bei der Konfliktklärung vorgegangen werden kann.

In Krankenhäusern gibt es, wie anderswo auch, verschiedene Arten von Konflikten. Es gibt Sachkonflikte: Wenn es beispielsweise um Stellenerweiterungen, Ausstattung, Bezahlung, Privateinnahmen und gutachterliche Tätigkeiten geht. Es gibt organisatorisch-strukturelle Konflikte oder Rollenkonflikte, wie der zwischen der Schwester und der Ärztin in unserem Beispiel. Und es gibt persönliche bzw. Beziehungskonflikte in vielfältigen Erscheinungsformen: Missgunst, üble Nachrede, Eifersüchteleien, alle Formen des Liebesentzugs; der Fächerkanon der Konfliktmöglichkeiten im Feld des Zwischenmenschlichen ist uns allen vertraut. Aber es wird oft unterschätzt, wie sehr zwischenmenschliche Störungen den gemeinsamen Erfolg gefährden können.

Störungen im Miteinander sind für den kommunikationsgeschulten Beobachter frühzeitig erkennbar: Kooperationspartner schauen sich nicht an, sie vermeiden die direkte Ansprache und reagieren mimisch abwertend auf Äußerungen des Gegenübers. Dann geht es nicht mehr in erster Linie um die Sache, die verhandelt wird, sondern um die Beziehung zwischen den Streitenden, also um die Frage, wer von beiden der Klügere ist oder wer von beiden sich durchsetzt. *Das Sachthema wird zum Vehikel für ein Beziehungsthema.*

2.6.2 Konfliktmoderation ist eine wichtige Führungsaufgabe

Wenn heute die allgemeine Anforderung an Führungskräfte formuliert wird als die Aufgabe, für ihre Mitarbeiter Bedingungen zu schaffen, unter denen diese ihre Aufgaben optimal erfüllen können, dann geht es dabei nicht nur darum, sie mit Räumen, Möbeln und Arbeitsgeräten optimal auszustatten, sondern es geht auch darum, dass im Zwischenmenschlichen reine Luft herrscht. Es ist also eine Aufgabe von Vorgesetzten, Konflikte zu erkennen, aufzugreifen und zu ihrer Lösung beizutragen.

Das ist nicht leicht. Den einen oder anderen hindert vor allem sein eigenes Harmoniebedürfnis. Einen Konflikt anzusprechen, bedeutet Konfrontation, das aber will dieser ja gerade nicht. Und deshalb ist er auch gar nicht daran interessiert, Konfliktsymptome wahrzunehmen und den Konflikt dahinter zu erkennen und zu lokalisieren.

Wie überall, so kann sich der Vorgesetzte auch in diesem Fall die Sache leichter machen, indem er es im Hinblick auf die Konfliktklärung zu einer gewissen Meisterschaft bringt. Zuallererst ist es nützlich, sich darüber Klarheit zu verschaffen, um was für einen Konflikt es sich handeln könnte. Denn die Schwierigkeitsgrade sind je nach Konflikt unterschiedlich. Einen Sachkonflikt zu behandeln, ist im Vergleich zu einem strukturellen oder Rollenkonflikt weniger schwierig und nicht annähernd so heikel wie die Klärung und Lösungsfindung bei einem zwischenmenschlichen Konflikt. Wer die Unterscheidung treffen kann, weiß, dass er es als Konfliktmoderator bei der Klärung eines Sach- oder Strukturkonflikts leichter hat als bei einem zwischenmenschlichen Konflikt. Und er geht deshalb solche Konflikte eher an als einen Konflikt, bei dem eindeutig die zwischenmenschlichen Probleme im Vordergrund stehen. Im letzten Fall ist der Vorgesetzte manchmal gut beraten, wenn er einen Experten hinzuzieht. Bei allen Konflikten geht es prinzipiell um ein vergleichbares Vorgehen. Immer sind unterschiedliche Interessen oder Einschätzungen im Spiel. Und es geht darum, zu ermitteln, in welchem Ausmaß sich die Kontrahenten in einem Konflikt (in der Literatur werden sie meist ein wenig hoffnungsvoll als „Konfliktpartner" bezeichnet) mit ihren Interessen oder Sichtweisen unbedingt durchsetzen wollen oder vielleicht auch bereit sind nachzugeben. Das jedenfalls ist üblicherweise das Ziel eines Konfliktklärers, unabhängig davon, ob er selbst Beteiligter oder nur der Moderator im Konflikt ist: Es sollte ein Kompromiss gefunden werden. Denn wenn das Ergebnis die Niederlage des Einen oder der Triumph des Anderen ist, entstehen oft „Rache"-Wünsche beim Unterlegenen, die sich dann bei nächster Gelegenheit zu einem neuen Konflikt auswachsen können.

Ergebnis solcher Gespräche sind oft Vereinbarungen oder Entscheidungen. Manchmal werden personelle Veränderungen notwendig; oft reichen aber Absprachen, deren Erfolg nach einer vereinbarten Zeit überprüft werden kann. Der gesamte Prozess ist zuweilen aufwendig, aber meist effizienter und kostengünstiger als ein dauerhaft schwelender Konflikt oder gar eine juristische Auseinandersetzung (Thomann und Schulz von Thun 2003).

2.6.3 Ein weiteres Kommunikationsmodell: Die Transaktionale Analyse

Dieses Modell des amerikanischen Psychotherapeuten Eric Berne zum Wesen von Beziehungen und Kommunikationsverläufen zwischen Persönlichkeiten (Transaktionen) und solchen, die persönlichkeitsintern ablaufen, geht in Anlehnung an Sigmund Freuds Modell von drei Instanzen in unserer Seele aus, die, ausgelöst von Außenreizen, spezifisch unterschiedlich reagieren. Was bei Freud das „Über-Ich" ist, das ist bei Berne das „Eltern-Ich", das „Es" von Freud ist bei Berne das „Kindheits-Ich" und das Freudsche „Ich" ist bei Berne das „Erwachsenen-Ich". Wer dieses Modell kennt und damit arbeiten kann, vermag seine eigene Kommunikation zu steuern und hat dadurch viele Möglichkeiten, die Kommunikation seiner Gesprächspartner zu beeinflussen.

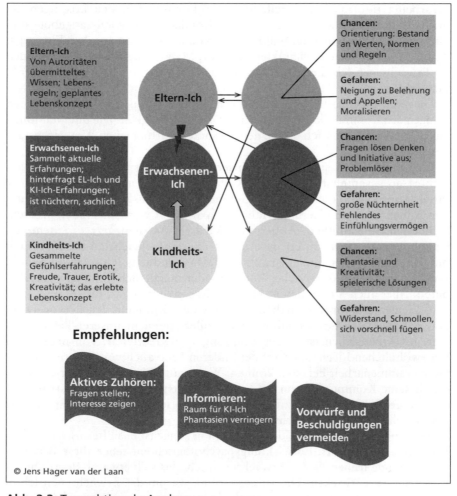

Abb. 2.3: Transaktionale Analyse

Ein Mensch im Eltern-Ich-Zustand aktiviert alle Lernerfahrungen, die ihm andere, zunächst die Eltern, dann Lehrer und weitere Autoritäten, vermittelt haben. Das sind oft Regeln und Weisheiten, die ihm für das eigene Leben und für das Zusammenleben in der Gesellschaft hilfreiche Orientierung geben. Manchmal lösen aber appellhafte Hinweise auf solche Regeln, zumal wenn darin Vorwürfe oder Belehrungen enthalten sind, bei den Kommunikationspartnern Widerstände aus. Auch zu viel Fürsorge aus dem Eltern-Ich löst spontan Kindheits-Ich-Reaktionen beim Anderen aus. Das ist für ein gemeinsames Vorankommen im Arbeitsleben meist hinderlich: Man trifft auf Trotz oder auf ein schmollendes Hinnehmen, aber nicht auf ein Akzeptieren, das eigenständiges weiteres Handeln auslöst.

Anders verhält es sich bei einer Kommunikation, die von einem Menschen im Erwachsenen-Ich-Zustand ausgeht. Das Erwachsenen-Ich könnte man auch als die aktuelle Vernunft bezeichnen. Es orientiert sich an Tatsachen, verarbeitet Informationen, reflektiert sie, kommt zu neuen Lösungen, ist unemotional; es stellt Fragen, macht im Konflikt Kompromissangebote und übernimmt Verantwortung. Während die Kommunikation aus dem Eltern-Ich durch „Man-Aussagen" charakterisiert ist („Man tut das nicht!"), bestimmen im Erwachsenen-Ich die Ich-Aussagen das Feld („Ich bin mir nicht sicher."; „Ich schlage vor.").

Die meist appellhaften oder fürsorglichen Interventionen aus dem Eltern-Ich bringen den Kommunikationspartner in eine Abhängigkeit. Die Interventionen aus dem Erwachsenen-Ich öffnen dem Gesprächspartner einen Weg, eigenständig zu reagieren.

Im Kindheits-Ich sind alle Gefühlserfahrungen gespeichert, die wir von Geburt an gesammelt haben. Alle Gefühlsäußerungen haben deshalb hier ihren Ursprung. Manche unserer Gefühle werden ausgelöst, weil aufgrund von Außenreizen alte Gefühlserfahrungen aktiviert werden: Trauer, Weinen, Schmollen, Selbstmitleid, Aufregung. Wird ein Assistenzarzt zu einem Gespräch beim Chefarzt zitiert, so erinnert ihn das vielleicht an das Gespräch mit dem Vater früher, und er ist aufgeregt. Das Kindheits-Ich sucht die Schuld für das eigene Unglück oft bei Anderen oder macht sich abhängig von Anderen. Aber auch Spontaneität, Neugier, Kreativität, Witz, Erotik und Spaß sind Elemente unseres Verhaltens, die aus dem Kindheits-Ich hervorgehen. Das Kindheits-Ich ist deshalb ein wertvoller Anteil in unserer Persönlichkeit. Im Arbeitsleben ist es der Ursprung von Kreativität, von neuen und ungewöhnlichen Ideen, aber auf der anderen Seite auch von Emotionen, die die Zusammenarbeit belasten können. Wer es als Verantwortlicher versteht, durch seine Kommunikation bei seinen Arbeitspartnern die konstruktiven Anteile des Kindheits-Ichs zu aktivieren, kann mit einem guten Ertrag aus der gemeinsamen Arbeit rechnen.

In Konfliktsituationen meldet sich spontan zunächst das Eltern-Ich oder das Kindheits-Ich zu Wort. Entwicklungspsychologisch entstehen diese Bewusstseinszustände früher als das Erwachsenen-Ich, das sich etwa ab dem zehnten Lebensmonat entwickelt. Das ist der Grund, warum das Erwachsenen-Ich in Konfliktsituationen meist später als die beiden anderen die Regie übernimmt.

Der Volksmund empfiehlt wohl deshalb in solchen Fällen: „Erstmal eine Nacht drüber schlafen!"

Das Eltern-Ich kann sich beispielsweise empören: „Das ist ja eine Unverschämtheit; das kommt überhaupt nicht in Frage; das kann doch nicht angehen!" Oder das Kindheits-Ich: „Das hat mir gerade noch gefehlt! Die spinnt wohl! Die lasse ich auflaufen! Das mache ich erst recht nicht!"

Im Konflikt kommt es darauf an, das *Erwachsenen-Ich zu aktivieren:* Man stellt Fragen nach Informationen, man gibt Informationen; man signalisiert dem Anderen, dass man seine Belange ernst nimmt und ihn als Gesprächspartner akzeptiert, auch wenn man vielleicht anderer Meinung ist oder ganz andere Interessen hat. In dem Ausmaß, wie einem das gelingt, bringt man seine Souveränität gegenüber der Situation zum Ausdruck.

Wer sich also die Modelle der Kommunikationspsychologie zu Eigen gemacht hat, verfügt über Möglichkeiten, das Kommunikationsklima in seinem Umfeld nachhaltig zu beeinflussen. Das ist besonders nützlich, wenn es um die Führung von Menschen geht. Davon handelt der folgende Abschnitt.

2.7 Ein Führungsstil, der partnerschaftliche Kommunikation zugleich voraussetzt und fördert

Führung ist die zielgerichtete Anwendung in der „öffentlichen Sphäre" von Organisationen von dem, was im vorhergehenden Kapitel an Erkenntnissen aus der Kommunikationspsychologie vorgestellt worden ist. Führung als spezielle Ausprägung von Kommunikation prägt auch den Stil des Miteinander-Redens und -Arbeitens in einem Krankenhaus. Führung ist die Kommunikation zwischen den Inhabern von Positionen in hierarchischen Strukturen. Üblicherweise verläuft sie von den Ranghöheren zu den Rangniedrigeren in einer Hierarchie. Auf die Variante „Führung von unten" soll hier nicht näher eingegangen werden.

Die Art und Weise der täglichen Führungspraxis beeinflusst, ob die Mitarbeiter einer Organisation mit Zuversicht und Erfolgshoffnung zusammenarbeiten, oder ob ihr Handeln überwiegend von Minderwertigkeitsgefühlen und Misserfolgsängsten geprägt ist.

In unserem Zusammenhang gilt: *Je nachdem, wie der Führungs- bzw. Kommunikationsstil eines Hauses ausfällt, bestimmt dieser auch die Wirksamkeit der Kommunikation zwischen den Mitarbeitern dieses Hauses und seinen Kunden.*

In den Krankenhäusern reduziert der Chefarzt seine Position auf das Segment „Oberste fachliche Instanz". Dass zu professioneller Führung mehr gehört als die fachliche Anleitung, hat in der Realität lange keine wesentliche Bedeutung gehabt. So haben viele Chef- und Oberärzte Mühe, sich auf diese eher unvertrauten Aspekte ihrer Rolle in einer Klinik wirklich einzulassen. Gemeint ist eine Führung, die, so wie das in großen und kleineren Unternehmen seit vielen Jahren intensiv geschieht, in aufwändigen Seminarveranstaltungen von vielen Führungskräften erst wie ein Beruf erlernt werden muss. Und dem Assistenten bleibt nicht viel mehr übrig, als sich mit dem „Dasein eines Knechtes abzufinden, dessen wesentlicher Daseinsgrund das Erwerben fachlicher Berechtigungsscheine ist". So hat es kürzlich ein Assistenzarzt in einer Mitarbeiterbefragung formuliert. Zu verkraften ist das nur mit jenem bewundernswerten ärztlichen Idealismus, der gesellschaftlichen Anerkennung und vielleicht auch der Aussicht, einmal selbst Chefarzt zu werden.

Aus der Not eines knappen Arbeitsmarktes hervorgegangen, hat sich für die Krankenhausmitarbeiter einiges getan, um die Unzufriedenheiten zu mildern. Aber Krankenhäuser brauchen heute wie jedes Wirtschaftsunternehmen eine professionelle Unternehmensführung. Das beginnt bei der Auswahl des Geschäftsführers und setzt sich fort in einem entsprechenden Selbstverständnis der Chef- und Oberärzte.

Es ist nicht lang her, dass uns ein Geschäftsführer sein Konzept in folgenden Worten beschrieb: „Es gibt drei wesentliche Faktoren zum Erfolg eines Krankenhauses: Erstens Fallzahlen, zweitens Fallzahlen und drittens Fallzahlen!" Als Betriebswirtschaftler ist er es gewohnt, auf die Ergebnisse zu achten. Professionell würde er aber als Leader handeln, wenn er mit der gleichen Aufmerksamkeit tatsächlich die (Führungs-)Prozesse im Blick hätte, die zu den guten (oder schlechten) Ergebnissen führen.

Objektiv sind der Geschäftsführer und/oder die oberste Leitungsrunde einer Klinik bei zunehmender Kommerzialisierung heute für die langfristige Existenzsicherung ihres Hauses mitverantwortlich. Dazu müssen sie den Markt kennen, in dem ihr Unternehmen arbeitet, und seine Entwicklungstrends; dazu die besonderen Stärken und Schwächen des eigenen Unternehmens und die der unmittelbaren Wettbewerber. Und sie müssen aus diesen Erkenntnissen die jeweils aktuellen Ziele und Strategien ableiten, die das Handeln auf den unterschiedlichen Arbeitsebenen des Hauses bestimmen sollen.

Unternehmerisch wirksam werden kann diese Arbeit der obersten Leitung jedoch nur, wenn es Führungsstrukturen im Hause gibt, über die die erkannten Ziele und Strategien ins Haus kommuniziert werden können. Dabei geht es nicht nur um angestrebte Ergebniszahlen, sondern auch um qualitative Ziele wie Leistungsschwerpunkte, die gesetzt werden sollen, Kundengruppen, die man neu gewinnen möchte, Qualifizierungsprojekte, die aufgelegt werden sollen u. a. m.

Aber diese notwendigen Führungsstrukturen gibt es in Kliniken oft nicht, was manche Geschäftsführer dazu veranlasst, den Mangel mit E-Mails an alle Mitarbeiter kompensieren zu wollen. Ob ein solch hoheitsvolles „One-Man-Leadership" ein Arbeitsklima entstehen lässt, welches motivierte, engagierte und leistungsbereite Mitarbeiter hervorbringt, ist eher fraglich. Das aber wäre eine wesentliche Voraussetzung für die Zufriedenheit von Patienten und deren Angehörigen *und für ein gutes Gespräch* mit ihnen!

In vielen Kliniken fühlt sich niemand aus der obersten Führungsebene wirklich dafür verantwortlich, die über die Rekrutierung neuer ärztlicher Mitarbeiter hinausgehenden weiteren üblichen Führungsaufgaben wahrzunehmen. Also jene Führungsaufgaben, die darauf abzielen, zur permanenten Qualifizierung der Mitarbeiter beizutragen, ihre Leistungsbereitschaft („Motivation") aufrecht-zuerhalten, ihre Identifikation mit der Klinik und mit ihrem Beruf zu stärken usw. In manchen Klinikkonzernen gibt es unterschiedliche Seminarangebote, die meist allerdings nicht gezielt im Sinne einer Personal- und Führungskräfteentwicklung eingesetzt werden. Sie können von den Mitarbeitern als Fortbildung gewählt werden, werden in ihren potenziellen Chancen und Wechselwirkungen zum Klinikalltag jedoch so gut wie gar nicht genutzt.

Die jungen Ärzte sind mit diesen Themen auf sich selbst zurückgeworfen. *Es scheint in den Kliniken kein Bewusstsein darüber zu geben, in welchem Ausmaß der Erfolg eines Unternehmens, insbesondere Leistungsfähigkeit und Leistungsbereitschaft seiner Mitarbeiter, von der Qualität der Führung und der zwischenmenschlichen Kompetenz aller Mitarbeiter abhängt, zumal wenn es sich bei dem Unternehmen um eine Klinik und nicht um einen Produktionsbetrieb handelt.*

Angesichts begrenzter finanzieller Möglichkeiten im Versicherungssystem und knappen Personalressourcen in den Kliniken muss sich die Rolle der Chef- und Oberärzte wandeln. Sie sind zunehmend als Führungskräfte mit unternehmerischer Mitverantwortung gefordert.

Dazu bedarf es einer entsprechenden Vereinbarung zwischen der Geschäftsführung und den Chefärzten als Klinik- oder Abteilungsleiter. Ein solcher Schritt ist für die meisten Kliniken in Deutschland der Beginn eines bedeutenden Kulturwandels und weckt dementsprechend eine Vielzahl von Widerständen. Der Zeitaufwand scheint groß zu sein; es sind Gespräche mit Kollegen und Mitarbeitern nötig, auf die man sich vorbereiten muss, ja, für die man sich als gestandener Arzt möglicherweise erst einmal (vielleicht in Schulungsveranstaltungen) die notwendigen zwischenmenschlichen Fähigkeiten aneignen muss. Da sich Chef- und Oberärzte noch überwiegend als Fachleute mit hoher fachlicher Verantwortung verstehen, sind das Barrieren, die die Praxis solcher Führungsmodelle oft behindern.

Verschiedene Modelle sind denkbar: Beispielsweise bildet der hauptverantwortliche Geschäftsführer mit der Pflegedienstleitung, dem Verwaltungsleiter und der Chefarztrunde einen oberen Führungskreis; eine andere Variante ist eine Führungsrunde aus Geschäftsführer, Pflegedienstleitung und dem Ärztlichen Direktor. Wenn es neben dem Geschäftsführer noch einen Verwaltungsleiter gibt, gehört dieser mit in die Runde. Wichtig ist die Verständigung darauf, dass diese oberen Führungsrunden sich gewissermaßen als eine Unternehmensleitung verstehen. Sind ärztliche und pflegerische Leitungskräfte nicht in Entscheidungen mit einbezogen, weil sie vom verantwortlichen Ökonom allein getroffen werden, so gehen nicht nur wichtige Gesichtspunkte und Einschätzungen verloren. Nein, *diese abgekoppelten Leistungsträger gehen oft auch in den kommunikativen Untergrund.* Sie vermitteln ihren nachgeordneten Mitarbeitern ihre Ambivalenz gegenüber dem Unternehmen. Vielleicht bekommen die Patienten schon durch sie selbst, spätestens aber durch die vielen Mitarbeiter vor Ort zu spüren, dass in diesem Unternehmen das Kommunikationsklima und auch die Bereitschaft, Verantwortung zu übernehmen, nicht besonders großgeschrieben wird. „Wenn Sie sich beschweren möchten, da kann ich Ihnen nicht weiterhelfen. Bitte wenden Sie sich direkt an den Geschäftsführer. Er hat uns angewiesen, dieses teurere Medikament nicht mehr zu benutzen. Oder sind Sie privat versichert?"

Wenn die Chefärzte stattdessen der obersten Führungsrunde angehören und dort in die Verantwortung mit eingebunden sind, so hat es sich bewährt, die nächste Führungsebene, also die Oberärzte und in anderen Berufsgruppen die Leiter der Funktionsabteilungen und die Stationsleitungen in der Pflege, auf ähnliche Art und Weise einzubinden.

Wichtig ist dabei nicht die Frage der Über- oder Unterordnung. Vielmehr geht es darum, dass definierte Positionsinhaber die heute vielfach vakanten Führungsaufgaben wahrnehmen.

Mitarbeiter aller Berufsgruppen in einer Klinik sind sehr sensibel dafür, welcher Führungsstil aus der Leitungsebene gewünscht und welcher von den Repräsentanten selbst praktiziert wird. Menschen lernen am Modell. Nicht nur jüngere Mitarbeiter wünschen sich Vorgesetzte, von denen sie sich ernst genommen fühlen und die ihnen zutrauen, das wirklich zu können, wofür sie eingestellt worden sind. *Sie wollen funktionelle Hierarchien und keine herrschaftlichen.* Den Chefärzten geht es mit dem Geschäftsführer nicht anders.

Und je nach erfahrener Realität geben sie diesen Stil auch an Patienten, Angehörige oder externe Kooperationspartner wie zuweisende Ärzte weiter.

Insgesamt ist also ein *Kulturwandel* im Sinne einer modernen Unternehmensführung erforderlich. Wenig hilfreich sind die Klagen von altgedienten Chefs und Oberärzten über die jungen Assistenzärzte, weil diese allzu penibel auf die Einhaltung der Arbeitszeit achteten. Doch auch viele Oberärzte sind nach 17 Uhr für die Patienten nicht mehr zu sprechen.

Viele Faktoren führen zu diesem Rückzug, nicht nur die Enttäuschungen, die Mitarbeiter durch schlechte Führung erleben. *Ein erlebter Wertekonflikt durch die zunehmende Kommerzialisierung in der Medizin führt viele Pflegekräfte und Ärzte in einen Zynismus und inneren Rückzug.* Die Arbeitsverdichtung und die enorme Komplexität, aber auch das atemberaubende Tempo, in dem durch den technischen Fortschritt Informationen zur Verfügung stehen, bringt die Leistungsträger im System an ihre psychischen und körperlichen Grenzen. Der verantwortliche Blick auf das gesamte System leidet darunter. An seine Stelle tritt der „Tunnelblick" als willkommene Möglichkeit, die irritierende Komplexität des Aufgabenspektrums für sich zu reduzieren und sich nur auf das eigene Kerngeschäft zu konzentrieren. Man beschränkt sich auf den Dienst nach Vorschrift in seinem eng umgrenzten Verantwortungsbereich und entzieht sich, ein wenig geduckt, der *übergreifenden Verantwortlichkeit*, die wohl in jeder Position in einem Krankenhaus sich zum Vorteil der Patienten erweisen würde. Die innere Haltung ist: „Es ist doch nicht mehr mein Job, dass der Patient seine Schmerzmittel bekommt, das soll mal der Kollege vom Spätdienst machen, auch wenn das dadurch noch ein bisschen dauert!"

Der verantwortliche Blick auf das Ganze geht verloren. Durch die immer engere Perspektive der Einzelnen agieren die Protagonisten aus allen Berufsgruppen und Hierarchiestufen wie dissoziiert voneinander. Sie stehen nicht mehr im wirklichen Sinne miteinander in Kontakt. Oft weiß der eine nicht, was der andere tut. Die Informationen zu Patienten und deren Angehörigen fließen dabei schlecht. *Und das merken die sogenannten Kunden im System sehr schnell.*

Und weil alle Beteiligten unter einem immer größer werdenden Zeitdruck stehen, nehmen sie sich wenig Zeit, die Wechselwirkungen ihres eigenen Handelns auf andere Berufsgruppen zu bedenken oder gar zu verändern. Absprachen über die Zusammenarbeit bleiben aus. Damit werden Doppelarbeiten erzeugt, Ressourcen vergeudet und wenn es besonders ungünstig läuft, entstehen Verzögerungen im Ablauf oder auch Komplikationen für den Patienten. Darüber verliert allerdings niemand ein Wort, denn jeder Fall wird als Einzelereignis betrachtet, und es wird wenig an den Reibungsverlusten im System gearbeitet. Und *warum* nicht? Die Antwort: „Dafür haben wir keine Zeit!" Dabei ist die dafür aufzuwendende Zeit nicht groß im Vergleich zur Höhe der Zeitressourcen, die vertan werden, wenn die Protagonisten in einem Fall entkoppelt voneinander handeln.

Je dissoziierter die Beteiligten voneinander agieren, desto mehr Zeit benötigen sie für ihre Arbeitsschritte, weil ihnen beispielsweise Informationen nicht zur Verfügung stehen oder weil sie nicht wissen, dass jemand Anderes die Arbeit längst ausgeführt hat. Und diese Zeit muss dann irgendwo eingespart werden (*so auch beim Patientengespräch*). Vielleicht fallen deshalb Besprechungen oft so knapp und ergebnislos aus. Der Teufelskreis ist evident.

Was ist zu tun? Auch wenn Modelle aus der Wirtschaft nicht immer die geeigneten Impulse liefern können, um Missstände in Krankenhäusern zu beheben: In diesem Falle sollte es erlaubt sein, das Modell einer modernen Unternehmensführung zur Ideenfindung heranzuziehen. Der erfolgreiche Unternehmer Götz Werner stellt in einer kleinen Broschüre mit dem Titel „Führung für Mündige" (2006) die Frage, wie die Beziehung zwischen dem einzelnen Mitarbeiter und dem Unternehmen beschaffen sein muss, damit ein Unternehmen erfolgreich arbeitet: „Ist die Gemeinschaft so konfiguriert, dass sie das Individuelle impulsiert, das Individuelle trägt und befördert und ermutigt, oder ist die Gemeinschaft so, dass sie das Individuelle unterdrückt oder versucht gleichzumachen? Und umgekehrt: Ist die Individualität so, dass sie die Gemeinschaft belebt oder so, dass der Einzelne die Gemeinschaft blockiert" (ebd., S. 13)?

Das ist ja auch die Frage in unserem Kontext: Übernimmt beispielsweise ein Assistenzarzt Verantwortung in seinem organisatorischen Umfeld, oder tut er es nicht – entweder weil er als Mensch gewohnt ist, nur auf Anweisung oder nach dienstlichen Richtlinien zu handeln oder weil das Unternehmen, sein Krankenhaus, ihn dazu gar nicht ermutigt, … vielleicht im Gegenteil: es gar nicht will.

Was empfiehlt Werner denen, die, wie er, sich Mitarbeiter wünschen, die an ihrer Stelle unternehmerisch handeln – und dies nicht nur auf Anweisung? Seine Gedanken bewegen sich um das Prinzip „Subsidiarität", das auf die Entfaltung der individuellen Fähigkeiten, der Selbstbestimmung und Selbstverantwortung abstellt. Aber welche Wege beschreitet er, um Mitarbeiter zu gewinnen, die an ihrer Position im Unternehmen selbstbestimmt und selbstverantwortlich handeln?

2.8 Zutrauen in den Mitarbeiter als Grundhaltung der Führungsverantwortlichen

Werner setzt nicht zuerst auf die Personalauswahl, denn selbst wenn ein neuer Mitarbeiter sich als „teamfähig" oder „kommunikationskompetent" beschreibt, ist fraglich, ob sein späteres Arbeitsumfeld wirklich davon profitiert.

Man tut als Verantwortlicher gut daran, die Beziehung zwischen dem einzelnen Mitarbeiter und dem Unternehmen als einen permanenten Prozess des Miteinander-Lernens zu betrachten und danach zu handeln. Das Unternehmen lernt aus der Auseinandersetzung mit den Erwartungen seiner Kunden und des Marktes und erwartet seinerseits von seinen Mitarbeitern, dass sie kunden- bzw. marktorientiert handeln. *Dahin muss man sie führen.* Und Werners wichtigstes Führungsprinzip ist das Zutrauen: „Wer den Menschen etwas zutraut, der bekommt die entsprechende Antwort, – wer ihnen misstraut, Anpassung oder Opposition." Und weiter: „Wenn man einem Mitarbeiter nichts zutraut, dann muss man ihn kontrollieren. Zutrauen meint gerade nicht blindes Vertrauen. Der Unternehmer delegiert eine Aufgabe und rechnet damit, dass der Mitarbeitende diese Herausforderung ergreifen kann und ergreifen wird" (ebd., S. 15). Das ist ein Prozess, der zunächst Zeit benötigt, dann letztendlich aber Zeit einspart.

So wie man in den Filialen seines Unternehmens als Kunde beeindruckt ist von dem zuvorkommenden, hilfsbereiten und von fachlicher Kompetenz geprägten Handeln der Mitarbeiter, so werden auch die Patienten eines Krankenhauses die Gespräche mit seinen Mitarbeitern würdigen, wenn sie dabei auf einen vergleichbaren „Geist des Hauses" treffen.

2.9 Gemeinsam verabschiedete Normen und Regeln, die die täglichen Abläufe vereinfachen

Vieles hat sich in dieser Dimension in den letzten Jahren entwickelt. Sogenannte Logbücher der Berufsverbände unterstützen die strukturierte Weiterbildung. Rotationsmöglichkeiten werden geplant und mit den Assistenzärzten besprochen. Durch die Qualitätssicherungsmaßnahmen gibt es Konzepte zur Einarbeitung neuer Mitarbeiter und Absprachen über Zuständigkeiten und Verfahrensweisen. Für viele Krankheitsbilder und Abläufe existieren sogenannten SOPs (Standard Operating Procedures) als Leitlinien und Arbeitsanweisungen. Hier wurden oft Erkenntnisse aus der Luftfahrt für die Arbeit in der Medizin genutzt, etwa zur Beschreibung von Abläufen in Diagnostik und Therapie.

In diese Regelwerke sind sehr viele Energien und Überlegungen eingeflossen. Viel schwieriger ist jedoch die Umsetzung im Alltag. Die Logbücher der Berufsverbände können eine strukturelle Grundlage für Gespräche zwischen dem Weiterbilder und den Weiterbildungsassistenten darstellen. Vorrangig ist jedoch der gesprächsweise Austausch zwischen der Führungskraft und dem Mitarbeiter. Ankreuz-Listen sind oft der Beginn einer Verbürokratisierung des Verfahrens. Der Dialog wird verhindert. Es kommt deshalb sehr darauf an, wie dieses Instrument eingesetzt wird. Viele junge Absolventen und Assistenzärzte berichten immer wieder, diese hilfreichen Instrumente seien nur „Makulatur" und dienten vor allem der Gewissensberuhigung des Chefs und der Institution.

Normen und Regeln erleichtern vieles. Aber der kritische Erfolgsfaktor in Krankenhäusern – nicht nur in der Weiterbildung – ist die funktionierende Kommunikation zwischen allen Beteiligten im Gespräch.

2.10   Werte und Haltungen

Seit einigen Jahren halten es Unternehmen zunehmend für geboten, Kunden und Mitarbeitern ein Leitbild vorweisen zu können. Das Leitbild soll die Identifikation der Mitarbeiter mit ihrem Unternehmen stärken und bei den Kunden Vertrauen auslösen. Beim Vergleich von Leitbild und gelebter Unternehmensrealität kommt man nicht selten zu dem Ergebnis, dass beides nicht viel miteinander zu tun hat. Das Verhältnis von Leitbild zu Unternehmensrealität erinnert oft an den wunderbaren Aphorismus des polnischen Satirikers Slawomir Mrzorcek, der in seiner Verzweiflung über die Bürokratie seines Landes einmal formuliert hat: „Die Arbeiterin K. gibt die glückliche Geburt eines Personalausweises bekannt (aus der Erinnerung; JvdL)!"

Denn welche Wirkungen ein Klinikkonzern bei den Mitarbeitern seiner Kliniken und bei seinen potenziellen Patienten mit folgender Verkündung in seinem Leitbild erzielt, ist durchaus fraglich:

Im Mittelpunkt der Philosophie steht der Mensch: Auch in der Spitzenmedizin ist die persönliche Zuwendung entscheidend, damit Sie wieder gesund werden. Jeder Patient soll diese im bestmöglichen Maße erhalten. Dieses Prinzip gilt auch für unsere Mitarbeiter: Deren Identifikation und Zufriedenheit mit ihrer Arbeit steht in unserem Fokus. Wir erreichen sie durch Transparenz und Respekt sowie durch individuelle Forderung und Förderung. Hohe Eigenverantwortung durch Dezentralität, kurze Entscheidungswege und das Prinzip der „offenen Tür" tragen ebenso wie umfassende Angebote zur Aus-, Fort- und Weiterbildung dazu bei (eines von vielen Beispielen, geringfügig abgeändert und anonymisiert).

Es geht hier also um die Frage, in welchem Ausmaß ein Unternehmensleitbild tatsächlich den „Geist des Hauses" in einem Krankenhaus bestimmt oder bestimmen kann. Mitarbeiter einer Klinik wollen eine möglichst große Übereinstimmung zwischen ihren eigenen Handlungsmaximen und den gelebten Werten in ihrer Klinik spüren. Werden die Abweichungen zwischen den im Unternehmensleitbild verkündeten Werten und den eigenen Erfahrungen im Alltag zu groß, so reagieren die Mitarbeiter mit ironischen Untertönen und Sarkasmus: „Keine Sorge, wir arbeiten hier nach der Philosophie – Der Mensch steht im Mittelpunkt –, aber Mitarbeiter sind eben keine Menschen" (Ausspruch eines Seminar-Teilnehmers)!

Bei zunehmender Kommerzialisierung stehen Krankenhäuser heute mehr als andere Unternehmen vor der Herausforderung, die moralische Qualität ihres Handelns immer wieder zu beweisen. Auch darum werden Leitbilder als unternehmensspezifische Ethikkodizes verfasst. Es werden darin moralisch relevante Normen zum Ausdruck gebracht, denen sich ein Unternehmen freiwillig und unternehmensweit verpflichtet fühlt.

Trotz der unbestreitbaren Popularität von Ethikkodizes ist der Erkenntnisstand darüber noch immer begrenzt, also inwieweit diese Dokumente tatsächlich im intendierten Sinne wirksam sind und moralischen Normen im Unternehmen stärker Geltung verschaffen. Kodizes werden sich nicht generell als entweder nützlich oder nutzlos erweisen. Ihre Effektivität wird vielmehr davon abhängen, wie sie ausgestaltet und in das Unternehmensgeschehen eingeführt und eingebunden sind.

Wenn es am Ende nur wohltönende Absichtserklärungen bleiben, sind sie das Papier nicht wert, auf dem sie gedruckt wurden. Wir empfehlen deshalb den umgekehrten Weg: Erst die Zustände herstellen, die man in einem Unternehmen vor einem bestimmten Wertehintergrund anstrebt, und dann darüber reden, vielleicht in der Form eines Leitbildes.

Wenn also das, was wir in den ersten Teilen unseres Kapitels in diesem Buch über abgestimmte Rollenbeziehungen, Kommunikation und Führung empfehlen, in einem Krankenhaus zu *gelebter Praxis* geworden ist, dann sind Werteentscheidungen getroffen und in tägliches Handeln überführt worden, über die man getrost in Form eines Leitbildes mit einem gewissen Stolz berichten kann. Gelebte Praxis aber ist es, die auch die Kommunikation mit den Patienten lebendig(er), authentischer werden lässt!

Literatur

Berne E, Müller U (2006) Die Transaktions-Analyse in der Psychotherapie: Eine systematische Individual- und Sozial-Psychiatrie. Paderborn: Junfermann.

Dahrendorf R (1977) Homo Sociologicus. Ein Versuch zur Geschichte, Bedeutung und Kritik der Kategorie der sozialen Rolle. Opladen: Westdeutscher Verlag. S. 14.

Schulz von Thun F (1997) Miteinander reden 1. Störungen und Klärungen. Reinbek bei Hamburg: Rowohlt. S. 116–128.

Sennett R (1986/2008) Verfall und Ende des öffentlichen Lebens. Die Tyrannei der Intimität. Berlin: Berlin Verlag. S. 294.

Talaulicar, T (2008) Ehtikkodizes, FORUM Wirtschaftsethik 16, Nr. 3: S. 7.

Thomann C, Schulz von Thun F (2003) Klärungshilfe 1: Handbuch für Therapeuten, Gesprächshelfer und Moderatoren in schwierigen Gesprächen. 5. Auflage. Reinbek bei Hamburg: Rowohlt.

Werner G W (2006) Führung für Mündige. Subsidiarität und Marke als Herausforderungen einer modernen Führung.Karlsruher Institut für Technologie (http://digbib.ubka.uni-karlsruhe.de/volltexte/1000004026, kostenpflichtiger Download. Zugriff am 07.03.2011).

3 Ärzte und Patienten – zwei Welten begegnen sich

Claudia Tödtmann

3.1 Der Patient als Notfall

„Ich habe schon 14 Tage diesen stechenden Schmerz, Herr Doktor.", stöhnt ein Patient, nennen wir ihn Klaus Bäcker, beim Arzt in der Notfallzentrale. Doch der Arzt reagiert, wie Bäcker es wirklich nicht erwartet hat: „Und dann müssen Sie jetzt ausgerechnet damit zu mir als Notfall kommen, wo sie ebenso gut längst in eine normale Praxis-Sprechstunde hätten gehen können!" Sprich, der Arzt reagiert sauer, weil er sich vorgeführt fühlt. Weil die Notfallzentrale für plötzlich auftretende Notfälle da ist – und keine Ersatz-Sprechstunde am Abend oder in der Nacht.

Gemeint hatte Patient Bäcker natürlich etwas ganz anderes. Gemeint war: „Herr Doktor, ich habe schon 14 Tage diese Schmerzen. Aber jetzt ist der Zeitpunkt gekommen, wo ich sie nicht mehr aushalten kann. Ich wollte Sie eigentlich nicht belästigen, aber nun geht es leider doch nicht anders."

Merken Sie was? Die beiden reden grandios aneinander vorbei. Obwohl jeder einzelne nur das Beste im Sinne hat und sie dieselbe Sprache sprechen, verstehen sie sich nicht. Und schon herrscht ein ausgesprochen gereiztes Gesprächsklima – das sich am Ende keiner der Beteiligten erklären kann.

Das muss nicht sein, ist aber Alltag. In diesem Fall waren unausgesprochene Erwartungen, Unterstellungen schuld. Aber manchmal ist es schon die typische Situation zwischen Ärzten und Patienten, die von vornherein unglücklich ist.

3.2 Der ahnungslose Patient

Meine Freundin Petra – sie arbeitet seit Jahrzehnten als Krankenschwester – hat über den Klinikalltag eine ganz deutliche Meinung: „Der Patient wird, sobald er ins Krankenhaus eingeliefert wird, entmündigt."

Tausend Dinge geschehen mit ihm, ohne dass er erfährt, warum und wieso. Er hängt an einem Tropf und weiß nicht, was da in ihn hineinfließt, wozu und wie lange noch. Da bekommt er Tabletten, deren Beipackzettel er nie sieht und meist auch nicht weiß, was er genau bekommt. Er wird in der gut geölten Maschinerie hin und her geschickt zwischen verschiedenen Maßnahmen, vom Röntgen bis zur Physiotherapie, ohne dass ihm wirklich erklärt wird, was passiert, geschweige denn, was die Behandlungsfolgen oder gar mögliche Nebenwirkungen verraten.

Zum Beispiel eine Patientin, deren Brust mit ihrem eigenen Gewebe aus dem Bauch wieder aufgebaut wurde. Niemand hatte ihr gesagt, dass die Nerven am

Bauch dabei durchtrennt werden. Drei Wochen nach der Operation wundert sie sich, dass sie immer noch kein Gefühl in der Bauchgegend hat. Könnte man ihr doch vorher sagen, oder? Zwar musste sie unterschreiben, dass sie darüber aufgeklärt worden sei, dass sie eine „schwerwiegende Operation" vor sich hat. Aber wie hätte man ihr das verständlich machen können, damit sie es auch als Laie versteht? Zum Beispiel, indem man vorher sagt, wie lange diese Operation typischerweise dauert – nämlich rund vier Stunden. Dann bekommt ein Patient eine Vorstellung davon, was dieser Eingriff bedeutet.

3.3 Der ehrliche Arzt

Gefordert ist heute der mündige Patient, der zu jedem einzelnen Aufklärungsgespräch – oder das, was die Mediziner dafür halten – extra einbestellt wird und unbedingt riesig lange Formulare unterschreiben muss, die er im Zweifel natürlich nicht verstanden hat, auch als Akademiker nicht. Aber, dass man Klartext mit ihm redet, zumal mit denen, die es offensichtlich wissen wollen und auch die Wahrheit vertragen, das passiert nicht.

Lieber riskieren die Ärzte, dass sich die Patienten gegenseitig Schauermärchen erzählen oder dass sie wegen ihrer Uninformiertheit im Internet in Patienten-Foren Rat suchen – und Fehlinformationen finden oder Dinge auf sich beziehen, die zu anderen Krankheitsbildern gehören. Auch Taschenbuch-Ratgeber für Laien sind kein Ersatz für die Zuwendung eines Arztes: Wenn eine Patientin in einem vier Zentimeter dicken Brustkrebs-Ratgeber zu dem diagnostizierten Krankheitsbild genau zwei Worte findet, nämlich sinngemäß „Aussichten: schlecht", ist sie bedient ... oder mehr. Ob das die Heilung fördert? Sehen Sie, und umso wichtiger sind Ärzte, die Klartext sprechen.

Ärzte, die vor allem bei dem bleiben, was sie sagen und, wenn sie ihre Meinung mal ändern, auch das deutlich sagen. Es ist völlig in Ordnung, wenn sich während der Dauer der Behandlung die Vorzeichen ändern und eine andere Richtung eingeschlagen werden muss. Dafür hat jeder Patient Verständnis, wenn er es erfährt, zeigt es doch, dass man individuell auf ihn eingeht.

Aber wofür zumindest aufgeklärte Patienten gar kein Verständnis haben, ist, wenn Ärzte krampfhaft den Allwissenden spielen wollen. Zum Beispiel in solch einer Situation: Die erwähnte Brustkrebspatientin bekam über Monate von dem Arzt im Brustkrebszentrum gesagt (auch in Gegenwart ihres Mannes, der selbst Mediziner ist), man wolle sie später brusterhaltend operieren. Während dieser Zeit wurde sie auch einmal in die Klinik zitiert, um die Tumore markieren zu lassen – ebenfalls im Hinblick auf die geplante, brusterhaltende Operation. Der Onkologe jedoch änderte nach der Chemotherapie aus gutem Grund seine Meinung und gab die gegenteilige Devise aus: Die Brust müsse nun doch sicherheitshalber amputiert werden. So weit, so überraschend nach mehreren Monaten gegenteiliger Ansage. Enttäuschend vielleicht, aber zu verkraften. Doch die Patientin verlor in dem Moment das Vertrauen in den Gynäkologen, als er so tat, als habe er nie etwas anderes gesagt, obwohl er es mehrfach gesagt hatte, sogar vor Zeugen. Warum hätten denn dann überhaupt (für gut 600 Euro auf der Rechnung) die Tumore nach der zweiten „Chemo" markiert werden müssen? Schließlich lautete die Begründung damals, das sei für die geplante brusterhaltende Operation. Schweigen im Walde war die Reaktion.

Die Patientin fühlte sich für dumm verkauft. So, als habe sie Erscheinungen. Als sei sie nicht ganz „dicht". Und das hatte Folgen: Nachdem sich die Frau bei ihrem Mann rückversichert hatte, ob auch er die Therapieansage ebenso verstanden hatte wie sie, wechselte sie den Arzt. Der Mann hatte ihr Vertrauen verspielt, vermutlich ohne dass es ihm bewusst war. In wie vielen Fällen dürfte es allemal besser sein, dem Patienten die Wahrheit zu sagen, ihn als Partner zu behandeln! Ihm zu sagen: „Anfangs sah es so aus, aber nun stellt sich Ihr Fall anders dar. Wir müssen auf Nummer sicher gehen." Wer wollte da etwas dagegen sagen?

3.4   Der kommunikative Super-Gau: die Visite

Was ist für Patienten das Negativerlebnis schlechthin in Sachen Arzt-Patient-Kommunikation im Krankenhaus? Mediziner kommen gar nicht auf die Antwort: Es ist die Visite! Wenn einmal am Tag der Chefarzt, umringt von einer ganzen Clique mit bis zu sechs Leuten (bestehend aus dem Oberarzt, anderen Ärzten von der Station, Nachwuchsmedizinern, Krankenschwestern und Pflegern, vielleicht auch noch Krankengymnasten), ins Krankenzimmer herein rauscht. Aller spätestens nach fünf Minuten ist das „Überfallkommando" wieder draußen, eher schneller. Und der Patient kann den Rest des langen langweiligen Krankenhaustages darüber nachdenken, was er vergessen hat zu fragen. Wie er welche Bemerkung vom Chefarzt zu verstehen hat und was er selbst so gerne noch gesagt hätte. Aber worauf er vor lauter Nervosität in dem Moment eben nicht kam.

Und das hat gleich ein ganzes Bündel von Gründen:

a)   Es muss immer ganz fix gehen. Im Tiefflug quasi fliegt ein ganzer Schwarm Mediziner, Krankenschwestern und -pfleger ins Krankenzimmer und ist im Nu auch wieder weg. Der Patient bekommt gar nicht die Zeit, seine 500 Fragen loszuwerden.

b)   Die Invasion passiert zu nachtschlafender Zeit – also wenn man noch todmüde ist (jedenfalls die meisten). Irgendwann nach sechs Uhr früh wird der Patient rüde geweckt – egal, wie sein eigener Rhythmus ist –, damit er sich vorbereitet auf diesen Einmarsch der Weißkittel. Oder sollte ich besser sagen auf den Vorbeimarsch? Denn:

c)   Es ist eigentlich gar nicht vorgesehen, dass der Patient bei der Visite eine eigene Rolle spielt als handelnde Person. Ein Patient, der einen chirurgischen Eingriff hinter sich hatte, erzählte mir, dass er sich bei den Visiten stets so vorkam wie eine Ananas im Supermarkt, deren Reife geprüft wird. Für ihn war die Visite mit ihren Ritualen ein Alptraum, weil er die Erwartung hatte, er könne nun den Ärzten seine Fragen stellen. „Aber nein, sie redeten nicht mit mir, sondern über mich. Und sie waren noch beleidigt, wenn ich wollte, dass sie mit mir reden." Der Chefarzt habe ihn angesehen wie „ein indignierter Oberkellner", erinnert er sich. So, als sei es „eine Majestätsbeleidigung, ihn überhaupt anzusprechen".

Im Krankenhaus wird der Patient zur Schaufensterpuppe, denn der Chefarzt will seinen „Jüngern" ja etwas beibringen und den Krankenschwestern die richtigen Anweisungen erteilen.

d) Der Patient ist nicht nur hundemüde, sondern er liegt in der Waagerechten; die Phalanx um ihn herum aber ist topfit und steht. Die Profis in den weißen Kitteln schauen auf ihn herab, er schaut zu ihnen hoch. Und das gleich im Verhältnis 7:1! Wann manifestiert sich ein Über- und Unterordnungsverhältnis der Wissenden und des Unwissenden noch plakativer? Obwohl doch eigentlich juristisch ein sogenanntes Dienstverhältnis besteht, bei dem der Patient der Kunde und der Arzt der Dienstleister ist.

e) Für die weiße Corona ist diese allmorgendliche Situation als Hauptdarsteller die Regel. Für die Statisten aber (den Patienten in der Waagerechten) die absolute Ausnahme. In seinem Job steht auch er den Geschäftspartnern in Augenhöhe gegenüber, aber jetzt kann von Augenhöhe keine Rede mehr sein. Er ist der Laie gegenüber den Professionals. Manch einen stört auch (so erging es jedenfalls dem oben erwähnten Patienten), dass er nicht mal die normalen Höflichkeitsformen wahren und aufstehen kann, um dem Mediziner die Hand zu schütteln.

f) Und er ist plötzlich in der Minderheit. Die „Truppe", die ihn umringt, ist zu sechst oder siebt, er aber als Patient ist ganz alleine. Sicherlich meinen es die Ärzte in ihrer Alltagsroutine gut: Sie wollen einfach, dass alle Beteiligten Bescheid wissen. Also sind sie alle mit dabei – die Schwestern, Pfleger, Oberärzte, Stationsärzte und wer noch so um den Patienten und seine Gesundheit bemüht ist.

g) Nicht zu vergessen ist die Startbedingung der Verfassung: Der Patient ist angeschlagen, krank, schlapp und geschwächt – anders als die Mediziner um ihn herum, die kerngesund sind.

h) Er, der Patient, kennt die Visiten-Teilnehmer oft nicht mal – in dem Schwarm sind Leute, die er noch nie gesehen hat und die er auch nie wiedersehen wird. Große Namensschilder oder ein Namensaufdruck auf dem Rücken wie bei Hockeyspielern? Fehlanzeige! Und trotzdem sind sie im Tross des Chefarztes in dieser intimen Situation – und sie wissen alle, wer er ist. Wie Voyeure stehen sie an seinem Bett und schauen zu, wie er sich entblößen muss, ... wie er seine Ängste formuliert und möglicherweise Peinlichkeiten bekennen muss.

i) Doch lassen Sie mich den Super-Gau beschreiben: Die Situation ist an Intimität kaum zu überbieten – zumindest als Beteiligter im Nachthemd und im Bett liegend, was man sonst nur zuhause nachts im Schlafzimmer tut. Die Steigerung: Können Sie sich vorstellen, wie angenehm es, sagen wir mal für eine Brustkrebspatientin, ist, sich nach einer Operation nicht nur allmorgendlich im Affentempo entblößen und zur Schau stellen zu müssen, sondern obendrein selbst noch eine Information wie diese geben zu müssen: „Herr Doktor, ich habe jetzt als Nebenwirkung des Antibiotikums auch noch einen Vaginalpilz bekommen und brauche dringend ein Medikament dagegen." Da muss man schon allen Mut zusammennehmen, um so etwas Peinliches zu sagen. Immer vorausgesetzt, die Patientin kennt das schon, es ist ihr schon mal passiert und sie kann es überhaupt richtig deuten und formulieren. Wenn ihr die Symptome fremd sind, kann sie erst einmal nur von dem unangenehmen Jucken berichten – vor bis zu sieben Augenpaaren, die sie anstarren.

j) Nicht zu vergessen: die Scham vor den Mitpatienten in Mehrbettzimmern. Sie bekommen im Nachbarbett keine zwei Meter entfernt die intimsten Details mit! Ob man sie mag oder nicht, Datenschutz hin oder her.

Was folgt aus all dem?

- Der Patient hat Angst: Denn er hat ja nicht so viel Kenntnis wie die Profis in den weißen Kitteln über seine Lage, seine Krankheit und vor allem deren Auswirkungen.
- Er ist eingeschüchtert: Da rufen sich die Experten Begriffe zu, die er mit viel Glück übersetzen, aber deshalb noch lange nicht einordnen kann.
- Man spricht zwar gelegentlich mit ihm – man kommuniziert aber nicht wirklich mit ihm als Patient. Auch, weil dazu viel zu wenig Zeit in der Hektik des Klinikalltags bleibt.

Dabei geht es auch anders: Patienten in anderen Ländern müssen solche Visiten nicht erdulden. In den USA etwa hat ein Arzt „seine" Patienten, und mit denen spricht er (jedenfalls öfter) alleine. Auch in Norwegen geht es diskreter und vertrauensvoller zu, der Arzt spricht mit seinem Patienten unter vier Augen.

3.5 Qualitätsmanagement ohne Hinwendung zum Patienten

Es ist schon erstaunlich, wie sich die Kliniken bemühen, im Wettbewerb mit anderen Häusern gut da zu stehen – ohne sich wirklich um den Menschen zu kümmern. Sie führen ein sogenanntes Qualitätsmanagement ein und dokumentieren das auch mit feierlichen Urkunden in großen Bilderrahmen an der Wand, doch das Sprechen mit dem Patienten gehört wohl nicht dazu. So empfand es eine Frau mit Brustkrebs in einem Düsseldorfer Krankenhaus, als sie die Strahlentherapie mit 28 Behandlungsterminen hinter sich brachte. Nicht einmal fragten sie die Pfleger oder Ärzte bei den Bestrahlungen: „Wie geht es Ihnen?" oder „Wie fühlen Sie sich?" oder „Haben Sie diese oder jene Nebenwirkung?" Erst nach der 28. und gleichzeitig letzten Bestrahlung bemerkte die Frau, dass der Pfleger sie wohl doch irgendwie als Mensch wahrnahm. Auch wenn er es die ganze Zeit nicht gezeigt hatte, sondern immer ganz cool und routiniert seine Handgriffe vornahm. Er sagte nämlich: „Heute sage ich Ihnen nicht ‚Auf Wiedersehen'". Und das war es aber auch schon an Zuwendung in den Wochen, die womöglich zu den härtesten Wochen in ihrem Leben zählten.

Der Gipfel der Entwürdigung war, als die Frau nach rund 15 Behandlungsterminen so starke Hautveränderungen hatte, dass sie einen Arzt darauf schauen
lassen wollte. Der verantwortliche Chefarzt hatte offenbar kein Interesse und
ließ sich (trotz ihres Anrufs bei ihm) nicht blicken. Er schickte stattdessen jemanden, der erst den Raum betrat, als sie schon ausgekleidet auf der Liege lag
und die Geräte gerade eingestellt wurden. Der Mann kam herein, sagte aber
nicht, wer er war – weder seinen Namen noch seine Funktion, nichts. Und an
nichts war erkennbar, ob es sich überhaupt um einen Arzt handelte. Der Mann
kam also herein, schaute kurz auf die betroffene Hautpartie und sagte nur:
"Für Ihr Krankheitsbild ist das normal." Und dann verschwand er so grußlos,
wie er gekommen war.

Entweder kam „Begrüßen" und „Vorstellen" im Qualitätsmanagement der
Klinik nicht vor, oder es stand nur auf dem Papier, ohne gelebt zu werden.
Empathie, Freundlichkeit, Respekt vor dem Patienten, Respekt vor seiner
Menschenwürde? Offenbar ist das kein Punkt für die Qualitätsrichtlinien.

Literatur

Institut für Management und Wirtschaftsforschung/IMWF (2010) Lieber Arztbesuch statt Klinik-
aufenthalt. Pressemitteilung vom 18.11.2010 (http://www.imwf.de/presse/PI-1-Herzwochen.
pdf, Zugriff am 04.03.2011)

4 Was bedeutet ein chirurgischer Eingriff für das Seelenleben eines Patienten?

Christoph Mattern und Ruperta Mattern

Menschen, die eine chirurgische Praxis oder Klinik aufsuchen bzw. die dort eingewiesen werden, können grob orientiert in drei Gruppen unterteilt werden:

a) akute Not- bzw. Unfälle,
b) Menschen, deren schon länger bestehendes Gesundheitsproblem eine hier noch nicht näher bezeichnete Toleranzschwelle überschritten hat und erhebliches Leiden/Schmerzen verursacht (klassisches Beispiel: chronische Schmerzen bei degenerativen Wirbelsäulenprozessen) und
c) Personen, die sich im Vorfeld auf einen notwendigen chirurgischen Eingriff vorbereitet haben und nach terminlicher Abstimmung erscheinen (klassische Beispiele: Hüftoperationen/sog. elektive Eingriffe).

Bereits hier wird die Wahrscheinlichkeit offensichtlich, dass diese drei Gruppen sich hinsichtlich ihrer Motivation, ihres Leidendrucks, ihrer Wünsche, Sorgen oder Ängste unterscheiden werden. So wird das primäre Interesse der ersten Gruppe sehr wahrscheinlich am Überleben der akuten Krise/Verletzung ausgerichtet sein, die zweite Gruppe erwartet eine Befreiung aus der subjektiv erlebten Not, während die dritte Gruppe vorab konkretisierte Erwartungen hegt. (Nicht einbezogen sind in diese Überlegungen Menschen mit psychischer oder psychiatrischer Erkrankung oder Menschen mit geistiger Behinderung, ebenso alters- oder geschlechtsspezifische Aspekte. Die Komplexität dieser Thematik überschreitet den inhaltlichen Rahmen dieses Beitrags.)

4.1 Unterschiedliche Individuen

Sehr unterschiedliche Individuen, Patientengruppen, Problem- und Krankheitsbilder treffen nun in unterschiedlichen chirurgischen Bereichen auf ein Medizinsystem, das stärker als andere medizinische Fachdisziplinen durch ein „technisches" Verständnis von Krankheit und deren Therapie/Heilung geprägt ist, denn „mit ihrem direkten, örtlich umgrenzten Operieren an einzelnen Organen und der Abblendung alles Übrigen ist dies deutlich. Und diese Aufteilung, die eben der Körper als solcher zulässt, führt eine gewisse Verdinglichung mit sich, wo die ärztliche Kunst am meisten doch zur Technik wird, ja zum Handwerk bis zur Rolle manueller Geschicklichkeit" (Jonas 1987, S. 149). Personifiziert wird dieses Verständnis in der Person des/der jeweiligen Chirurgen, die „als hoch motivierte und pflichtbewusste Individuen" beschrieben werden, „die in ihrer beruflichen Tätigkeit eine wesentliche Quelle ihrer Identität und ihres

Selbstwertgefühls sehen" (Chin et al. 2007, S. 176). Wenn sie selbst einen chirurgischen Eingriff benötigten, z. B. eine Handoperation, kehrten die meisten früher zu ihrer Arbeit zurück, als es ihr behandelnder Handchirurg vorgesehen hatte (im Durchschnitt 25 Tage postoperativ), sahen die Verletzung als positive Herausforderung an und nahmen Lifestyle-Veränderungen zum Schutz ihrer Hände vor (vgl. ebd.). Die hier angedeutete starke Identifikation mit der beruflichen Tätigkeit ist notwendig, um die für den chirurgischen Eingriff notwendigen Kontrollüberzeugungen aufrechtzuerhalten: Da der Mensch (nach Niklas Luhmann) ein „Technologiedefizit" aufweist, ist ein Risiko des Scheiterns immer präsent und ein Kennzeichen jeglicher professioneller Tätigkeit.

Dementsprechend kann ein chirurgischer Eingriff als „zweckrationales Handeln" (Max Weber) bezeichnet werden, in welchem der Chirurg unter Abwägung von Mitteln, Zwecken, Werten und Folgen tätig ist. Aus der Perspektive des Patienten können andere Gewichtungen gelten: Eine Einwilligung zur Operation erfolgt, weil das „schon immer so gemacht wird" (= traditionell) oder weil „viele es so machen" (z. B. Kaiserschnitt bei Geburten) oder aus einem Affekt heraus („Ich fühle mich schlecht, das muss weg!"). Selbstverständlich beziehen Patienten auch rationale Überlegungen mit ein, welche z. B. auf Zwecke („Heilung") und Werte („Gesundheit") zielen. Ob Patienten sich trotz „vorschriftsmäßiger" Aufklärung über Risiken und Nebenwirkungen eines Eingriffs (der bisweilen auch weitreichende, über den gesundheitlichen Aspekt hinauswirkende psychische oder soziale Effekte haben kann; klassisches Beispiel: die Geschlechtsumwandlung) vollständig über die Tragweite ihrer Entscheidung informieren können, muss vorläufig offen bleiben. Unabhängig davon und bei Unterstellung einer identischen instrumentellen und strategischen Orientierung zwischen Chirurg und Patient: Abgesehen von der Zustimmung zur Operation und einer grundsätzlichen Information über die dort einbezogenen Mittel und Vorgänge bleibt die „Handlungsmacht", d. h. die letztendliche Wahl der Strategien und Methoden, beim handelnden Chirurgen.

Die hier vorgestellten Überlegungen zielen darauf ab, ein Verständnis für die gegensätzlichen Bedingungen zu wecken, welche in die Begegnung von Patient und Chirurg hineinfließen und als unerwünschte „Störeffekte" das gemeinsame Ziel, d. h. den erfolgreichen Umgang mit dem jeweiligen Gesundheitsproblem, beeinträchtigen können, im schlimmsten Fall weitere Gesundheitsstörungen produzieren können.

Vorläufig kann Folgendes festgehalten werden:

1. Mit dem Aufsuchen einer chirurgischen Klinik/Praxis bzw. mit der Entscheidung für einen chirurgischen Eingriff begibt sich der Patient in ein Segment des Medizinsystems, welches durch einen hohen Grad an Systematisierung, Differenzierung und Technisierung geprägt ist. Dieses „System" steht in hohem Kontrast zur „Lebenswelt" der Patienten, welche sich durch Vertrautheit, durch Selbstverständlichkeit der Rollen und Aufgaben, durch persönliche und soziale Nähe auszeichnet (vgl. dazu Habermas 1995). Das dominierende Gefühl dieser Begegnung ist üblicherweise das Erleben von Fremdheit bzw. Befrem-

dung. Reaktionsmuster darauf sind z. B. das Bemühen um Überschaubarkeit (das – systembedingt – kaum gelingen kann), Suche nach Informationen (die aus personellen, individuellen, intellektuellen oder strukturellen Gründen nicht immer erfolgreich ist), das fraglose Einfügen in vorgegebene Systemstrukturen (welche Individualität und Persönlichkeitsfaktoren wenig berücksichtigen) oder die Suche nach persönlicher Nähe und Vertrautheit (systembedingt in der Regel nicht vorgesehen). Auch wenn sämtliche Strategien einen gewissen Erfolg versprechen: Fremdheit und Befremdung können Angst erzeugen.

2. Wie einleitend kurz veranschaulicht, beanspruchen sehr unterschiedliche Personen(-gruppen) mit unterschiedlichen Problemkonstellationen chirurgische Kompetenzen. Als kleinster gemeinsamer Nenner soll hier die jeweils subjektiv empfundene „Notwendigkeit" gelten: Eine „Not", die durch ärztliche/chirurgische Kunst „abgewendet" werden soll. Allerdings kommen dabei Arzt und Patient unterschiedliche Rollen und Aufgaben zu: Während sich der Arzt/ Chirurg „notwendigerweise" des Körpers des Patienten „bemächtigt" ist der Patient „notwendigerweise" gezwungen, die Kontrolle über seinen Körper, die Wahrnehmung darüber, zeitlich begrenzt sogar sein Bewusstsein aufzugeben und sich dem Handeln Anderer auszuliefern. Wie oben bereits benannt: Das Risiko des Scheiterns ist beiden bewusst. Der Arzt begegnet diesem durch die Stärkung und Festigung seiner Kontrollüberzeugung, der Patient muss einen erheblichen Kontrollverlust hinnehmen. Reaktion darauf ist die Erfahrung von Hilflosigkeit, welche im ungünstigen Fall als Krise (= weder Kontrollüberzeugungen noch Kontrollüberzeugungserwartungen) und in dramatischer Ausprägung als Trauma nachhaltig schädigend wirken kann (Beispiel: bewusstes Erleben einer Operation bei maximaler Muskelrelaxation).

3. Es ist anzunehmen, dass in chirurgischen Fachbüchern der Terminus Leib sehr selten vorgefunden wird. Die Chirurgie arbeitet mit dem Körper als „eine in ihren Grenzen eingeschlossene Erscheinung" (Kant 1745/1945, S. 947), dessen physikalische Gesetze für medizinische Zwecke instrumentalisiert werden. Im Unterschied zur unbelebten Materie wird im menschlichen Körper eine komplementäre Positionierung zu seiner „Seele" hergestellt, allerdings mit dem Problem einer „undifferenzierten Rede vom Körper" (Lindemann 1999, S. 150): „Wenn man nämlich dessen Gegebenheitsweise genauer untersucht, stellt sich zwangsläufig die Frage, ob der ‚Körper', der einer physiologischen Untersuchung unterworfen wird, der gleiche ‚Körper' ist, von dem ich sagen kann, dass er in der Schultergegend schmerzt? Und was ist mit dem ‚Körper', an den ich überhaupt nicht denke, dessen Beine mich aber bis zur Bushaltestelle tragen" (ebd.)? Bourdieux (1980/1997) verwendet hier den Begriff des Leibes als „jene stumme Erfahrung der Welt", als (nach Pascal) einen „Automaten, der den Geist mitzieht, ohne dass dieser daran denkt", als „Speicher zur Aufbewahrung der kostbarsten Werte", als „Natur gewordene, in motorische Schemata und automatische Körperreaktionen verwandelte gesellschaftliche Notwendigkeit" (Bourdieux 1997, S. 126 f.). Der Leib kann somit als Einheit der Erfahrung individueller Existenz auf der Basis biografischer Erfahrungen bezeichnet werden.

Auch wenn heute die Verwobenheit von Körper und Seele und deren therapierelevante Effekte wahrgenommen werden – meist erleben wir uns selbst in unserer Leiblichkeit, andere Menschen in deren Körperlichkeit: Grundsätzlich beinhaltet die Sicht auf „den Körper" ein Distanzerleben, sowohl zu anderen Menschen als auch zu „uns selbst".

Hinzu kommt eine neue Form des „körperbetonten Selbst" in der heutigen Moderne, die Begriffe „Identität" und „Individualität" sollen als Schlagworte ausreichen. Für den vorliegenden Kontext kann als relevant hervorgehoben werden, dass das „ideale Individuum [...] nicht mehr an seiner Gefügigkeit gemessen [wird], sondern an seiner Initiative" (Ehrenberg 2004, S. 9). Zentrale Verhaltensnormen sind also Initiative und (Selbst-)Verantwortung für das eigene Wohlergehen (ebd.).

Beide Bereiche müssen von Menschen, die sich in chirurgische Handlungsfelder begeben, nicht vollständig abgegeben werden, denn ihnen könnte z. B. Verantwortung für die Entstehung des Gesundheitsproblems zugesprochen werden, ebenso für den Erfolg der Rekonvaleszenz und für Initiativen zur notwendigen Mitarbeit bei der Therapie. Vollständig abgegeben werden muss Verantwortung und Initiative, aber im zentralsten und wichtigsten Aspekt des Problems: im chirurgischen Eingriff! Auch wenn dort „lediglich ein Teilaspekt des Leibes", der Körper (auch dieser wird in Körper-Teile zergliedert), behandelt wird, kann dies zu erheblichen psychischen Belastungen führen, die sich in Schuld- und Schamgefühlen etablieren.

4.2 Unerwünschte Gefühle

Bereits diese knappe Zusammenstellung verdeutlicht, dass ein notwendiger chirurgischer Eingriff durch die in der Regel unerwünschten Gefühle der Angst, Hilflosigkeit, Schuld und Scham des Patienten begleitet wird bzw. begleitet werden kann. Der Chirurg setzt diesen Gefühlen Sicherheit, Kompetenz und professionelles Handeln entgegen. Gegenbeispiel aus der Praxis: Der Patient äußert Angst vor der Extraktion eines Weisheitszahnes. Die Antwort des (jungen) Arztes: „Was glauben Sie, wie viel Angst ich erst habe!" Dementsprechend gestaltet sich die weitere Behandlung. Der Patient sucht daraufhin mehrere Jahre keine Zahnarztpraxis auf.

Viele Patienten berichten nach einem Gespräch mit dem behandelnden Arzt weniger inhaltliche Details und erinnern sich vor allem an die beziehungsrelevante Kommunikation.

Während die Emotionen des Patienten so dominierend sein können, dass das grundlegende Gesundheitsproblem in den Hintergrund tritt, ist die Verletzung und das Ignorieren von Gefühlen in der chirurgischen Handlung unverzichtbar: Wie sonst wäre es möglich, den Körper eines anderen Menschen zu öffnen und mit technischen Mitteln und ärztlicher Kunst zu „manipulieren"? Dies stellt auch den operierenden Arzt vor eine außerordentliche Aufgabe, denn er muss dabei seine eigenen Gefühle des Mitleidens, der Sensibilität für das momentan zugefügte Leid, seine ganz persönliche Emotionalität zugunsten der körperlichen

Gesundheit des Patienten kontrollieren. Lütz (2002) schreibt dazu: „Nehmen wir einmal an, ich würde ins Krankenhaus eingeliefert zu einer Operation der Gallenblase. Am Abend vor der Operation käme der operierende Chirurg. Er würde sich zu mir ans Bett setzen und mir mitteilen, wie sehr er mit mir fühle. […] So sei auch jene Gallenoperation nicht irgendeine sterile Routine, sondern sie füge sich ein in einen ganz spezifischen, ganzheitlichen lebensgeschichtlichen Kontext etc. Gesetzt den Fall, dieser Chirurg würde noch etwa zwanzig Minuten fortfahren, auf diese Weise mit mir zu reden und dann nach Hause gehen, ich würde sofort meinen Koffer packen und das Krankenhaus verlassen. […] ganz einfach, weil ich die Sorge hätte, dieser irgendwie rührende Mediziner würde am nächsten Tag vor lauter Ergriffenheit meine Gallenblase nicht treffen, die bekanntlich ziemlich klein ist" (S. 80 f.).

Kleinster gemeinsamer Nenner und gleichzeitig wichtigste Komponente in dieser komplementären Arzt-Patient-Beziehung sind hier das gegenseitige Einverständnis zur Operation, die gemeinsame Hoffnung bzw. Zuversicht auf deren Gelingen und das gemeinsame Interesse am Genesen des Patienten. So gesehen dürfen Patient und Arzt als „Bündnispartner" gesehen werden. Aus dieser „Bündnisperspektive" betrachtet, trägt der Patient gleichermaßen wie der Arzt die Verantwortung für die weitere Genesung.

Dabei ist ärztlicherseits zweierlei zu beachten. Erstens: Die oben benannten emotionalen Begleitfaktoren Angst, Hilflosigkeit, Scham (aber auch andere) können dieses Bündnis nachhaltig beeinträchtigen.

Beispiel
Die Patientin befindet sich in einer chirurgischen Praxis zur therapeutischen Abklärung ihrer Durchblutungsstörungen. Die zuständige Ärztin wendet sich konzentriert dem Untersuchungsbefund zu und informiert mit einem Satz: „Das Bein muss ab!" Nach kurzer Abklärung der weiteren Vorgehensweise wird die Patientin entlassen. Im Aufzug erleidet sie ihre erste Panikattacke.

Zweitens: Eine gute, aber unreflektierte emotionale Arzt-Patient-Beziehung trägt das Risiko, Patientenaufklärung, -information und -motivierung zu vernachlässigen.

Dazu gehören Ärzte oder Pfleger, welche stets gut gelaunt, kompetent und engagiert mit dem Patienten in Kontakt treten. Kennzeichen ist eine hohe Gesprächsbereitschaft mit hohem eigenem Gesprächsanteil und unbeirrbarer optimistischer Freundlichkeit. Sie hinterlassen emotional aufgemunterte, erfreute, letztendlich aber ratlose Patienten.

4.3 Copingstrategien

Vor einer guten Arzt-Patient-Beziehung hat daher die *Ein*beziehung der Patienten Priorität (vgl. Hörmann und Mattern 2009). Diese Einbeziehung steht (neben der notwendigen Information und Aufklärung) als Reflexion der Gesamtsituation des Patienten indirekt mit den oben angeführten Ängsten und Sorgen in Verbindung: Sie soll durch situationsadäquate Kommunikation Patienten in die Lage versetzen, angemessene (salutogenetische) Copingstrategien zu entwickeln.

Was ist unter „salutogenetischen Copingstrategien" zu verstehen?

Dieser Begriff orientiert sich am Konzept der Salutogenese nach Antonovsky (1997), der im Unterschied zur medizinischen (häufig pathogenetischen) Perspektive (Fragestellung: Warum sind, werden Menschen krank?) der (salutogenetischen) Frage nachgeht, warum Menschen trotz widriger Lebensumstände *gesund bleiben.* Unter den Prämissen, dass Stress im Leben von Menschen unvermeidlich ist, dass Menschen sich stets auf einem Kontinuum zwischen den beiden Polen Gesundheit – Krankheit bewegen, und der Annahme einer Gleichzeitigkeit von Gesundheit und Krankheit entfaltet er das Modell des SOC (*sense of coherence*, übersetzt: Kohärenzgefühl), welches je nach Ausprägung die Wahrscheinlichkeit von Gesundheit steigert. Dieses SOC beinhaltet die Komponenten der *Comprehensability* (Verstehbarkeit), *Manageability* (Handhabbarkeit) und *Meaningfulness* (Bedeutsamkeit) (vgl. Antonovsky 1997; Hörmann 2007).

Aus der Perspektive des Patienten gesehen bedeutet dies, sein Interesse, das, was geschieht, zu verstehen und zur Bewältigung der anstehenden Aufgaben (= „Handhabbarkeit") beizutragen. Als dominante Komponente des SOC gilt allerdings die Frage nach dem Sinn (= „Bedeutsamkeit").

Für den behandelnden Arzt ist hier wichtig, die Perspektive des Patienten einzunehmen:

- Kann der Patient das, was geschieht, verstehen?
- Welche Strategien der Situationsbewältigung sind für ihn möglich?
- Wie bedeutsam ist das Geschehen für den Patienten?

4.4 Situationsadäquate Kommunikation

Wie nun kann oder sollte diese oben genannte „situationsadäquate Kommunikation" aussehen, mit der das hier beschriebene „salutogenetische Bündnis" zwischen Arzt und Patient realisiert werden kann?

Vorweg: Patentrezepte dazu gibt es nicht! Die Komplexität menschlicher Existenz und der chirurgischen Handlungsfelder sowie die Unwägbarkeiten menschlicher Beziehungen müssen hier in die professionelle Handlungskompetenz des Arztes eingebettet werden.

Primäre Aufgabe eines chirurgischen Arztes ist nicht die Bearbeitung von Emotionen. Lütz (2002, S. 82) dazu: „Man muss demnach zweifellos der psychischen Situation des Patienten und demzufolge der Bedeutung menschlicher Zuwendung und Sorge wieder mehr Aufmerksamkeit schenken. Wenn ich aber blutüberströmt auf der Kreuzung liege, dann hoffe ich nicht auf einen gesprächsbereiten Notarzt im Wohnwagen, der mir tiefes Verständnis entgegenbringt.

[...] Dann wünsche ich, ja dann verlange ich einen kompetenten Kollegen mit hoch technisiertem Rettungswagen, am besten jenen westfälischen Chirurgen, der nicht viel oder sogar gar nichts sagt und – mich repariert, ja repariert!"

4.5   Vertrauensbildende Maßnahmen

Trotzdem ist es wichtig, Emotionen sensibel wahrzunehmen, mittels vertrauensbildender Maßnahmen (Information, verbaler und nonverbaler Kommunikation, Einbezug weiterer Berufsgruppen...) einzugrenzen und affektive Zuspitzungen/Traumatisierungen zu vermeiden.

Negativbeispiel
Aufklärungsgespräch vor einer Operation: „Morgen werden Sie aufwachen und starke Schmerzen haben." Patientin: „Auf was muss ich mich vorbereiten. Ich hatte noch nie starke Schmerzen?" Arzt: „Auf sehr starke. Morgen werden Sie es wissen!". Ende der Patientenaufklärung.

Drei Begründungen sollen die Notwendigkeit der hier geforderten Sensibilität verdeutlichen:
Erstens: Der funktionale Aspekt. Negative Effekte von Stress, Angst und Hilflosigkeit im Umfeld von Operationen sind ein häufig auftretendes Phänomen und zusätzliches Gesundheitsrisiko und sollten daher vermieden werden.
Zweitens: Der instrumentelle Aspekt. Ängste und Scham erzeugen Widerstand und behindern die therapeutischen Ziele.
Drittens: Der ethische Aspekt. Entgegen der humanitären Haltung, „dass wir nicht den Menschen zersplittern, segmentieren, immer nur in einer Teilfunktion sehen, sondern dass wir versuchen, die menschliche Person ganzheitlich zu erfassen, insbesondere die jeweilige andere Person" (Lenk 1998, S. 90), kann ich den mir begegnenden Menschen, den mir gegenüberstehenden Patienten „allein lassen, verwerten, töten – gerade wegen seiner Ungeschütztheit" (Dörner 2003, S. 47).

4.6   „Ermöglicher" des Patienten

Trotzdem: Die „absolute, unheilbar trennende (im Wortsinn: heilige) Distanz ist seine Würde" (ebd., S. 49). Dörner (vgl. ebd., S. 44 ff.) argumentiert hier im Anschluss an den Philosophen Emmanuel Levinas, der aus der „absoluten Andersheit des Anderen" (S. 46) eine moralische Verpflichtung erschließt. Diese aus der Distanz entwickelte Achtung des absoluten Abstandes zum Anderen wirkt nicht zerstörend, sondern beinhaltet und erzeugt Heil = heilig. (Unheilig wäre demnach „schuldig".)
Und aus dieser Wahrnehmung der Distanz (als Würde des Anderen) ergibt sich die ärztlich Grundeinstellung: „Es ist nie meine Aufgabe, einen Patienten bzw. Angehörigen zu erreichen, nicht mal zu verstehen; vielmehr hat meine

Haltung so zu sein, dass der Patient mich und (über diesen Umweg) sich erreicht, sich besser versteht. In diesem Sinne sagt v. Weizsäcker, der Arzt habe nur der „Ermöglicher" des Patienten zu sein" (ebd., S. 49). Allerdings entbindet diese Sichtweise, die sich der von einem Patienten als „autonomen Subjekt" nähert, nicht von Verantwortung: „Je mehr der Andere leidender Mensch ist, je ungeschützter und nackter sein Antlitz und je mehr der Patient krank, in der Krise oder an der Grenze des Todes ist, desto ambivalenter, suggestibler und fremdbestimmungsgeneigter ist er, desto weniger lebt er in rationaler Selbstbestimmung, ist jede Einwilligung in ärztliches Handeln mutmaßlich. Im selben Maße bedeutet für mich als Arzt mein Rückzug auf das rationale Selbstbestimmungsrecht des Patienten Verrat an meiner Verantwortung für ihn – in Wahrung des unüberbrückbaren Abstandes zu ihm – Stellvertretung, Substitution; ich bin als Arzt Substitutionstherapeut für den Anderen – vor aller Intention, vor allem Handeln..." (Dörner 2003, S. 93).

Aus ethisch-moralischer Perspektive befindet sich der Arzt also in einer einzigartigen Verantwortung gegenüber dem Anderen, der ihm als Patient gegenübersteht.

Wie nun kann in einem chirurgischen Handlungsfeld den zwangsläufig auftretenden und oben beschriebenen Gefühlen der Angst und Hilflosigkeit eines Patienten verantwortlich begegnet werden?

4.7 Emotionen

Hier muss darauf hingewiesen werden, dass diese Emotionen selten eindeutig zu identifizieren sind. Bei Angst ist der Arzt wesentlich auf die Schilderungen der Patienten angewiesen, auch wenn vegetative oder motorische Begleitphänomene (z. B. Schweißausbruch, Zittern) bzw. angstgebundene Verhaltensauffälligkeiten registriert werden können. Gleiches gilt für Symptomkonstellationen im Kontext von Angst (vgl. Hippius et al. 1999, S. 46 f.). Sie sind, wie bereits dargelegt, im Umfeld von Operationen unvermeidlich, ebenso die Scham als ganzheitliche Erfahrung des Patienten, „denn nun wird alles gesehen" (vgl. Fuchs 2009, S. 116 f.): „Der Mensch erscheint jetzt zutiefst identisch mit sich selbst" (ebd., S. 118). Auch hier befindet sich der Patient in einem nicht auflösbaren Dilemma: Scham als Angst vor sozialer Degradierung (vgl. Rost 2001, S. 355 ff.) durch für ihn wichtige Menschen (hier = der Arzt) kann nur durch Schamlosigkeit (als sozial geächtetes Verhalten) reguliert werden.

Deutlich wird: Der Patient hat, zugespitzt formuliert, keine Chance, es „richtig" zu machen: Angstlosigkeit beinhaltet das Risiko, sich dem Arzt buchstäblich „ans Messer zu liefern" (was wiederum beängstigend ist), Hilflosigkeit und Schamgefühle zu vermeiden, würde bedeuten, sich dem notwendigen Eingriff zu entziehen mit evtl. tödlicher Konsequenz.

4.8 Sinnhaftigkeit deutlich machen

Das „Arbeitsbündnis" zwischen Arzt und Patient setzt daher neben dem Einverständnis zum konkreten operativen Eingriff auch die beiderseitige Wahrnehmung und Akzeptanz der hier diskutierten Emotionen voraus. Verantwortung und Aufgabe des Arztes ist es (entsprechend der Schmerzbekämpfung), Gefühle der Angst, Scham und Hilflosigkeit zu reduzieren, einzugrenzen und bestenfalls zu vermeiden. Aus salutogenetischer Orientierung bedeutet dies:

1. Dem Patienten die Sinnhaftigkeit der Maßnahme vorzustellen. Wichtig ist hier immer die subjektive Sinnhaftigkeit für den einzelnen Patienten. Pauschalisierende und verallgemeinernde Informationen dazu, z. B. durch Informationsmaterial, audiovisuelle Informationen oder Standardvorträge, sind *nicht* ausreichend. Der jeweils eigene subjektive Sinn erschließt sich nur im persönlichen ärztlichen Gespräch.
2. Nicht alles, was gesagt wird, wird auch verstanden. Zweite Aufgabe des Arztes ist es, das Verstehen im Sinne einer kognitiven Leistung (nicht: Verständnis = emotionale Akzeptanz/Toleranz) der Situation und der notwendigen Behandlung herzustellen. Da hier an kognitive Prozesse angeknüpft wird, ist die Orientierung an der jeweiligen Aufnahmekapazität des Patienten zu berücksichtigen: „Information-overload", medizinisches Vokabular, ärztliche Eloquenz können dem Patienten situative Sicherheit vermitteln, tragen aber nicht zum Verstehen bei. Das Risiko von Missverständnissen ist hoch. Einerseits kann der Patient selbstwertsteigerndes (aber fehlerhaftes) Verstehen signalisieren, andererseits kann der Arzt durch unbedachte Wortwahl ungünstige Signale senden. Wichtig: Der Informationsgehalt einer Nachricht liegt immer beim Empfänger (vgl. Schulz von Thun 1995).

Klassisches Beispiel
Der Patient berichtet stolz über die mittlerweile „erkämpfte" Gehstrecke (meint die aktuelle Beeinträchtigung). Der Arzt (meint das „Kämpfen") „hofft", dass das „noch" lange so weitergehen wird. Der Patient versteht dies als unsichere Prognose und reagiert demotiviert und deprimiert.

3. Das Gefühl, die Kontrolle aufrechterhalten zu können, geht mit einer Verbesserung der psychischen Situation einher, auch wenn die körperliche Verfassung nicht gut ist. Wichtig ist in diesem Zusammenhang die Überzeugung, dass man die Folgen einer Krankheit unter Kontrolle hat, auch wenn die Kontrolle über die Krankheit selbst fehlt (vgl. Aronson 2004, S. 535 ff.). Schwäche, Erschöpfung, Affektlage können vor, während und nach Operationen zu Gefühlen generalisierter Hilflosigkeit führen. Diesen kann nicht durch den Optimismus des erfolgreichen Chirurgen begegnet werden. Wichtig sind hier konkrete/konkretisierende Hinweise, wie der Erfahrung von (drohender) Hilflosigkeit begegnet werden kann. Wichtig: Der Ausgangspunkt dieser Hinweise ist immer das momentane Befinden des Patienten. In diesem Zusammenhang muss auch die Notwendigkeit einer nachträglichen Bearbeitung von Erfahrungen der Angst

und Hilflosigkeit betont werden. Dies ist bei Notfällen, Unfällen oder anderen Extremsituationen von besonderer Bedeutung, um langfristige Traumatisierungen zu vermeiden: Tabuisierungen und Ignorieren sind kontrainduziert! Wichtig: Nur Erfahrungen, die über Sprache kognitiv zugänglich sind, können angemessen verarbeitet werden.

Für alle drei Bereiche gilt: Nicht nur die Sprache „kommuniziert". Nonverbale Signale wie z. B. Stimme, Tonfall, Gestik, Mimik, Körperhaltung, Kleidung, Gerüche, Blickkontakt, Berührungen usw. sind wichtige Begleiter verbaler Kommunikation und verschmelzen im Begriff der „ärztlichen Haltung" als reflektierte Begegnung mit dem Patienten.

Begünstigende Bedingungen für das Gelingen dieser Begegnung sind (anlehnend an Dörner 2003, S. 58 ff.) die Kommunikationssituation als Ganzes unter Einbezug der sozialen Umgebung und die Berücksichtigung situativer Arrangements:

- „Das Sprechen des Patienten als ‚narrative Bedeutungsverdichtung': Bewährt hat sich die ‚Vorleistung' einer eigenen ‚winzigen Geschichte': „Das kann z. B. die Bemerkung sein, dass ich heute Geburtstag habe [...] oder mein Lieblingsschauspieler gestorben ist. So kann der Andere davon ausgehen, dass es ein Jemand ist, zu dem er spricht, dem er das ‚unendlich lange Hören' überhaupt zutrauen kann. [...] Um es noch einmal zu betonen: Der Andere kann das Vertrauen auf mein ‚unendlich langes Hören' auch dann gewinnen, wenn ich nur 10 oder 5 Minuten Zeit habe. Entscheidend ist ‚mein 3. Ohr', die Intensität meiner Hörhaltung, meiner passiven Empfänglichkeit, meines Entsagens, meines Schweigens" (S. 60).
- Ziel: Nicht ich soll den Anderen verstehen, „sondern dass der Andere sich selbst besser versteht" (S. 61).
- Der Patient darf Fragen stellen, mich korrigieren.
- Erweiterung der „Dyade" Arzt-Patient: Meist steht die Meinung eines Dritten (zumeist Angehöriger) im Raum.
- Der Raum: Dieser trägt die Kennzeichen der Einrichtung und verweist auf die Definitionsmacht. Er sollte nicht zusätzlich noch „das Eigene" des Arztes ausstrahlen, sondern den Patienten das Gefühl vermitteln „Gast" zu sein. „Wie man das gestaltet, dafür muss jeder seinen eigenen Stil finden" (S. 59).
- Sitzordnung: Ständig frontal den sprechenden Augen des anderen ausgeliefert zu sein, führt dazu, „dass man sich anstarrt, um dann schamhaft die Augen niederzuschlagen" (S. 59).

Eine zentrale Bedeutung nimmt die ärztliche Haltung ein, wozu Dörner nachdrücklich betont:

„Sie dürfen nie vergessen, dass der Patient in dem Augenblick, in dem er zu Ihnen kommt, Selbstvertrauen und -bestimmung von sich und seinen Angehörigen abzieht und auf Sie überträgt. [...] Ihre Glaubwürdigkeit darin erlangen Sie aber nur dadurch, dass Sie sich zunächst mal nicht für die Krankheit, die weggemacht werden soll, interessieren, sondern für denjenigen, der diese Krankheit hat – und seien es nur 5 Minuten. Diese Zeit zahlt sich aus" (S. 61).

Zeit spielt keine Rolle: „Noch im dringlichsten Notfall etwa eines Herzanfalls steht am Anfang Ihre Antwort auf die sprechenden Augen des Anderen; und wenn es nur Antwort-Sekunden sind, in denen Sie dem Anderen leiblich mehr noch als sprachlich bedeuten, dass Sie sich ihm aussetzen, in seinen Dienst treten, verantwortlich für ihn einstehen, diese Sekunden werden prägen, was dann zu tun ist und wie es getan wird. In Klinikdiskussionen melden sich [...] meist ausgerechnet Unfallchirurgen oder Rettungsdienstärzte: ‚Klar kenne ich das von mir: Wenn ich zu einem Notfallort komme, suche ich intuitiv zunächst die Augen des Anderen, lasse mich von ihnen ansprechen und signalisiere mit meinen Augen, dass der Befehl des Anderen bei mir angekommen ist, so dass er sich jetzt fallen lassen, Vertrauen haben kann; das ist eine Sache von Sekunden.' [...] In der Tat lautet das Signal: ‚Nicht meine, sondern Deine Zeit gilt'" (S. 62).

Zusammenfassung

Was bedeutet ein chirurgischer Eingriff für das Seelenleben des Patienten?

Resümierend ist festzustellen, dass viele Antworten möglich sind. Wie dargelegt wurde, muss mit Gefühlen der Angst, Hilflosigkeit und Scham gerechnet werden. Ebenso denkbar (in dieser Diskussion nicht einbezogen) sind Gefühle der Befreiung (von Schmerzen), der Hoffnung (auf Heilung), des Glücks (der Rettung), der Dankbarkeit (für Hilfe), der Erleichterung (nach durchlittener Sorge) und des Stolzes (wg. Tapferkeit) etc. Insofern verbietet die hier vorgestellte Perspektive auf den Patienten als „der Andere in Würde" eine eindimensionale simplifizierende „Emotionsdiagnose". Hervorgehoben werden muss im Kontext der Chirurgie vielmehr die Notwendigkeit, die jeweilige Arzt-Patient-Begegnung mit bewusster Sensibilität als Mensch-zu-Mensch-Begegnung zu bereichern, in welcher auch Gefühle und Einstellungen des Arztes „als Mensch" eine wichtige Rolle einnehmen.

Ärztliches Ethos als Haltung, welche neben Verantwortungsübernahme für konkrete medizinische Fragen die Armut und den Reichtum ganzheitlicher menschlicher Existenz einbezieht, kann nur wenig falsch und vieles richtig machen!

Literatur

Aronson E, Wilson, T, Akert R (2004) Sozialpsychologie. München/Boston/San Franzisco: Pearson.

Antonovsky A (1997) Salutogenese – Zur Entmystifizierung der Gesundheit. Deutsche Gesellschaft für Verhaltenstherapie (DGVT) Tübingen.

Bourdieu P (1997) Sozialer Sinn – Kritik der theoretischen Vernunft. Frankfurt: Suhrkamp

Chin K R, Lonner J H, Jupiter B S, Jupiter J B (1997) Chirurgen als Hand-Patienten. Klinische und psychologische Auswirkungen von Hand- und Handgelenkfrakturen. In: Der Unfallchirurg, 113(3): 175–179.

Dörner K (2001) Der gute Arzt. Lehrbuch der ärztlichen Grundhaltungen. Stuttgart/New York: Schattauer.

Ehrenberg A (2004) Das erschöpfte Selbst – Depression und Gesellschaft in der Gegenwart. Frankfurt/New York: Campus.

Fuchs O (2009) Das jüngste Gericht. Hoffnung auf Gerechtigkeit. Regensburg: Friedrich Pustet.

Habermas J (1995) Theorie des kommunikativen Handelns. Frankfurt: Suhrkamp.

Hippius H, Klein H E, Strian F (1999) Angstsyndrome. Diagnostik und Therapie. Heidelberg: Springer.

Hörmann G (2007) Salutogenese. In: Landau K (Hrsg.) Lexikon Arbeitsgestaltung. Stuttgart: Gentner, S. 1101 f.

Hörmann G, Mattern R (2009) Arzt-Patient-Beziehungen. In: Lenz K, Nestmann F (Hrsg.) Handbuch persönliche Beziehungen. Weinheim/München: Juventa, S. 565–587.

Jonas H (1987) Medizin, Technik und Ethik. Praxis des Prinzips Verantwortung. Frankfurt: Suhrkamp.

Kant I (1945) Kritik der reinen Vernunft. Leipzig: Philipp Reclam junior.

Lenk H (1998) Konkrete Humanität. Vorlesungen über Verantwortung und Menschlichkeit. Frankfurt: Suhrkamp.

Lindemann G (1999) Zeichentheoretische Überlegungen zum Verhältnis von Körper und Leib. In: Barkhaus A, Mayer M, Roughley N, Thürnau, D (Hrsg.) Identität, Leiblichkeit, Normativität – Neue Horizonte anthropologischen Denkens. Frankfurt: Suhrkamp, S. 146–175.

Lütz M (2002) Lebenslust. Wider die Diät-Sadisten, den Gesundheitswahn und den Fitness-Kult. München: Pattloch.

Rost W (2001) Emotionen. Elexiere des Lebens. Heidelberg: Springer.

Schulz von Thun, F (1995): Miteinander reden. Störungen und Klärungen. Reinbek: Rowohlt.

5   Das Gespräch – Herz der Medizin

Thomas Hax-Schoppenhorst

Mediziner, im besonderen Maße Chirurgen, sind beliebte Zielscheiben satirischer Kommentare. Im November 2010 druckte der *Stern* (Nr. 47) einen Cartoon von Til Mette ab: In Furcht einflößender OP-Kleidung und mit teilnahmslosem Blick überbringt der Chirurg der verzweifelt wartenden Ehefrau die traurige Botschaft vom Ableben ihres Mannes mit den Worten: „Die gute Nachricht ist, Ihr Mann muss nicht ins Pflegeheim." Im Februar 2011 titelte *Der Spiegel* (Nr. 7) mit „Wenn Ärzte irren. Risiko Fehldiagnose" und präsentierte der Leserschaft eine farbige Zeichnung, auf der ein hilflos-unbeteiligt dreinblickender Patient mit einem überdimensionierten Küchenmesser im Rücken vor dem Arzt sitzt, dieser jedoch die Gefahr nicht erkennt und stattdessen mit forschendem Blick den Kniereflex testet. Der Kölner Karikaturist Heiko Sakurai veröffentlichte im Mai 2011 eine Zeichnung (www.sakurai-cartoons. de), die es im wahrsten Sinn des Wortes auf die Spitze treibt: Ein Chirurg steht mit verschränkten Armen vor dem von Angst geplagten Patienten; der Kopf des Arztes hat die Umrisse eines Skalpells – der Arzt als leibhaftig gewordenes blitzendes Messer! Zu allem Überfluss fragt er sein zitterndes Gegenüber: „Noch Fragen?" Wenig schmeichelhafte Botschaften wie diese erreichten Millionen Menschen. Ihre – wenn auch humorige – Aussage: Deutschlands Chirurgen schauen nicht richtig hin, haben keinen Kontakt zum Patienten, leben in einer anderen Welt und sind wenig empathisch. Cartoons bzw. Karikaturen überzeichnen, um zu provozieren, stets jedoch nehmen sie im Kern Bezug auf die Wirklichkeit …

„Ärzte verschrecken Patienten mit Fachlatein" (Schöne 2009), in der Kommunikation zwischen Ärzten und Patienten „läuft immer häufiger etwas schief" (Schnack 2008) – Nachrichten wie diese stimmen skeptisch. Mit geschäftstüchtigem Instinkt veröffentlichen in beharrlicher Regelmäßigkeit Illustrierten und Magazine Listen von guten Ärzten (s. Beitrag von Theuer et al.) und Krankenhäusern – als ob sie ihre Leserschaft durch das Dickicht des vielfach gnadenlosen Gesundheitswesens sicher geleiten und vor Schaden bzw. „schlechten" Ärzten bewahren müssten.

5.1   Etwas gemeinsam haben

Ärztliche Gespräche sind zwar Alltagsgeschehen, in der Rahmensetzung unterscheiden sie sich jedoch absolut von informellen Alltagsgesprächen zwischen gleichberechtigten Partnern. Sie finden unter den Bedingungen eines gesellschaftlich hoch institutionalisierten Gesundheitssystems statt, unterliegen rechtlichen Vorgaben (Aufklärung, Dokumentation, Legitimation), werden durch ökonomische Aspekte beeinflusst (Abrechenbarkeit ärztlicher Leistungen) und weisen (häufig noch) eine asymmetrische Beteiligungskonstellation (Experte-Laie-Machtgefälle) auf (Löning und Rehbein 1993).

Kommunikation (lat. communicare) heißt „in Verbindung stehen", „teilen", „etwas gemeinsam haben oder sein". In seiner ursprünglichen Bedeutung ist damit also eine *soziale Handlung* gemeint, in die mehrere Menschen einbezogen sind. Die *Teilhabe* ist ein wesentlicher Bestandteil dieser sozialen Handlung; mit ihr entsteht etwas Gemeinsames (lat. communio = Gemeinschaft). Durch Kommunikation können Hindernisse überwunden werden. Generell hat Kommunikation mit der Informationsübermittlung gemein, dass eine Botschaft transportiert wird. „Während es sich bei der einseitigen Vermittlung von Informationen um eine Form des ‚Sprechens zu' dem Patienten handelt, vollzieht sich Kommunikation als ein ‚Sprechen mit' dem Patienten. Kommunikation geschieht durch wechselseitiges Sprechen, Zuhören und Verstehen beider Seiten, wobei Informationen hin und her transportiert werden" (Riedner 2007, S. 1). In der Kommunikation zwischen Menschen gilt es, vier Dimensionen zu berücksichtigen: den sachlichen Informationsaustausch, die Beziehungsmöglichkeiten zwischen den Individuen, Manipulation bzw. Einflussnahme und die Selbstdarstellung (s. ausführlich hierzu die Beiträge von Schlein und Becker).

Generell gilt es, zwischen vier verschiedenen Modellen (Emanuel/Emanuel 1992) der Arzt-Patient-Beziehung zu unterschieden:

1. Das *paternalistische* Modell (auch Eltern- oder Priestermodell): Der Arzt befindet darüber, was für seinen Patienten das Beste ist.
2. Das *informative* Modell (technisches oder Konsumentenmodell): Der Arzt tritt in der Rolle des technischen Experten auf; er bietet dem Patienten fachliche Grundlagen als Entscheidungsgrundlage.
3. Das *interpretative* Modell: Der Arzt versteht sich als Berater und Begleiter, der Informationen liefert, bei der Klärung von Wertvorstellungen hilft und Maßnahmen vorschlägt.
4. Das *abwägende* Modell: Der Arzt berät als Freund und Lehrer und bespricht mit seinem Patienten die besten Handlungsmöglichkeiten.

Das ärztliche Gespräch gilt als fundamentales psychologisches Mittel in Diagnose und Therapie. Speierer (1985) unterscheidet dabei vier Dimensionen bzw. Funktionen, die weder voneinander scharf getrennt werden noch als einzelne „Gesprächstechniken" Verwendung finden sollten:

1. Die *kommunikative* Funktion – Herstellung eines partnerschaftlichen Arbeitsbündnisses; Herstellung eines Klimas, welches dem Patienten erlaubt, sich mit seinem Kranksein auseinanderzusetzen; Herstellen einer Atmosphäre, die der Verständigung und der Erzielung eines Einverständnisses zwischen Arzt und Patient dient.
2. Die *diagnostische* Funktion – Gewinnung von authentischen Daten über die Person, vor allem durch Zuhören und durch Beobachtung der Selbstdarstellung des Patienten; der Patient soll das Gefühl vermittelt bekommen (wenn auch im begrenzten zeitlichen Rahmen), im Prinzip alles sagen zu

dürfen; Krankheit (objektive Aspekte) und Kranksein (subjektive Aspekte) sowie das soziale Umfeld sind zentrale Themen.

3. Die *informative* Funktion – im Zentrum stehen die *Aufklärung* über die Ursache, Befund, Diagnose, weitere diagnostische Schritte, Prognose, therapeutische Alternativen, Risiken und Wirkungsweisen des Vorgehens.

4. Die *beratende* und *(psycho-)therapeutische* Funktion – die Beteiligung des Patienten an diagnostischen und therapeutischen Entscheidungen sowie am Behandlungsplan und an der Behandlungsdurchführung (vgl. auch Egger 2010, S. 6).

Arztsein ist ein *sprechender* Beruf (Beauchamp und Childress 2001): Ein Klinikarzt verbringt 40–50 % seiner täglichen Arbeitszeit im Gespräch mit seinen Patienten (Stein 2000). Das heißt: „Welche Kenntnisse, Fähigkeiten oder speziellen Qualitäten und Begabungen er auch haben mag, erst im Gespräch mit seinen Patienten erhalten sie Gewicht, werden sie in die klinische Tätigkeit umsetzbar, können sie nützliche Wirkung entfalten" (Geisler 2004, S. 1).

Doch nicht nur verbale Signale, die nach kritischen Einschätzungen lediglich 7 % der Wirkung von Kommunikation ausmachen (Riedner 2007), sind von Bedeutung – die vokalen Signale (Stimme, Lautstärke, Tonfall, Sprechgeschwindigkeit und Pausen beim Reden) sind für ca. 38 % des Kommunikationsgeschehens verantwortlich; dem Sprech-Kontext (nonverbale Signale wie Körperhaltung, Handbewegungen, Mimik, Blick, Gesten oder ganz allgemein das Verhalten) werden 55 % der Wirkung zugerechnet. Solche Zahlen können lediglich als Orientierung dienen, da jedes Arzt-Patient-Gespräch eine eigene Dynamik hat. Hilfreich ist in jedem Fall das Wissen, dass nonverbale (untermalende Gestik, ggf. Berührungen, Lächeln, offene Körperhaltung, ...), paraverbale (Gesprächspausen, Verzicht auf eine routinierte Sprache) und verbale Ausdrucksparameter (angemessene Wortwahl, verständliches Reden, individuelle Ansprache) genutzt werden können, ein Gespräch in die gewünschten Bahnen zu lenken.

Eine Analyse der klinischen Realität von Arzt-Patient-Kommunikation führt nicht selten zu dem Eindruck, dass „zwei Fremde in jeweils fremder Sprache miteinander reden" (Geisler 2004, S. 2): Die Hälfte der Beschwerden des Patienten kommen nicht zur Sprache, oft erhalten Ärzte zu wenig Auskunft über die emotionalen und (psycho-)sozialen Probleme, Arzt und Patient stimmen in mehr als 50 % der Fälle nicht in Bezug auf das hauptsächliche Gesundheitsproblem überein (Buddeberg und Willi 1998). Die Ursache für eine solche Diskrepanz ist u. a. in den unterschiedlichen Wahrnehmungsebenen zu suchen: „Der behandelnde Arzt verfügt über ein wissenschaftliches Verständnis von Krankheit. Als Experte kennt er die biomedizinische Ebene von Krankheit – Ursachen, Verlauf, Prognose und mögliche Therapieformen – sehr genau und definiert aus seiner Rolle als Beobachter heraus seine Erwartungen an die Behandlung. Der Patient hingegen weiß im Normalfall sehr wenig über die biomedizinischen Aspekte seiner Erkrankung. Zudem unterliegt er als Betroffener den psychologischen und öko-sozialen Dimensionen der Krankheit" (Gonzales-Nava 2009, S. 72). Patienten haben in erster Linie den Wunsch, dass der Arzt mit ihnen spricht, ihnen aufmerksam zuhört und Interesse für sie zeigt; medizinische Kompetenz und apparative Ausstattung sind ihnen zwar sehr wichtig, werden jedoch erst an zweiter Stelle genannt (Geisler 2004, S. 1); sie beschreiben folglich dann ein Gespräch als „besonders angenehm, wenn sie die Bereitschaft spüren, auf ihre Erwartungen, Ängste und persönlichen Vorstellungen zur Krankheit einzugehen und wenn auch [...] Belastungen thematisiert werden" (Schweickhardt und Fritzsche 2009, S. XI). Die Effekte sind nachweislich positiv: Abnahme der Patientenklagen (weniger Schadensersatzprozesse) und eine höhere Patienten- bzw. Mitarbeiterzufriedenheit (Trummer et al. 2004). Unzureichende Kommunikationsqualität gehört nach wie vor zu den wesentlichsten Klagen in Patientenbefragungen (Nowak 2009, S. 7).

Es gibt jedoch eine verhältnismäßig einfache Erklärung dafür, warum – gerade in der Chirurgie – noch viele Ärzte dem vielfach geäußerten Wunsch nach einem offeneren Gespräch mit ihren Patienten meinen, nicht nachkommen zu können. Gonzales-Nava (2009, S. 81 f.) sieht sie unter großem Druck, „denn Evidence-Based Medicine in Zusammenhang mit der zunehmenden Klagefreudigkeit von Patienten und deren Vertretern verlangen ein hohes Maß an Absicherung – mit ein Grund, objektivierbare, technische Verfahren noch häufiger einzusetzen". Ein solcher Trend minimiert den Freiraum für Methoden, wie zum Beispiel das Gespräch, deren Ergebnisse nicht den oben genannten Kriterien entsprechen, und drängt sie an den Rand. Für die Patienten, die Sorgen und Ungewissheit plagen, bedeutet der vermehrte Einsatz technischer Verfahren neben den großen Vorteilen einer präziseren Diagnostik eine Flut kaum durchschaubarer, unverständlicher Informationen, wenn ihnen Erklärungen vorenthalten bleiben bzw. diese spärlich und kaum verständlich ausfallen. „Die Technik braucht daher das Wort, um zielführend zu sein, denn erst die Kommunikation setzt die Potentiale frei, die die Technik anzubieten hat" (Gonzales-Nava 2009, S. 82).

Eine Tatsache sollte – besonders mit Blick auf die kommenden Arztgenerationen – als Impuls für ein baldiges Umdenken nicht unerwähnt bleiben: „Wer im Studium den Umgang mit den Patienten nicht gelernt hat, sieht sich im späteren Berufsleben häufiger mit Patientenbeschwerden konfrontiert" (Egger 2007, S. 2).

5.2 Patienten als Experten

Unzweifelhaft ist, dass in den Patientengesprächen die psychosozialen und kognitiven Grundlagen für eine aktive Beteiligung des Patienten in seine Behandlung geschaffen werden (sollten), dass Patienten an ihrer eigenen Behandlung besser mitarbeiten können, wenn sie gut über die Diagnose und Behandlung orientiert sind. Es kann und sollte – ausgehend von den Konzepten der Gesundheitsförderung und der Salutogenese – noch weitergehen: Da der heilende Effekt des Arzt-Patient-Gesprächs in der Forschung bestätigt und als ein „machtvoller Auslöser für den Selbstheilungsprozess" (Di Blasi und Kleinen 2003, S. 171) beschrieben wurde, kann diese Wirkung in einen Zusammenhang gebracht werden mit Prozessen der Befähigung (Empowerment), der aktiven Beteiligung und der Selbstbestimmung von Patienten im

Gespräch (vgl. Nowak 2009, S. 2). Selbstbestimmte Menschen sind in aller Regel gesünder als fremdbestimmte.

Um das gemeinsam aufeinander abgestimmte Handeln der Akteure beschreiben zu können, wurde der Begriff der *Koproduktion* eingeführt: „Das interaktive und therapeutische Handeln des Arztes ist auf die selbstgesteuerten körperlichen und psychischen Prozesse angewiesen, auf das Annehmen von Erklärungen und Therapien durch den Patienten" (Nowak 2009, S. 2). Damit haben Ärzte nicht mehr nur die Aufgabe, das medizinisch (rechtlich) Richtige zu sagen, vielmehr müssen sie es so sagen, dass ihrer Gegenüber es *hören*, *verarbeiten* und – soweit möglich und letztlich gewollt – in *selbstbestimmtes Handeln* umsetzen kann.

Nun sind der Selbstbestimmung im chirurgischen Kontext sicherlich auch Grenzen gesetzt. Es macht zweifelsfrei einen Unterschied, ob ein Patient im Rahmen einer hausärztlichen Sprechstunde von den deutlichen Zeichen einer koronaren Herzkrankheit erfährt und dann – selbstbestimmt – im vertrauensvollen Gespräch mit seinem Arzt über auslösende Faktoren und Möglichkeiten der Reaktion spricht, oder ob ein Patient sich nach vorausgehenden Untersuchungen und Beratungen beim Haus- oder Facharzt (ebenso selbstbestimmt) in die Hände eines empfohlenen Chirurgen begibt, weil zum Beispiel die Entstehung eines Tumors im Magen diesen Schritt erforderlich macht – hier ist der Handlungsspielraum (je nach Befund bzw. Disziplin) deutlich kleiner. Und dennoch haben Modelle der partnerschaftlichen Entscheidungsfindung – so das „Shared decision making" (Klemperer 2003; Caspari 2007; s. auch Beitrag von Gebauer und Maul) – Einzug in die Kliniken gefunden (der Aspekt der selbstbestimmten Entscheidungsfindung wird auch noch einmal im Beitrag von Hax im Kontext Orthopädie vertieft).

Auch im klinischen Kontext gilt also: „Die grundlegende Herausforderung scheint [...] zu sein, Informationsprozesse als individuell unterschiedliche, *gemeinsam zu gestaltende* (Hervorhebung durch den Verfasser) Prozesse zu verstehen und nicht als Wissenstransfer. [...] Ärztliche Monologe machen den Patienten zum passiven [Nicht-]Empfänger, der seine Selbstbestimmung im Gesundungsprozess nur schwer realisieren kann" (Nowak 2009, S. 4).

In der Literatur wird vielfach die Kombination *arztzentrierter* Gesprächsführung (geschlossene Fragen, Alternativfragen, Wissensfragen, Meinungsfragen, Gegenfragen, ...) und *patientenzentrierter* Gesprächsführung (aktives Zuhören, ausreden lassen, offene Fragen, nachfragen, Echoing, Paraphrasieren, Zusammenfassen der Inhalte, ...) empfohlen (so in Schweickhardt und Fritzsche, S. 25–78; Bergner 2009). Diese lässt sich auch im klinischen Kontext gut anwenden.

5.3 Der verstehende, zufriedene Patient

Die Kommunikationstrainerin Silvia Ostermann (2007) reduziert die Bedürfnisse der Patienten auf drei Worte: *„Hilfe, Hoffnung* und *Vertrauen"*. Sie resümiert nachvollziehbar: „Was erwarte ich von einem Piloten, wenn die Maschine einen Triebwerksschaden hat? Dass er mir in Ingenieurssprache detailgenau

Ursache und Wirkung erklärt? Oder dass mir der Kapitän mittels einfacher Worte das Gefühl vermittelt, diese Maschine sicher zu landen" (ebd., S. 2)?

Im Rahmen des steigenden Wettbewerbs zwischen Kliniken wurde in den letzten Jahren der Begriff des Patienten als *Kunde* in den Fokus gerückt. Nicht immer fand dabei diese Sicht uneingeschränkt Befürworter; der Schritt vom Kunden zum „entpersonalisierten Umsatzträger" (Becker 2005, S. 4), so wurde kritisch kommentiert, sei nicht weit, der Status „Patient" bedeute mehr als der Status „Kunde". Doch: „Was ist falsch an der Denkweise, dass ein ‚Kunde der König' ist in Bezug auf ein Krankenhaus? Was ist für ein Krankenhaus falsch daran, eine Kundenbeziehung aufzubauen, zu pflegen und für Kundenzufriedenheit zu sorgen – und zu überwachen? [...] Die Denkweisen der Markenartikler können eher hilfreich sein, denn auch sie versuchen, die Emotionen und Lebenssituation ihrer Kunden einzubeziehen. [...] An dieser Stelle sind die Interessen von Kunden und Patienten gegenüber ihrem Dienstleister gleich [s. auch Beitrag von Tödtmann]. Wirklich schlimm ist es jedoch, wenn Patienten sich im Krankenhaus als Nummer behandelt fühlen – nicht als Patient und ganz und gar nicht als Kunde" (Schelenz und Fleck 2008, S. 8).

In den chirurgischen Disziplinen gibt es unzweifelhaft einen Nachholbedarf, was die Verbesserung der Gesprächskultur anbelangt. Nun mögen Skeptiker einwenden, es gelte eher, weitaus wichtigere Probleme in Angriff zu nehmen – zum Beispiel den Missstand, dass im heutigen „Fließbandbetrieb OP" der Anästhesist, der am Vorabend mit dem Patienten spricht, am nächsten Morgen nicht mehr zu sehen ist ... oder dass der Operateur weder vor noch nach der Operation den Patienten zu Gesicht bekommt (Becker 2005). Aber letztlich ist auch dieser Umstand Ergebnis falscher Kommunikation bzw. mangelhafter Organisation und Führung (s. Beitrag von Schlein und v. d. Laan).

Auf lange Sicht wird es sich keine Klinik „wirtschaftlich mehr leisten können, sich vor den Anforderungen an die interaktive und kommunikative Kompetenz ihrer Ärzte zu verschließen" (Müller 2004, S. 199). Erfreulicherweise wird bereits seit Jahren an Mut machenden Konzepten und Kompetenzkatalogen gearbeitet. Chirurgen werden patientenorientierte Gesprächsführungsmodelle (s. u. a. Beiträge von Langewitz, Poimann, Eckoldt) angeboten, ihnen wird zu einem offensiven Umgang mit Komplikationen und Behandlungsfehlern geraten (s. Beiträge von Hansis und Scherer), Empfehlungen zum Umgang mit speziellen Patientengruppen und Personenkreisen (s. Beiträge von Geisler, Becker, Eicke und Sciborski) erleichtern den Kontakt, und schließlich gibt es praxiserprobte Hilfestellungen für besonders schwierige Gesprächssituationen (s. Beiträge von Keller und Schildmann).

Epstein und Kollegen (1993, S. 381) stellten fest, das Gespräch sei so etwas wie das „Herz der Medizin". „Zuerst das Wort, [...], zuletzt das Messer" (zitiert nach Geisler 1997, S. 1), dies empfahl der Arzt Hippokrates bereits 460 vor Christus. Es gibt Weisheiten, die behalten ihre Gültigkeit auf ewig. Ergo muss jede Reform des Gesundheitswesens, wenn sie wirksam sein will, die Frage klären, wie sie das Gespräch zwischen Arzt und Patient gestalten kann.

Literatur

Beauchamp T L, Childress J F (Hrsg.) (2001) Principles of Biomedical Ethics. 5. Auflage. New York: Oxford University Press.

Becker H J (2005) Verlorene Menschlichkeit: der Patient als Kunde. (https://www.herzstiftung.de/pdf/zeitschriften/HH4_05_menschlichkeit.pdf, Zugriff am 04.03.2011).

Bergner T M H (2009) Wie geht es uns denn heute? Ärztliche Kommunikation optimieren. Stuttgart: Schattauer.

Buddeberg C, Willi J (Hrsg.) (1998) Psychosoziale Medizin. Berlin/Heidelberg/New York: Springer.

Caspari C (2007) Perspektiven des Konstrukts Shared Decision Making – Möglichkeiten und Grenzen der Umsetzung einer gemeinsamen Entscheidungsfindung bei Brustkrebs im Spannungsfeld zwischen Vermittlung von Unsicherheit und Wunsch nach Sicherheit. Dissertation zur Erlangung des akademischen Grades Doktorin der Philosophie (Dr. phil.). Berlin.

Di Blasi Z, Kleijnen J (2003) Context Effects: Powerful Therapies or Methodological Bias? In: Evaluation the Health Professions 26(2): 166 –179.

Egger J W (2007) Fakten zur Bedeutung der Arzt-Patient-Kommunikation. In: Psychologische Medizin 4: 3–12.

Egger J W (2010) Arzt-Patienten-Kommunikation. Das Ärztliche Gespräch. Skript zur Vorlesung. (http://www.psygraz.at/fileadmin/user_upload/Psy_1/Psy102Gespr_Egger.pdf, Zugriff am 04.03.2010).

Emanuel E J, Emanuel L L (1992) Four Models oft the Physician-Patient Relationship. In: Journal of the American Medical Association (JAMA) 267: 2221–2226.

Epstein R M, Campbell T L, Cohen-Cole S A, McWhinney I R, Smilkstein G (1993) Perspectives on Patient-Doctor Communication. In: The Journal of Family Practice 37(4): 377–388.

Geisler L S (1997) Sprachlose Medizin? Vortrag. (http://www.linus-geisler.de/artikel/97imagohominis_sprachlose.html, Zugriff am 04.03.2011).

Geisler L S (2004) Das Arzt-Patient-Gespräch als Instrument der Qualitätssicherung. Vortrag vom 26.06.2004 (http://www.linus-geisler.de/vortraege/0406arzt-patient-gespraech_qualitaetssicherung.html, Zugriff am 04.03.2011).

Gonzales-Nava S (2009) Das Gespräch als Qualitätsfaktor der Behandlung Vortrag vom 22.09.2009. (http://www.uni-graz.at/05gonzalez-nava.pdf, Zugriff am 04.03.2011).

Klemperer D (2003) Wie Ärzte und Patienten Entscheidungen treffen. Konzepte der Arzt-Patient-Kommunikation. (http://bibliothek.wz-berlin.de/pdf/2003/i03-302.pdf, Zugriff am 04.03.2011).

Löning P, Rehbein J (1993) Arzt-Patienten-Kommunikation: Analysen zu interdisziplinären Problemen des medizinischen Diskurses. Berlin: de Cruyter.

Müller K (2004) Kenntnisse und Einstellungen klinisch tätiger Ärzte zum Patienten-Gespräch. Eine Untersuchung zum ärztlichen Kommunikationsverhalten. Dissertation zur Erlangung des Grades eines Doktors der Philosophie am Fachbereich Sozialwissenschaften. Freie Universität Berlin.

Nowak P (2009) Das Gespräch zwischen Arzt und Patient. Zentraler Ansatzpunkt oder Stolperstein für ein ‚gesundes' Gesundheitswesen. NÖ Patienten- und Pflegeanwaltschaft (http://www.patientenanwalt.com/fileadmin/dokumente/04_publikationen/expertenletter/patient/Das_Gespraech_zwischen_Arzt_und_Patient_Dr_Peter_Nowak_Expertenletter_Patient.pdf.pdf, Zugriff am 04.03.2011).

Ostermann S (2007) Patienten wollen Hilfe, Hoffnung, Vertrauen. Vortrag vom 09.07.2007.(http://www.urologenportal.de/freiburg2007/vortrag_ostermann.pdf, Zugriff am 04.03.2011).

Riedner C (2007) Problem Kommunikation Arzt-Patient. Vortrag vom 24.11.2007 (http://www.bayer-internisten.de/abstracts-schmerz/Abstr_Riedner.pdf , Zugriff am 04.03.2011).

Schelenz B, Fleck S (2008) Kommunikation im Krankenhaus. Ein Leitfaden zur internen und externen Kommunikationsgestaltung. Eichenau: Medizificon.

Schnack D (2008) In der Kommunikation zwischen Ärzten und Patienten läuft immer häufiger etwas schief. ÄrzteZeitung.de.(http://www.aerztezeitung.de/praxis_wirtschaft/praxisfuehrung/?sid=500228, Zugriff am 04.03.2011).

Schöne L (2009) Ärzte verschrecken Patienten mit Fachlatein. Welt online am 31.12.2009. (http://www.welt.de/gesundheit/article5678287/Aerzte-verschrecken-Patienten-mit-Fachlatein.html, Zugriff am 04.03.2011).

Schweickhardt A, Fritzsche K (2009) Kursbuch ärztliche Kommunikation. Grundlagen und Fallbeispiele aus Klinik und Praxis. Köln: Deutscher Ärzte-Verlag.

Speierer G W (1985) Das patientenorientierte Gespräch. Baustein einer personenzentrierten Medizin. München: Causa.

Stein R (2000) Gespräch in der Sprechstunde vernachlässigt. Frankfurter Allgemeine Zeitung vom 06.12.2000, Nr. 284, S. N 3.

Trummer U, Novak-Zezula S, Schmied H, Stidl T, Nowak P, Bischof B, Kendlbacher B, Pelikan J (2004) Patient/inn/enrorientierung in österreichischen Krankenanstalten. Zusammenfassender Projektbericht. Wien: Bundesministerium für Gesundheit und Frauen (BMGF).

6 Kommunikation in der Chirurgie

Wolf Langewitz

Einleitung

Natürlich ist die Erkenntnis, dass auch Chirurgen kommunizieren, trivial. Sie scheint aber aus verständlichen Gründen weniger naheliegend zu sein als die entsprechende Feststellung bei Allgemeinärzten, Internisten oder Pädiatern – letztere haben es nicht in mindestens der Hälfte ihrer Arbeitszeit mit Patienten und Patientinnen zu tun, *an denen* sie tätig sind; sie müssen *mit ihnen* arbeiten. Das Tun eines Chirurgen im klinischen Alltag ist daher deutlich weniger geprägt von den Vorteilen, die eine tragfähige Arzt-Patient-Beziehung vor allem in der Behandlung von chronisch kranken Patienten bietet.

Dazu passt, dass in einem jüngeren Übersichtsartikel aus Surgery die nicht technischen Fähigkeiten des Chirurgen nicht über den Kontakt mit Patienten und Patientinnen definiert werden, sondern über seine Kommunikationsfähigkeiten im Operationssaal (Yule et al. 2006): Diese seien „[...] the critical cognitive and interpersonal skills that complement surgeons' technical abilities".

Ein wesentlicher Grund für das nur langsam wachsende Interesse des Fachs Chirurgie an der Arzt-Patient-Kommunikation beruht auf der Tatsache, dass Anklagen wegen Behandlungsfehlern vor allem mit schlechter Kommunikation begründet werden und weniger mit dem objektiv erzielten Ergebnis eines Eingriffs (Tamblyn et al. 2007); dies ist besonders klar bei Eingriffen aus ästhetischen Gründen: „The precipitating factor in initiating a complaint is not necessarily a technical error but often a failure on the part of the surgeon to establish any reasonable rapport from the outset" (Ward 1998, S. 548). In einer neueren Übersichtsarbeit (Blackburn und Blackburn 2008) betonen die Autoren die Bedeutung des Rapports zwischen dem (ästhetischen) Chirurgen und seinen Patienten. Mit dem Begriff „Rapport" wird ein Konglomerat verschiedener Komponenten verstanden: wechselseitige Sympathie, offenkundiges Interesse aneinander, und harmonischer Gesprächsverlauf i. S. eines glatten und koordinierten Austausches (Hall et al. 2009). Rapport ist notwendig, wenn der Arzt über den offenkundigen Befund hinaus erfahren will, was die individuelle Bewertung des zu korrigierenden ästhetischen Defizits ausmacht. Damit ist klar, dass die „objektive" Feststellung einer Normabweichung („stimmt, die Nase ist ein bisschen krumm") nicht ausreicht, um die Dringlichkeit des Veränderungswunsches des Patienten zu verstehen. Die persönliche Wichtigkeit einer ästhetischen Korrektur lässt sich nur in einem geduldigen Gespräch mit dem Operations-Willigen herausfinden, und damit stellt sich für den (ästhetischen) Chirurgen das gleiche Problem wie für andere Berufsgruppen auch: Wie lässt sich ein Gespräch so gestalten, dass Patienten oder Angehörige die Möglichkeit bekommen, ihre individuelle Sichtweise einzubringen. Dieses Ziel ist ein Markenzeichen einer patientenzentrierten Kommunikation, deren wesentliche

Elemente im folgenden Abschnitt kurz vorgestellt werden (Langewitz 2011). Zuvor sollte aber deutlich gemacht werden, dass nicht nur ästhetische Chirurgen gut beraten sind, kompetent zu kommunizieren, sondern dass dies auch für andere Spezialisten gilt, die ihre ärztliche Tätigkeit nicht mit der Hautnaht für beendet erklären, sondern davon ausgehen, dass ihre Fachkompetenz auch die post-operative Rehabilitation einschließt oder die Aufklärung vor einem Eingriff.

Im folgenden Abschnitt werden Kommunikationstechniken vorgestellt, die nicht spezifisch für die Chirurgie entwickelt wurden, sondern prinzipiell in allen Fachbereichen Gültigkeit besitzen. Weiterführende Literatur findet sich in entsprechenden Lehrbuchkapiteln (Adler et al. 2011; Langewitz et al. 2004).

6.1 Grundlagen einer patientenzentrierten Kommunikation

Der Begriff der patientenzentrierten Kommunikation wird in seiner Grundbedeutung klar, wenn man sich das gegensätzliche Pendant dazu vorstellt, die arztzentrierte Kommunikation. In dieser Begriffsbildung geht es weniger um die Frage, ob der Arzt oder der Patient im Zentrum steht – auch bei Sauerbruch stand trotz seiner autoritären Grundhaltung der Patient im Zentrum seiner Bemühungen und nicht er selber. Die Frage der Zentrierung betrifft nicht den Mittelpunkt des Interesses, sondern sie lokalisiert das Machtzentrum, von dem aus die wesentlichen Handlungs- und unter diesen auch Gesprächsimpulse ausgehen. Und hier zeigt sich dann in den letzten 40 Jahren ein Wandel in den bevorzugten Gesprächsdiskursen insofern, als nicht mehr allgemein akzeptiert ist, dass der Arzt schon weiß, worüber er jetzt mit dem Patienten sprechen sollte – und worüber tunlichst nicht –, um die Konsultation im Interesse des Patienten erfolgreich zu Ende zu führen. Dem Arzt wird eine bescheidenere Haltung nahegelegt, aus der heraus er akzeptiert, dass es Bereiche im Leben des Patienten gibt, die mit gezielten Fragen nicht zu erschließen sind, sondern die man sich besser erzählen ließe. Die Abkehr von der arztzentrierten, paternalistischen Arzt-Patient-Beziehung hatte keine empirische, sondern zunächst einmal eine eher moralisch-ethische Vorgeschichte, die sich in den antiautoritären Bewegungen in Europa und den USA in den 60er und 70er Jahren des letzten Jahrhunderts verorten lässt. Nicht nur den wohlwollend väterlichen Ärzten, sondern den Autoritäten überhaupt ging es in den Parolen der 68er Bewegung an den Kragen („Unter den Talaren der Muff von 1.000 Jahren"), bis dahin zumindest pro forma hochgehaltene moralische Werte verloren ihre Gültigkeit („Wer zweimal mit der gleichen pennt, gehört schon zum Establishment!"). Aus diesen historischen Wurzeln speist sich der Wunsch, eben auch jedem einzelnen Patienten und jeder einzelnen Patientin das Recht auf eigene Entscheidungen zuzubilligen, ihre Autonomie zu respektieren und sich für ihre ganz persönliche Situation zu interessieren (Rodriguez-Osorio und Dominguez-Cherit 2008; Ruhnke et al. 2000). Hier ergeben sich Überschneidungen mit den Entwicklungen der Psychosomatischen Medizin, die die Bedeutung des

Krankheit-Erlebens betont und darauf hinweist, dass die Pathologie alleine nicht erklärt, woran und wie sehr ein Mensch leidet. Wade und Halligan (2004, S. 1400) haben dies auf eine kurze Formel gebracht: „People have to major systems – their whole self with dysfunction called impairment, and their organs with dysfunction called pathology". Ein weiterer Strang in den Entwicklungslinien, die letztlich zu einer Abkehr vom arztzentrierten Gesprächsstil geführt hat, lag in der Auseinandersetzung mit einem naiven Realitätsbegriff, dem zufolge wir bei ausreichend genauer Analyse in der Lage sein werden, die Realität korrekt abzubilden. Diese Grundannahme wurde z. B. durch die Betonung des Beobachter-Problems – in der empirischen Forschung bekannt als Hawthorne-Effekt – und mit den semiotischen Konzepten von C. S. Pierce widerlegt (z. B. Langewitz 2009; von Uexküll und Wesiack 2011).

Es ist an dieser Stelle bei aller Kritik am arztzentrierten Gespräch wichtig zu betonen, dass es nicht darum geht, das Heft vollständig aus der Hand zu geben, womöglich in der Hoffnung, der Patient wisse selber schon am besten, was gut für ihn ist. Es geht vielmehr darum, sich klar zu machen, mit welchem Recht ein Arzt für sich in Anspruch nimmt, das handelnde Zentrum eines Gespräches zu sein, und wann er gut beraten ist, dieses Zentrum einem Patienten zur Verfügung zu stellen. Solange der Arzt im diagnostischen Prozess einer Hypothese folgt, sollte er die Gültigkeit dieser Hypothese durch kluges Fragen überprüfen; in dieser Gesprächsphase wird er *geschlossene Fragen* stellen, auf die der Patient möglichst eindeutige Antworten gibt. Sobald der Arzt allerdings nicht wirklich weiß, wo das Problem des Patienten zu lokalisieren ist, sollte er den Fehler vermeiden, nur auf den eigenen Spuren das Terrain zu erkunden und nach eigenem Gutdünken Tiefenbohrungen vorzunehmen, vielmehr sollte er sich an die Fersen des Patienten heften, der sich im eigenen Terrain besser auskennt als der Arzt. Zu dieser Arbeitsweise, die man vielleicht am ehesten mit einem hypothesengenerierenden Forschungsansatz vergleichen könnte, gehören wiederum bestimmte Kommunikationstechniken, mit denen der Arzt dem Patienten den Raum zur Verfügung stellt, in dem dieser seine Position darstellen kann.

Das sture Befolgen der im anschließenden Abschnitt kurz skizzierten Techniken der *patientenzentrierten Gesprächsführung* kann dazu führen, dass der Arzt als nicht authentisch, schemagesteuert wahrgenommen wird. Zu dieser Technik muss sich also eine Haltung gesellen, die zumindest durch Neugierde am individuellen Patienten und eine gewisse Bescheidenheit bezüglich des Gültigkeitsbereiches eigener Hypothesen geprägt ist.

In einem guten Gespräch ergänzen sich Gesprächsphasen, in denen der Arzt seine Hypothesen überprüft und solche, in denen er Hypothesen generiert; welche Elemente dabei überwiegen, hängt von der konkreten Situation und den Beteiligten ab. Es ist selbstverständlich sinnvoll, in einer Notsituation, in der sich die Hypothesen über das im Moment akut vorliegende Problem nachgerade aufdrängen, nur sehr kurz hypothesengenerierend vorzugehen und bspw. den Patienten zu bitten, den Unfallhergang zu beschreiben. Im Gegensatz dazu lässt sich eine langfristige Rehabilitation, die ein hohes Eigenengagement erfordert, ebenso plausibel eher planen, wenn deutlich wird, in welche individuelle Welt diese Maßnahmen integriert werden müssen. Dies bedingt einen hohen Anteil hypothesengenerierender Arbeit, weil der Arzt kaum weiß, welche konkreten Möglichkeiten einem individuellen Patienten zur Verfügung stehen. Um die Übergänge zwischen arzt- und patientenzentrierten Gesprächsphasen zu ordnen und um der Tatsache Rechnung zu tragen, dass Arzt-Patient-Gespräche nicht im luftleeren Raum, sondern in einer zeitgetakteten und stark reglementierten gesundheitspolitischen Umgebung stattfinden, müssen Gespräche strukturiert werden. Mit dieser Aufgabe befasst sich der nächste Abschnitt.

6.2   Struktur

6.2.1   Gesprächsstil

Wenn der Arzt weiß, wonach er sucht, respektive wenn er zur Vervollständigung des Beschwerdebildes kurze knappe Angaben zu wesentlichen körperlichen Funktionen und Beschwerden haben möchte, erwartet er möglichst kurze und präzise Antworten. Wenn im Gegensatz dazu der Patient erklären soll, wie er sich denn eigentlich seine Zukunft mit einer bleibenden Gehbehinderung vorstellt, wird man kaum erwarten können, dass der Patient bereits im Sinne eines knappen Rapports darlegen kann, wie es in den nächsten fünf Jahren weitergehen wird. Der Arzt sollte also klar machen, welche Art von Beiträgen er von dem Patienten erwartet und zum Beispiel sagen: *„Wir haben jetzt Ihre momentanen Beschwerden beisammen und ich kann mir ein gutes Bild machen von Ihrer momentanen Situation. Ich wäre froh, wenn Sie mir sagen könnten, wie Sie selber eigentlich sich auf die nächste Zeit einstellen, in der Sie ja damit leben müssen, dass Sie Ihr linkes Bein nicht mehr so gut werden benutzen können wie bisher. Sie müssen das nicht kurz und knapp schildern, sondern können sich ruhig Zeit lassen Ihre Gedanken zu entwickeln."*

6.2.2   Zeitliche Rahmenbedingungen

Wir empfehlen bei allen Patienten, mit denen man nicht bereits in einem etablierten Arbeitsrhythmus arbeitet (z. B. alle vier Wochen 20 Minuten Konsultation), zu Beginn des Gesprächs die zeitlichen Grenzen zu besprechen, damit sich die Patienten auf diese Situation einstellen können. Das Offenlegen der Zeitgrenzen erleichtert es dem Arzt im Verlauf des Gesprächs darauf hinzuweisen, dass er für seine eigene Agenda bspw. noch fünf Minuten braucht und daher den Patienten bitten muss, sich im Folgenden kürzer zu fassen als bisher.

6.2.3 Agenda festlegen

Gerade bei Wiederholungsuntersuchungen, aber genau so auch auf der Not-fallstation, ist es sinnvoll, explizit zu erklären, welche Themen von Seiten des Arztes behandelt werden sollten, und den Patienten zu bitten, seine eigene Agenda auf den Tisch zu legen. Bei multimorbiden Patienten kann es durchaus sein, dass sie selber gerne vier Punkte ansprechen würden (der Hochdruck, die Krebserkrankung des Ehemannes, eine gerötete Einstichstelle am Oberschenkel, die Beobachtung eines bleistiftdünnen Stuhls seit der letzten Konsultation vor vier Monaten) und dass der Arzt seinerseits drei Themen besprechen möchte (Wie sieht die Blutzuckerkurve aus? Was macht das Ausdauertraining in einem Fitnessstudio? Wie geht es dem Ehemann?). Auf einer Notfallstation könnte es für den Chirurgen hilfreich sein, wenn er im Abschlussgespräch erklärt, dass seine Informationen nur die Zeit bis zum nächsten Kontakt des Patienten mit einem Arzt abdecken. Die mittelfristige Versorgung der Fraktur und die anschlie-ßende Rehabilitation müssten zum Beispiel nicht Thema dieses Gesprächs sein.

Letztlich dient dieses initiale Festlegen der Agenda auch dazu, die berühmten letzten Worte des Patienten, mit der Hand auf der Türklinke: „Ach, was ich Sie noch fragen wollte, wie sieht das eigentlich mit einer Kur aus bei mir?", möglichst selten entgegennehmen zu müssen.

6.2.4 WWSZ-Techniken

Die nachfolgend beschriebenen vier Techniken haben im Wesentlichen ein Ziel: Sie öffnen den Gesprächsraum für den Patienten, so dass er seine eigene Version der (Krankheits-) Geschichte erzählen kann.

6.2.4.1 Warten

Es ist im Prinzip plausibel, dass ein Gegenüber nur dann sprechen kann, wenn man selber nicht redet. Daraus folgt, dass die wichtigste Kommunikations-„Technik" darin besteht abzuwarten, ob der Patient möglicherweise selber etwas sagen möchte. Diese Pausen dauern selten länger als drei Sekunden, Ausnahmen sind Schweigephasen, wie sie nach dem Mitteilen einer überra-schenden katastrophalen Nachricht eintreten können, wenn der Empfänger der Botschaft „wie vor den Kopf geschlagen" nicht weiß, was er sagen soll.

Die Schwierigkeit bei der Anwendung dieser Technik des Abwartens besteht darin zu merken, wann eine Pause unangenehm wird und den Charakter einer Einladung an das Gegenüber verliert. Aus unseren alltäglichen Erfahrungen ist leicht abzuleiten, dass das Erleben der Dauer von Pausen kontextabhängig ist: Eine hierarchisch höher stehende Person nimmt sich eher das Recht auf Pausen heraus als eine tiefer stehende; Pausen im Angesicht einer untergehenden Sonne sind einfacher zu ertragen als Pausen in einem heftigen Streitgespräch, etc. Ärzten scheint das Zulassen von Gesprächspausen besonders schwer zu fallen, wenn sie von einem starken Impuls getrieben sind jetzt sofort helfen, oder allgemeiner überhaupt etwas tun zu müssen.

Verschiedene Fachrichtungen in der Medizin vermitteln unterschiedlich intensive Erfolgserlebnisse als Resultat schnellen entschlossenen Handelns; je näher eine Disziplin mit Notfallsituationen in Kontakt kommt, desto größer wird die Schwierigkeit ihrer Vertreterinnen und Vertreter sein, aus der Rolle des aktiv Handelnden und damit auf kommunikativer Ebene aus der Rolle des aktiv Fragenden herauszutreten und sich auf das passive Zuhören zu beschränken. Von daher wird es Chirurgen, Anästhesisten oder Notfallmedizinern zunächst einmal widerstreben, im Alltag den Rat zu beherzigen, am Ende der Äußerung eines Patienten noch zwei Sekunden zu warten, dabei im Blickkontakt mit dem Patienten zu bleiben und ihm die Chance zu geben, noch etwas hinzuzufügen.

6.2.4.2 Wiederholen

Die schlichteste Technik, das Wiederholen, besteht darin, ein oder zwei Worte des Patienten zu wiederholen, damit er nicht schlicht aufhört zu sprechen, sondern den Faden wieder aufgreift und seine Geschichte fortsetzt.

Beispiel
Patient (mit typischer Deformation des distalen Unterarms): „Ich bin beim Schlittschuhlaufen nach hinten gefallen. Hab' den rechten Arm so ausgestreckt, um mich abzufangen und bin dann gewaltig auf den Hintern geflogen."
    Ärztin: „Auf den Hintern geflogen?"
    Patient: „Ja, da hat's dann auch noch mal geknackt, so inwändig, und ich
        konnte nicht auf dem Stuhl sitzen, den die mir da hingestellt hatten,
        um auf den Krankenwagen zu warten; das tat dermaßen weh! Jetzt
        im Liegen geht's etwas besser."

6.2.4.3 Spiegeln

Im Spiegeln reflektiert der Arzt in eigenen Worten, was er von dem Patienten wahrgenommen hat. Er kann sich dabei auf Gefühle beziehen, die der Patient vermittelt, auf Veränderungen der Körperhaltung oder der Stimme; er kann auch zurückmelden, dass er den Eindruck gewonnen hat, dass der Patient im Moment weniger über die eigenen Sorgen sprechen möchte, als vielmehr über seine Familie und wie diese auf die Diagnose seines Tumorleidens reagiert hat etc. Typische Einleitungssätze einer spiegelnden Äußerung sind:
    Arzt: „Sie wirken auf mich .../Ich habe den Eindruck, Sie .../Im Moment
        scheinen Sie ..."
    Diese einleitenden Halbsätze stellen klar, dass der Arzt nicht eindeutig „weiß", sondern dass er vermutet; Spiegeln hat daher eine abtastende Qualität im Sinne eines Vorschlags, der so formuliert wird, dass der Patient ihn mühelos erweitern, verändern oder auch ablehnen kann.

Spiegeln auf Gefühle macht wenig Sinn, wenn der Patient bereits eindeutig benannt hat, wie ihm zumute ist (z. B.: Pat.: „Ich habe jedes Mal Angst, wenn ich zur Kontrolle kommen muss!").

6.2.4.4 Zusammenfassen

Auch das Zusammenfassen hat die Funktion, den Ball an den Patienten zurück zu spielen, den Sprechimpuls wieder an sie zu übergeben.

Beispiel
Arzt: „Ich fasse mal zusammen, was ich jetzt von Ihnen verstanden habe."
Pause (Damit der Patient mit einem Nicken bestätigt, dass er verstanden hat, dass das Rederecht von ihm auf den Arzt übergeht!)
    Arzt: „Sie sind vorgestern von Ihrem eigenen Hund gebissen worden, es hat kaum geblutet, aber dann bald angefangen weh zu tun. Am Abend war der Arm geschwollen und rot, Sie haben mit Arnikaöl und mit Coldpacks behandelt und Aspirin genommen. Erst mal hatten Sie den Eindruck, dass es besser wird, aber jetzt schlafen Ihnen manchmal die Finger ein und die Stelle um die Bisswunden verfärbt sich bläulich. Da haben Sie Angst bekommen und sind jetzt hier, damit wir was machen?"

Damit das Zusammenfassen als Einladung fungiert, sollte der Arzt am Schluss die Stimme heben und so signalisieren, dass er an einer Antwort des Patienten interessiert ist. An dem Beispiel wird weiter deutlich, dass der Arzt die Zusammenfassung explizit einleitet. Damit vermeidet er, vom Patienten unterbrochen zu werden, weil dieser nicht verstanden hat, dass er jetzt zuhören und nicht nach jedem Satz kommentieren soll.

6.3   Umgehen mit Emotionen

6.3.1   Die Not-To-Do's

Wie intensiv sich ein Arzt auf ein Gespräch über die Gefühle eines Patienten einlässt, hängt nicht zuletzt davon ab, wie sicher er selbst aufgrund seiner *Education sentimentale* und seiner Sozialisation als Arzt im Umgang mit und im Ansprechen von Gefühlen ist. Einfacher als das Empfehlen bestimmter Techniken sind Aussagen über die typischen Fehler, die es zu vermeiden gilt. Sie haben alle ein gemeinsames Ziel: Vermeidung eines Diskurses, in dem Gefühle thematisiert werden. Dies erreicht ein Arzt über verschiedene Techniken, die im Folgenden aufgeführt sind. Der Patient hat gerade auf der Visite erfahren, dass die Fraktur weiterhin instabil ist und sich Hinweise auf eine Osteomyelitis finden. Er reagiert mit:

Beispiel

> *Patient:* „Oh Gott, das heißt, man muss jetzt noch einmal operieren, ich kann wieder nicht nach Hause? Aber die warten doch alle auf mich … und wir wollten nächste Woche in Urlaub fahren …“

Version 1 (Thema wechseln):

> *Arzt:* „Mit den Schmerzen ist es aber jetzt besser, oder?“

Version 2 (vorschneller Trost):

> *Arzt:* „Aber Ihre Schwägerin wollte Ihnen doch zu Hause helfen, oder war das Ihre Schwester?“

Version 3 (Abwenden vom Patienten):

Arzt schaut auf die begleitende Physiotherapeutin und fragt: „Wie weit seid ihr eigentlich mit der Abduktion?“

Wahrscheinlich liegt diesen gefühlsvermeidenden Strategien nicht nur ein gewisses persönliches Unbehagen im Umgang mit Gefühlen zugrunde, sondern auch die Angst, mit dem Zulassen von Gefühlen ein hohes Risiko einzugehen, dass der Patientenkontakt in nützlicher Frist nicht zu beenden sein wird. Dieser Verdacht trifft vor allem dann zu, wenn der Arzt glaubt, in diesem Moment Gefühle des Patienten *behandeln* zu müssen und nicht anerkennen mag, dass Patienten in der somatischen Medizin in der Regel sehr wohl wissen, dass es nicht unsere Aufgabe ist, ihnen Gefühle der Trauer oder der Unsicherheit zu nehmen. Ganz offenkundig schätzen es Patienten zunächst einmal, wenn ihnen vermittelt wird, dass ihre Gefühle „angekommen“ sind und dass sie – wenn dies möglich ist – sogar verstanden werden.

Dies erreicht der Arzt bereits dadurch, dass er abwartet oder durch ein Nicken bestätigt, dass die Situation tatsächlich schwierig ist und dann nicht sofort etwas sagt. Er wird dann sehr häufig erleben, dass der Patient von sich aus die emotionale Ebene verlässt und schon als nächstes auffordert, auf die Handlungsebene zurückzukehren, indem er z. B. sagt: „Na ja, jetzt ist es halt so. Wie geht's denn jetzt weiter?“

6.3.2 Das NURSE-Modell im Umgang mit Emotionen

Die eigentlichen Techniken im Umgang mit Emotionen, die im Folgenden vorgestellt werden, lassen sich mit dem englischen Akronym NURSE beschreiben (Back et al. 2007). Die Buchstaben stehen für:

- Naming Emotion: Emotionen benennen
- Understanding Emotion: Wenn möglich, Verständnis für die Emotionen ausdrücken
- Respecting: Respekt oder Anerkennung für den Patienten artikulieren

- Supporting: Dem Patienten Unterstützung anbieten
- Exploring: Weitere Aspekte zur Emotion herausfinden

Emotionen benennen (Naming Emotion)
Hier gilt alles, was oben bereits über das Spiegeln von Gefühlen gesagt wurde: Wesentlich ist, dass der Arzt ein *nicht bereits von dem Patienten explizit benanntes* Gefühl im Sinne eines Vorschlags benennt, damit der Patient ihn gegebenenfalls korrigieren kann:
 Arzt: „Sie wirken auf mich sehr enttäuscht."

Emotionen verstehen (Understanding Emotion)
Wenn eine Emotion entweder vom Patienten explizit beschrieben oder von dem Arzt vorgeschlagen und vom Patienten akzeptiert wurde, wenn also klar ist, über welches Gefühl gesprochen wird, kann der Arzt manchmal von ganzem Herzen verstehen, dass dem Patienten so und nicht anders zumute ist. In diesem Fall bietet sich an, dieses Verständnis auch auszusprechen, indem er z. B. sagt:
 Arzt: „Ich kann sehr gut verstehen, dass Sie enttäuscht sind."

Respekt zeigen, Anerkennung äußern (Respecting)
Hier geht es um mehr als um das Respektieren einer anderen Meinung, die man unter Umständen nicht wirklich nachvollziehen kann, die man aber durchaus zulässt. Hier ist nach unserem Verständnis gemeint, dass der Arzt in einem Moment, in dem Gefühle angesprochen werden, seinen Respekt dafür äußert, wie der Patient mit der schwierigen und belastenden Situation umgeht. Eine typische Äußerung könnte so aussehen:
 Arzt: „Ich finde es toll, dass Sie Ihre Arbeit so umgestellt haben, dass Sie es mit der Dialyse vereinbaren können."

Unterstützung anbieten (Supporting)
In Fortsetzung des oben zitierten Beispiels könnte der Arzt sagen:
 Arzt: „Wenn ich Ihnen dabei irgendwie helfen kann, zum Beispiel mit einem Zeugnis für Ihre Frau, damit die sich auf eine Stelle hier bei uns im Ort bewerben kann, sagen Sie mir doch bitte Bescheid."
Mit dieser Kategorie sind also Interventionen angesprochen, in denen ein Arzt explizit seine Unterstützung anbietet.

Emotionen herausfinden (Exploring)
Manchmal ist eigentlich nur klar, dass der Patient in irgendeiner Weise betroffen ist, es ist dem Arzt aber schwer vorstellbar, was jetzt genau in dem Patienten abläuft. Dies wäre der Moment für ein Ansprechen der eigenen Unsicherheit bezüglich der Gefühle des Patienten mit dem Ziel, mehr über ihn zu erfahren. Eine typische Äußerung lautet:
 Arzt: „Ich habe den Eindruck, es geht Ihnen nicht gut." *Pause*
 „Mögen Sie mir sagen, was jetzt in Ihnen vorgeht?"

6.4 Warum ist es so schwer, Chirurgen für eine patientenzentrierte Kommunikation zu begeistern?

Ohne die üblichen Anekdoten auf Kosten der jeweils anderen Seite bemühen zu wollen, lohnt es sich vielleicht zu überlegen, ob tatsächlich Chirurgen etwas überspitzt formuliert andere Menschen sind als Internisten? Wenn ja, dann sollten diese Menschen schon im Studium eher in eine bestimmte Richtung tendieren, und dafür gibt es tatsächlich einige Hinweise, wie der folgende Abschnitt zeigt.

6.4.1 Welcher Student entscheidet sich für Chirurgie?

Das folgende Zitat stammt von chirurgischen Autoren: "*Those medical students who like to delve into patients' minds become psychiatrists, while those with a more technical bent, preferring to remedy an abnormal physical sign with a surgical procedure, become surgeons; and plastic/aesthetic surgeons would claim that they are the finest technicians of them all*" (Blackburn und Blackburn 2008; S. 726). Wenn das stimmt, dann befinden sich die Studierenden, die später gerne Internisten werden wollen, wahrscheinlich irgendwo in der Mitte zwischen den Psychiatern und den Chirurgen?

Vielleicht ist es aber nicht nur das unterschiedlich ausgeprägte Interesse am Denken und Fühlen des Gegenübers, sondern auch eine gewisse Scheu vor einer intensiveren Arzt-Patient-Beziehung, die über die Berufswahl entscheidet. Empirische Daten legen nahe, dass das Bindungsverhalten von Medizinstudenten bei der späteren Berufswahl eine Rolle spielt (Ciechanowski et al. 2004). Mit diesem Begriff ist die Art der Beziehungsgestaltung angesprochen, mit der Menschen anderen begegnen. Dahinter steht die Annahme, dass die Sicherheit in den Beziehungen, die Kinder vor allem mit ihren Eltern erlebt haben, spätere Bindungsmuster prägt. Sicherheit bezieht sich dabei zum einen auf das eigene Selbst („Bin ich es wert, gemocht und unterstützt zu werden?") und zum anderen auf das Gegenüber („Sind andere Menschen grundsätzlich bereit, mir uneigennützig zu helfen?"). In der Arbeit von Ciechanowski und Kollegen (2004) zeigte sich, dass Studierende, die im 2. Jahr Hausarztmedizin als Berufsziel angaben, durch einen sicheren Bindungsstil charakterisiert waren, also positive Erwartungen an sich und an andere Menschen hatten. Studierende, die nicht in die Grundversorgung (vor allem in chirurgische Fächer) gehen wollten, gehörten häufiger zu den anderen drei Beziehungsgruppen: unsicher, was die positive Einstellung anderer Menschen angeht; auf der Suche nach Unterstützung; übervorsichtig-ängstlich beziehungssuchend. Für die Kommunikation mit Patienten würde dies bedeuten, dass Studierende, die später ein chirurgisches Fach wählen, auf Grund ihrer Persönlichkeit weniger daran interessiert sind, mit anderen Menschen in Kontakt zu kommen – sich zu binden.

6.4.2   Wie wird man Chirurg?

Ohne dass es dazu empirische Daten gibt, ließe sich m. E. vermuten, dass Chirurgen in ihrer Ausbildung mit einem eher autoritären Beziehungsmodell in Kontakt kommen. Es macht wenig Sinn, einem angehenden Internisten auf die Finger zu klopfen, weil er im EKG ein Blockbild nicht korrekt identifiziert hat; die gleiche „Erziehungstechnik" kann jedoch Schlimmes verhüten, wenn der chirurgische Adept gerade dabei ist, den N. laryngeus recurrens zu durchtrennen. Die Art und Weise, wie der Wissende mit dem Lernenden umgeht, prägt wahrscheinlich auch die Art und Weise, wie Ärzte mit Patienten – und an der Universität mit Studierenden – umgehen. Es ist anzunehmen, dass Lehr- und Lerndispute in der Inneren Medizin eher „lernerzentriert" sind, weil den Ausbildenden interessiert, warum der jüngere Kollege fälschlich einen Linksschenkblock vermutet; erst die Kenntnis des Diagnose-Algorithmus des Lernenden erlaubt eine gezielte Intervention, um einen Denkfehler zu korrigieren. In der Chirurgie sind Lehr-Interventionen deutlich hierarchischer und damit lehrerzentriert und dies – wie oben angedeutet – aus gutem Grund. Damit ist ein weiteres Charakteristikum skizziert, warum das Vermitteln einer patientenzentrierten Kommunikation bei Internisten leichter fällt als bei Chirurgen – sie entspricht eher dem Lehr- und Denkmodell in der Inneren Medizin und benachbarten Fächern.

Man sollte hier allerdings auch aus der Perspektive eines Seminarleiters anführen, dass das typische Lern- und Arbeitsmodell von Internisten (und Neurologen) die Arbeit nicht unbedingt einfacher macht: Während chirurgische Kollegen und Kolleginnen durchaus bereit sind, bestimmte Kommunikationstechniken ‚mal zu probieren' und zu schauen, ob sie damit klar kommen, neigen Internisten dazu, diese Techniken erst gründlich auf Evidenz, ihre Subkomponenten und die vielen Möglichkeiten, in denen sie nicht funktionieren, hin zu hinterfragen. Wenn das dann gründlich und erschöpfend diskutiert wurde, ist das Seminar manchmal vorbei, ohne dass ein Teilnehmer Alternativen zum bisherigen eigenen Kommunikationsstil ausprobiert hätte.

6.4.3   Was erwarten Patienten von Chirurgen?

Man könnte das Problem, inwieweit eine patientenzentrierte Kommunikation auch Chirurgen gut anstünde, relativ einfach aus der Welt schaffen, indem man Patienten fragt: „Was hätten Sie lieber, einen Orthopäden, der gut operiert und schlecht zuhört oder einen Orthopäden, der gut zuhört, aber schlecht operiert?" Die naheliegende Antwort vereinfacht allerdings die Realität in unzulässiger Art und Weise, weil es in beiden Qualitäten, den operativen Fähigkeiten und der Qualität der Kommunikation, Abstufungen und nicht schlichtes Schwarz-Weiß gibt.

Ansatzweise wurde versucht, den Wertekanon von Patienten und Patientinnen mit einem Colon-Carcinom zu beschreiben. An dieser Patientengruppe sind sorgfältige Untersuchungen von einer australischen Arbeitsgruppe durchgeführt worden (Salkeld et al. 2005; Salkeld et al. 2004). In der ersten Untersuchung werden Patienten vorgestellt, die in Fragebögen angeben sollten, wie wichtig bestimmte Aspekte für die Wahl der Behandlungsstrategie sind. Diese Angaben ließen sich bestimmten Faktoren zuordnen: *Vertrauen in den Chirurgen* hat die größte Bedeutung (z. B. Chirurg ist kompetent; erklärt offen und verständlich, was die einzelnen Optionen bedeuten; nimmt sich ausreichend Zeit) und erklärt 14,8 % der Varianz. Der zweite Faktor *emotionale Unterstützung* (11,7 % erklärte Varianz) bezieht sich vor allem auf die Hilfe aus der eigenen Familie und den Hausarzt, deren Zuverlässigkeit geschätzt wird.

In einer zweiten Untersuchung der gleichen Arbeitsgruppe wird in einem discrete-choice-Experiment untersucht, welches relative Gewicht diese Charakteristika haben, wenn Patienten entscheiden können, wo sie sich operieren lassen wollen und von wem. Alternativen werden immer in Paaren angeboten, bei denen man eine bestimmte Auswahl treffen muss. Die Auswahlmöglichkeiten werden in unterschiedlichen Kombinationen angeboten, so dass sich am Ende bei einer ausreichend großen Teilnehmerzahl entscheiden lässt, welches Merkmal sich am häufigsten gegen Alternativen durchsetzt.

An einem Alltagsbeispiel lässt sich vielleicht verdeutlichen, wie dieses Vorgehen funktioniert: Man stelle sich vor, dass die Betreiber einer Pizzeria vor der Entscheidung stehen, welches Merkmal ihres Etablissements sie bei der Werbung in den Vordergrund stellen müssen. Wenn vor allem entscheidend ist, dass der Pizzabäcker aus Sizilien stammt, werden Interessenten in einer discrete-choice-Befragung sich immer für dieses Merkmal entscheiden, unabhängig davon, ob das andere Attribut den Koch als dick oder dünn, alt oder jung darstellt, unabhängig davon, ob er als Kunde 15 oder 30 Minuten warten muss, und ob die Pizza 6 oder 9 Euro kostet.; das Charakteristikum ‚Pizzabäcker stammt aus Sizilien' setzt sich immer durch.

Tab. 6.1: Merkmale

Attribute	Niveaus
Ihr Chirurg hat eine spezielle Ausbildung (was sich darin auswirken könnte, dass es weniger Komplikationen gibt)	▫ Ja ▫ Nein
Typ des Krankenhauses, in dem Sie für den Dickdarm-krebs behandelt werden	▫ Akademisches Lehrkrankenhaus ▫ Kreiskrankenhaus
Wie der Chirurg spricht und wie er Erklärungen gibt	▫ Leicht zu verstehen ▫ Schwer zu verstehen
Wer letztendlich über Ihre Behandlung entscheidet	▫ Ihr Chirurg ganz alleine ▫ Ihr Chirurg (unter Einbezug Ihre eigenen Meinung) ▫ Gemeinsame Entscheidungsfindung (zwischen Ihnen und Ihrem Chirurgen) ▫ Sie ganz alleine (unter Einbezug der Meinung Ihres Chirurgen)

Bezogen auf die Untersuchung der Patienten mit Colon-Carcinom zeigt **Tabelle 6.1**, zwischen welchen Merkmalen Patienten auswählen konnten. Diese Merkmale sind das Resultat der ersten oben zitierten Studie. Die Charakteristika wurden wiederum in verschiedenen Kombinationen angeboten um herauszufinden, welches Merkmal sich am ehesten durchsetzt.

Die Werte der Koeffizienten in **Tabelle 6.2** zeigen an, welches Attribut sich am ehesten durchsetzen kann (Je höher der Koeffizient, desto wichtiger ist diese Eigenschaft).

Tab. 6.2: Ergebnisse der Auswahl zwischen Alternativen

Attribut	Koeffizient	p-Wert
Zusätzliche Ausbildung	0.83 (0.72–0.93)	< 0.001
Typ des Krankenhauses	0.72 (0.62–0.82)	< 0.001
Wie der Chirurg spricht	0.82 (0.73–0.91)	< 0.001
Art der Entscheidung	0.01 (0.002–0.02)	0.014

Wie man sieht, treffen Patienten eine salomonische, aber in der Realität nicht ganz einfach zu realisierende Wahl: Der ideale Chirurg kann beides: operieren und kommunizieren!

Insgesamt sind Patienten aber in vielen Untersuchungen ausgesprochen zufrieden mit ihren Chirurgen: In der Untersuchung von McLafferty et al. (2006) bemerken Patienten zwar in Fragebögen, die nach der Begegnung verteilt wurden, dass wünschenswertes Verhalten häufiger nicht vorkam, definitiv *nicht weiterempfehlen* würden ihren Chirurgen aber nur 1,7 %. Immerhin erhielt ein Drittel der Chirurgen von mindestens einem Patienten dieses Prädikat. Verhaltensweisen, die am häufigsten fehlten, waren: *Der Chirurg zeigt kein Interesse am Patienten (52 %), er erklärt die medizinische Situation nicht gut (52 %), er lädt nicht zum Nachfragen ein (40%), und er beantwortet Fragen nicht (36 %).*

Dazu passen die Ergebnisse einer Studie aus zwei deutschen chirurgischen Kliniken (Ommen et al. 2007), in der es um die Frage geht, welche Faktoren das Vertrauen in den behandelnden Unfallchirurgen beeinflusst haben. Vertrauen wurde mit einer Skala erhoben, die folgende Fragen enthält:

1. Die Ärzte waren offen und ehrlich zu mir.
2. Ich hatte vollstes Vertrauen zu meinen behandelnden Ärzten.
3. Die Ärzte ließen mich ausreden.
4. Ich hatte den Eindruck, dass die Ärzte fachlich sehr kompetent sind.
5. Bei den Ärzten in diesem Krankenhaus ist man in guten Händen.

Das Vertrauen schwerverletzter Patienten in den behandelnden Arzt hängt laut den Ergebnissen vom Informationsverhalten des Arztes ab, davon, wie weit Patienten in die Therapie-Entscheidungen einbezogen waren und vom subjektiv erlebten Erfolg der Behandlung.

Zusammenfassung und Ausblick

Es ist deutlich geworden, dass die kommunikativen Fähigkeiten von Chirurgen ebenso sorgfältig zu pflegen sind wie die operativen und diagnostischen Fertigkeiten. In dieser Empfehlung weiß der Autor sich einig mit einem gerade erschienenen Übersichtsartikel einer Londoner Arbeitsgruppe, der die momentane Erkenntnislage hervorragend und kritisch zusammenfasst (Nestel et al. 2010).

Wer als Chirurg die Gespräche mit seinen Patienten verbessern will, dem sei in einer Hinsicht Mut gemacht: Es bedarf keiner 6-jährigen Facharztausbildung, geschweige denn einer zusätzlichen mehrjährigen Spezialisierung, um kompetent zu kommunizieren. Umschriebene Fertigkeiten wie das Vermitteln von komplexen Informationen lassen sich innerhalb eines halbtägigen Seminars erlernen.

Kritische Anmerkungen seien aber, ohne den Mut zu neuen Schritten nehmen zu wollen, ebenso gestattet: Für alle Ärzte, die erst im Laufe ihrer Fortbildung anfangen über ihre Kommunikation mit Patienten nachzudenken, gilt in Anlehnung an Laotse: Kommunizieren ist wie Rudern gegen den Strom, wenn man aufhört sich darum zu bemühen, treibt man zurück. Das ist vor allem einer Tatsache geschuldet: Patienten geben selten ein ehrliches Feedback zum Kommunikationsverhalten von Ärzten (Langewitz et al. 2002), so dass Ärzte nicht in eine Lernschleife eintreten können, in der sie aus ihren Fehlern lernen. Ganz anders sieht dies beim Erlernen technischer Fertigkeiten aus, die versehentliche Punktion der Pleurakuppe beim Anlegen eines Subclavia-Katheters hat nachhaltige Lerneffekte!

Wer allerdings lernen will, nicht nur die prä-operative Information technisch gut zu vermitteln, sondern auch im Überbringen schlechter Nachrichten professionell zu sein, muss mehr Zeit investieren: In einem neuen Review-Artikel schlagen Experten vor, nicht weniger als 2,5 Tage für eine solche Schulung zu veranschlagen (Barth und Lannen 2010).

Eine weitere gute Nachricht: Mittlerweile lernen Studierende während ihrer Ausbildung an den meisten deutschen Universitäten sowie in der Schweiz und Österreich die Grundzüge einer patientenzentrierten Kommunikation kennen. Bei entsprechendem Interesse könnten die etablierten chirurgischen Kolleginnen dieses Reservoir an Kompetenz anzapfen und es für ihre eigenen Kliniken nutzen.

Die schlechte Nachricht: Solange kommunikative Fertigkeiten nicht als eine Kernkompetenz jedes Arztes – auch des chirurgisch Tätigen – angesehen werden, gehen diese Fähigkeiten mangels positiven Feedbacks oft verloren; wenn sie nicht sogar als Ausfluss typisch universitärer Realitätsferne belächelt werden.

Literatur

Adler R H, Herzog W, Joraschky P, Köhle K, Langewitz W, Söllner W, Wesiack W (Hrsg.) (2011). Uexküll. Psychosomatische Medizin. Theoretische Modelle und klinische Praxis. 7. Aufl. München: Elsevier, Urban & Fischer.

Back A L, Arnold R M, Baile W F, Fryer-Edwards K A, Alexander S C, Barley G E et al. (2007) Efficacy of communication skills training for giving bad news and discussing transitions to palliative care. Arch Intern Med, 167(5): 453–460.

Barth J, Lannen P (2010) Efficacy of communication skills training courses in oncology: a systematic review and meta-analysis. Ann Oncol. (http://annonc.oxfordjournals.org/content/early/2010/10/24/annonc.mdq441.short, Zugriff am 07.03.2011).

Blackburn V F, Blackburn A V (2008) Taking a history in aesthetic surgery: SAGA – the surgeon's tool for patient selection. Journal of Plastic, Reconstructive & Aesthetic Surgery, 61(7): 723–729.

Ciechanowski P S, Russo J E, Katon W J, Walker E A (2004) Attachment theory in health care: the influence of relationship style on medical students' specialty choice. Med Educ, 38(3): 262–270.

Hall J A, Roter D L, Blanch D C, Frankel R M (2009) Observer-rated rapport in interactions between medical students and standardized patients. Patient Educ Couns, 76(3): 323–327.

Langewitz W (2009) A theory of psychosomatic medicine: An attempt at an explanatory summary. Semiotica, 173: 431–452.

Langewitz W (2011) Patientenzentrierte Kommunikation. In: Adler R H, Herzog W, Joraschky P, Köhle K, Langewitz W, Söllner W, Wesiack W (Hrsg.) Uexküll. Psychosomatische Medizin. Theoretische Modelle und klinische Praxis. 7. Aufl. München: Elsevier, Urban & Fischer, S. 338–347.

Langewitz W, Conen D, Nübling M, Weber H (2002) Kommunikation ist wesentlich – Defizite der Betreuung im Krankenhaus aus der Sicht von Patienten und Patientinnen. Psychother Psychosom Med Psychol, 52(8): 348–354.

Langewitz W, Laederach K, Buddeberg C (2004) Ärztliche Gesprächsführung. In: Buddeberg C (Hrsg.), Psychosoziale Medizin. 3. Aufl. Heidelberg: Springer Verlag, S. 373–407.

McLafferty R B, Williams R G, Lambert A D, Dunnington G L (2006) Surgeon communication behaviors that lead patients to not recommend the surgeon to family members or friends: Analysis and impact. Surgery, 140(4), 616–622; discussion 622–624.

Nestel D, Cooper S, Bryant M, Higgins V, Tabak D, Murtagh G et al. (2010) Communication challenges in surgical oncology. Surg Oncol. (http://www.ncbi.nlm.nih.gov/pubmed/20739177, Zugriff am 07.03.2011)

Ommen O, Janssen C, Neugebauer E, Pfaff H (2007) (Determinants of severely injured patients' trust in their hospital physicians). Chirurg 78(1): 52–61.

Rodriguez-Osorio CA, Dominguez-Cherit G (2008) Medical decision making: paternalism versus patient-centered (autonomous) care. Curr Opin Crit Care 14(6): 708–713.

Ruhnke G W, Wilson S R, Akamatsu T, Kinoue T, Takashima Y, Goldstein M K et al. (2000) Ethical decision making and patient autonomy: a comparison of physicians and patients in Japan and the United States. Chest 118(4): 1172–1182.

Salkeld G, Solomon M, Butow P, Short L (2005) Discrete-choice experiment to measure patient preferences for the surgical management of colorectal cancer. Br J Surg 92(6): 742–747.

Salkeld G, Solomon M, Short L, Butow P N (2004) A matter of trust – patient's views on decision-making in colorectal cancer. Health Expect 7(2): 104–114.

Tamblyn R, Abrahamowicz M, Dauphinee D, Wenghofer E, Jacques A, Klass D et al. (2007) Physician scores on a national clinical skills examination as predictors of complaints to medical regulatory authorities. Jama 298(9): 993–1001.

von Uexküll, T, Wesiack W (2011). Integrierte Medizin als Gesamtkonzept der Heilkunde: ein bio-psycho-soziales Modell. In: Adler et al. (Hrsg.) (2011): 50–51

Wade D T, Halligan P W (2004). Do biomedical models of illness make for good healthcare systems? Bmj 329 (7479): 1398–1401.

Ward C M (1998) Consenting and consulting for cosmetic surgery. Br J Plast Surg 51(7): 547–550.

Yule S, Flin R, Paterson-Brown S, Maran N (2006) Non-technical skills for surgeons in the operating room: a review of the literature. Surgery 139(2): 140–149.

7 Sicherheit durch Klarheit – Kommunikation in Unfallchirurgie und Orthopädie

Peter-Michael Hax

Über operative und konservative Verfahren befasst sich die Unfallchirurgie mit der Wiederherstellung und Erhaltung der durch Unfälle beschädigten Strukturen des menschlichen Organsystem und des Bewegungsapparats, wobei Verletzungen in erster Linie den Bewegungsapparat (das knöcherne Skelett, Muskeln, Bänder und Sehnen), aber auch Bauch- und Brustorgane sowie das Rückenmark und das Gehirn betreffen. Wegen der besonderen Bedingungen beim wachsenden Organismus stellt die Behandlung von Kindern (Kindertraumatologie) eine spezielle Unterdisziplin dar. Unfallchirurgen behandeln des Weiteren auch Knochenbrüche, die durch Tumorleiden bedingt sind (pathologische Frakturen). Entstehung, Verhütung, Erkennung und Behandlung angeborener oder erworbener Form- und Funktionsfehler des Stütz- und Bewegungsapparats sowie die Rehabilitation des Patienten gelten als Arbeitsfelder der Orthopädie. Chirurgische Verfahren (z. B. Prothesenchirurgie) kommen neben anderen Behandlungsformen (z. B. Physiotherapie, Schmerztherapie) in der orthopädischen Behandlung zur Anwendung. Unfallchirurgie und Orthopädie weisen so viele gemeinsame Schnittstellen auf, dass von den Berufsverbänden eine Zusammenführung der Fachgebiete bewirkt wurde; seit 2005 gibt es einen gemeinsamen Facharzt für Orthopädie und Unfallchirurgie (Krämer und Grifka 2007).

In Zeiten zunehmender Ökonomisierung des Gesundheitswesens, steigenden Wettbewerbs und regelmäßiger Innovationen wird das Krankenhaus von Mitarbeitenden und Patienten oft als Ort der verunsichernden Unruhe wahrgenommen, der wenig Spielraum lässt für ein klärendes Gespräch oder gar gute Worte. H. R. Siebert, Präsident der Deutschen Gesellschaft für Unfallchirurgie, bilanzierte im Jahr 2003: „Nicht erst mit Einführung ökonomischer Begrifflichkeiten und Ersatz der Halbgötter in Weiß durch die neuen Götter PC, EBM und QS, formuliert durch die neue Zunft der Gesundheitssachverständigen und Gesundheitsflüsterer unseres Systems, täglich gebetsmühlenhaft uns vorgekaut, ist uns der Begriff Effizienz, Leistung im Verhältnis zum Nutzen, vertraut und ein wesentliches Ziel unserer Bemühungen um die adäquate Versorgung unserer Patienten" (Siebert 2003, S. 171). Zum 127. Kongress der Deutschen Gesellschaft für Chirurgie im April 2010 in Berlin lud ihr Präsident Rainer Gradinger u. a. mit den Worten ein: „In der Zeit der überhöhten Geschwindigkeit, des zum Teil brutalen Kommerzialisierungsdruckes und der daraus resultierenden Gefahr des Ethikverlusts müssen wir auf unserem Kongress Antworten finden und Position beziehen." Abschließend stellte er fest: „Geschwindigkeit und Kommunikation sind die Themen der Zeit" (Gradinger 2010). Wenn auch von beiden nicht explizit die Arzt-Patient-Kommunikation thematisiert wurde, so gilt heute mehr denn je: Das Sicherheit und Orientierung gebende, vertrauensvolle Gespräch mit unseren Patienten bringt beiden Seiten großen *Nutzen*, ist wesentlicher Bestandteil einer *adäquaten Versorgung* und wirkt drohendem *Ethikverlust* entgegen!

Im Folgenden gilt es diese Position mit Blick auf die besonderen Rahmenbedingungen in den Disziplinen Unfallchirurgie und Orthopädie zu vertiefen.

7.1 Berufliches Selbstverständnis und Patientenbild

Besonders in der Unfallchirurgie stehen Gespräche mit Betroffenen unter (mitunter großem) Zeitdruck. Unabhängig von der Frage, wie nun der Arzt die Kommunikation gestaltet, ist dieser gut beraten, eine generelle Positionsbestimmung vorzunehmen, denn die bezogene Grundhaltung wirkt sich auf das Herantreten an den Patienten, den Umgang mit ihm, das gesprochene Wort, auf Gestik und Mimik aus. Bereits im Vorfeld aller ärztlichen Handlungen sind folglich zwei Fragen wesentlich und durch ihre Beantwortung (s. Beiträge von Theuer et al. und Mattern in diesem Buch) von großer Wirkung auf den Kontakt zum Patienten: „Welches Selbstverständnis habe ich als Arzt?" und „Was bedeutet es für einen Menschen, Patient zu sein?"

Ein Arzt sollte sich in erster Linie als beratender Experte, sachverständiger Partner, Mitmensch und auch Dienstleister sehen, wobei jedoch der Patient „die Erfolgserwartung an die chirurgische Therapie nicht mit der Erwartung an einen Dienstleistungsbetrieb gleichsetzen" soll, „die Komplikationen und ein vermeidbares Ergebnis als vermeidbar erscheinen läßt" (Hierholzer 1989, S. 48). Bei allen Schritten bzw. Entscheidungen gilt es, sich den Kern des ärztlichen Auftrags zu vergegenwärtigen: „Not, Hilflosigkeit und Todesangst gaben in grauer Vorzeit den ersten Auftrag zum ärztlichen Handeln und Heilen. Mit diesem elementaren Auftrag zur Hilfeleistung überträgt der Patient zugleich einen mehr oder weniger großen Anteil seiner Einsichts- und Entscheidungsfähigkeit auf den Heilkundigen. Diese besondere Vertragsbedingung ist bis auf den heutigen Tag die einzige Rechtfertigung für unser invasives chirurgisches Handeln. Die ganz persönliche Verantwortung für das Wohl des Patienten erfordert – angesichts der Unzulänglichkeit unseres ärztlichen Wissens – ein besonderes Maß an Sorgfalt in der Abwägung und in der Therapie" (Jungbluth 1997, o. S.).

Es gehört zu den Pflichten des Arztes, dem Patienten eine verständliche Information und Kommunikation zu gewähren, „die sich nicht in Minuten festlegen lässt, sondern die Anteile ‚Zuhören, Fragen, Erklären, Zusammenfassen' berücksichtigt" (Hierholzer 1989, S. 47). Den Geboten Aufklärung, Wahrheit, Takt und Menschlichkeit ist zu entsprechen (ebd.); „Kompetenz, ein klares fachliches Konzept, Disziplin, Freundlichkeit, Takt und Achtung des Menschenbildes" (ebd., S. 48) sind weitere Voraussetzungen für die Begegnung; nur so entwickelt sich *Heilkunde*, die deutlich von einer *Heiltechnik* zu unterscheiden ist (Schipperges 1986).

Besonderes Augenmerk gilt es beim Patientenkontakt auf die Frage zu richten, ob der Arzt sich in der Lage sieht bzw. die Bereitschaft zeigt, die Gefühle seines Patienten wahrzunehmen und sich auch in seine Psyche hineinversetzen zu können: „Kaum eine andere Fähigkeit schärft bei der Begegnung die ärztliche Urteilskraft für eine zu treffende Entscheidung mehr als die Empathie. Bei allem Streben, etwas diagnostisch wissen und therapeutisch wirken zu wollen, müssen wir zu begreifen versuchen, was die Anwendung einer Maßnahme für den Patienten bedeutet" (Hierholzer 1989, S. 49–50). Empathie ist dabei weitaus mehr als eine Äußerung im Sinne von ‚Ich verstehe', Empathie bedeutet, „dem Patienten zu zeigen, dass Sie an ihm interessiert sind und sein persönliches Erleben und seine Beweggründe, in einer bestimmten Art zu handeln, verstehen möchten" (Schweickhardt und Fritzsche 2009, S. 14). Hontschik (2003, S. 68) unterscheidet zwischen trivialen und nicht trivialen Situationen, in denen ein Chirurg angemessen zu reagieren hat: „Die ärztliche Kunst des Chirurgen besteht also darin, in der einen Situation wie ein Uhrmacher (trivial) zu öffnen, zu reparieren und zu schließen, in der anderen Situation (nicht trivial) die Bedeutung der Beziehung zwischen Chirurg und Patient zu erkennen, die Interpretation der Zeichen des Patienten und des Arztes als Leitschiene der Entscheidungen beider auf dem Weg der Salutogenese zu suchen."

Schon vor über fünf Jahrzehnten bezeichnete Leriche (1954, S. 37) „die Umstände, unter denen der Mensch mit der Chirurgie in Berührung kommt", als „für ihn immer ergreifend, selbst wenn sie – was häufig der Fall ist – nicht tragisch sind." Er fährt fort: „Wie groß auch sein Vertrauen in den gewöhnlichen Erfolg unserer Operationsmethoden […] sein mag, so hat der Mensch doch Angst; Angst vor dem Unbekannten, das plötzlich vor ihm auftaucht; Angst vor dem Schmerz; Angst vor dem Tod; Angst die verlorene oder bedrohte Unversehrtheit seines Körpers nicht wiederzuerlangen; Angst vor der demütigenden Entstellung durch die Narben. Die entschlossensten Kranken verdrängen ihre Unruhe, lassen nichts davon sehen." Matter und Kindler (1989, S. 62) ergänzen diese Überlegungen um einen wichtigen Gesichtspunkt: „Beim Überdenken von Angst und Schmerz bei Krankheiten und vor allem bei einer Spitalbehandlung meine ich recht deutlich zu spüren, daß oft nicht der Schmerz das eigentliche Problem darstellt, sondern vielmehr das Gefühl des ‚Hinausgeworfenseins'. Wir dürfen die seelischen Schwierigkeiten auf keinen Fall unterschätzen, die der Übergang vom gewohnten, tätigen Leben in den Zustand des Krankseins für den modernen Menschen […] mit sich bringt. Es ist einem Übergang von einer vertrauten Welt in eine andere, fremde Welt vergleichbar. Die Welt des Gesunden ist heute fast ausschließlich gekennzeichnet durch *Leistungswerte* […]. In dem Augenblick aber, da ein Mensch die Schwelle des Krankenzimmers überschreitet, haben die Leistungswerte ihre Macht verloren, und es gelten *Zustandswerte*."

7.2 Das Gespräch in der Unfallchirurgie

Das oben genannte Gefühl des Hinausgeworfenseins offenbart sich bei unfallchirurgisch zu behandelnden Patienten in besonderer Weise. Häufig gegebene Notfall- oder dringliche OP-Indikationen bringen den Zwang zur (schnellen) Entscheidung mit sich und begrenzen die Bandbreite der Kommunikationsmöglichkeiten. Handelt es sich bei den Hilfe- bzw. Ratsuchenden um Kinder, alte Menschen, Migranten oder besorgte Angehörige, gilt es auf deren Verständnis- bzw. Verständigungsprobleme angemessen zu reagieren (s. auch Beiträge von Eckoldt, Linhart et al., Eicke, Schildmann und Sciborski). Der Unfallchirurg steht folglich vor der nicht leicht zu lösenden Aufgabe, über eine breite Facette von Kommunikationswerkzeugen und -varianten verfügen und den Umfang seiner Interaktionen flexibel einem begrenzten Zeitbudget anpassen zu müssen. In jeder Situation aber gibt es die Möglichkeit, in einer dem Patienten (oder Angehörigen) erste Orientierung und Sicherheit vermittelnden Weise zu reagieren – und seien die Worte aus gutem Grunde noch so knapp bemessen.

Patienten in der Unfallchirurgie stehen gänzlich unvorbereitet vor einer völlig neuen Ausgangslage – ihr Leben hat sich von jetzt auf gleich geändert, es hat den Anschein, dass zumindest über einen längeren Zeitraum nichts mehr so ist, wie es vor dem Unfall noch war.

Beispiel 1

Ein 44-jähriger Patient, Inhaber eines Handwerksbetriebs mit mehreren Angestellten, Freizeitsportler, privatversichert, wird mit dem Rettungswagen an einem Samstagnachmittag nach einem Motorradunfall in eine Klinik eingeliefert. Der aufnehmende Arzt diagnostiziert einen Schienbeinkopfbruch und stellt die Notwendigkeit einer Operation fest. Fragen über Fragen kommen beim Patienten auf: Wie lange muss ich diese Schmerzen ertragen? *Muss* ich wirklich operiert werden, oder geht es auch anders? Bin ich überhaupt im richtigen Krankenhaus? Kann ich denn am Wochenende kompetent versorgt werden? Bin ich ein Routinefall, oder ist es eher ein Fall für einen Spezialisten (der hier nicht zu finden ist)? Was für eine Verletzung habe ich überhaupt? Wie lange setzt mich diese außer Gefecht? Wann werde ich wieder entlassen? Wann kann ich mich wieder uneingeschränkt bewegen und arbeiten? Was ist mit meiner Familie? Wie soll es weitergehen?

Diese Ausnahmesituation erfährt dadurch eine weitere Verschärfung, dass der Unfall fremdverschuldet wurde, Ärger und Wut über den Unfallverursacher aufkommen und der Patient am liebsten umgehend seinen Rechtsanwalt einschalten würde, um Wiedergutmachung zu bewirken.

Der Arzt ist sich dieser beanspruchenden Lage bewusst, reagiert mitfühlend, menschlich, zugleich versucht er durch kompetente Information und klare Vorgaben das Gefühlschaos zu lindern. Er nimmt dem Patienten erste Ängste, sorgt für eine Schmerzlinderung und erklärt ihm dann in einzelnen Schritten, auf verständliche, ruhige Weise und unter Hinzuziehung von Bildern, dass es sich um einen komplizierten Trümmerbruch handelt. Er betont, dass er sein Bestes geben werde und Erfahrungen in der Behandlung solcher Frakturen habe. Dabei achtet er auf nonverbale Signale des Patienten, die darauf schließen lassen, dass dieser möglicherweise etwas nicht versteht. Zwischendurch versichert er sich, ob noch Fragen ungeklärt sind. Zugleich betont er jedoch, dass er die erlittene Verletzung nicht ungeschehen machen und nicht vorhersagen kann, wie sich die schwierige Verletzung im Detail darstellt. Während bzw. mit der

Operation werde man Genaues wissen. Er macht dem Patienten die begründete Hoffnung, dass er in drei Monaten wieder seinen Beruf uneingeschränkt ausüben kann. Was den Sport anbelangt, müsse man die weitere Entwicklung abwarten. Schließlich sichert er dem Patienten zu, seine Frau unmittelbar nach der OP über das Ergebnis zu unterrichten.

Der Patient ist weniger aufgewühlt, signalisiert Einverständnis und wartet geduldig auf das Gespräch mit dem Anästhesisten.

Die Anforderungen an die kommunikative Kompetenz eines Arztes können sich jedoch recht schnell noch komplizierter darstellen.

Beispiel 2
Eine 85-jährige Frau, Witwe, bisher allein lebend, wird nach einem häuslichen Sturz auf die rechte Hüfte eingeliefert. Wegen der damit hervorgerufenen pertrochantären Oberschenkelfraktur (bei vorbestehender Osteoporose) besteht an der Indikation zur notfallmäßigen OP (Osteosynthese mit einem Gamma-Nagel) kein Zweifel. Die Patientin ist trotz der Schmerzen klar und kann der Aufklärung zur Operation problemlos folgen. Der Arzt erklärt ihr den Befund in einfachen Sätzen und zeigt auf, warum eine Operation der einzige Weg ist. Auch die mittlerweile im Krankenhaus angekommene Tochter der Patientin kann die Empfehlungen und erforderlichen Maßnahmen nachvollziehen und bekräftigt ihre Mutter in der Entscheidung.

Erheblich größer wird der Kommunikationsbedarf dann nach der Operation. Verstanden haben Mutter und Tochter, dass der Bruch ‚genagelt' werden muss, die weiteren kurzen Hinweise des Arztes, dass es nach der Operation möglicherweise einige Veränderungen geben wird, haben sie zunächst verdrängt. Die beiden Frauen leben gedanklich noch in der Zeit der tagesgleichen Pflegesätze, als Patienten Wochen und Monate im Krankenhaus liegen konnten. Nun aber muss bereits an eine Entlassung gedacht werden, wenn die Rehabilitation noch andauert. Die Frage der Belastbarkeit des Beines (den Begriff ‚Teilbelastung' versteht kaum ein Laie) muss eindeutig und ausführlich mit der Patientin kommuniziert werden. Wegen der starken Osteoporose hat der Operateur große Bedenken, das Bein primär voll zu belasten und erlaubt zunächst einmal 20 kg – was aber bedeutet dies in der Praxis, wann ist die Grenze erreicht? Wie verhindert man eine Überbelastung? Das Üben im Gehwagen und mit Gehstützen will erklärt und angeleitet sein. Bleibt der Bruch mit dem Implantat so stehen und verheilt, kann die Patientin vielleicht in 12 Wochen wieder voll belasten und vielleicht auch in ihre eigene Wohnung zurückkehren. Vielleicht aber auch nicht … Wohin dann mit ihr?

Hier muss nun intensiv kommuniziert werden, denn die Patientin hat ein Recht zu erfahren und mitzubestimmen, wie es mit ihr weitergeht. Die Tochter, die mit ihrem Mann und zwei Kindern zur Miete wohnt, wird hinzu gebeten und über alle Möglichkeiten bzw. Notwendigkeiten informiert. Die Pflegekräfte und der Sozialdienst werden in die Gespräche einbezogen. Später wird beschlossen, die Patientin zunächst in eine geriatrische Frührehabilitation zu verlegen. Von dort aus wird dann – unter engem Kontakt zwischen den Disziplinen – entschieden, welche Schritte folgen sollen.

Sobald ein Patient weiß, was passiert ist, will er in aller Regel sofort wissen, wie es mit ihm weitergeht. Hier werden die kommunikativen Anforderungen größer, denn es gibt längst nicht immer den einen, einzig richtigen, alternativlosen Behandlungsweg. Zwar ist die Richtung klar, aber auf dem Weg zum Ziel gibt es sehr viele Weggabelungen mit dem Zwang bzw. der Möglichkeit einer Alternativentscheidung. Hier darf der Arzt sich nicht verzetteln, in Details verlieren oder Gedankensprünge machen! Die Aufnahmekapazität des frisch Unfallverletzten ist ohnehin begrenzt, und er wünscht sich eine partnerschaftliche Führung durch den Experten („Sie sind der Fachmann"). Jeder Patient wird einsehen, dass es für die Behandlung der meisten Krankheitsbilder Alternativen gibt, er will jedoch dazu keine ‚Vorlesung' hören, sondern erwartet knappe, klar strukturierte Empfehlungen mit der Möglichkeit zur Rückfrage, denn ganz entscheidend ist, dass das, was erklärt und besprochen wurde, auch verstanden wurde. Bedeutend dabei ist, dass der Arzt nach einer etwas ausführlicheren Erläuterung eine kurze Zäsur macht und zusammenfasst.

Beispiele für klare Empfehlungen
„Ich empfehle Ihnen, das heute noch operieren zu lassen. Sie müssten sich dann aber innerhalb der nächsten 30 Minuten dazu entschließen. Benötigen Sie noch etwas Bedenkzeit? Soll ich Ihnen noch etwas erklären, um Ihre Entscheidung leichter zu machen? Wenn Sie sich nicht sofort operieren lassen wollen, kann man das in Ihrem Fall noch einige Tage aufschieben. Außer dem Zeitverlust sind keine Nachteile zu befürchten. Es besteht aber kein Zweifel daran, dass Ihre Verletzung operativ versorgt werden muss, und zwar spätestens in x Tagen."

„Ich verstehe zwar, dass Sie es möglichst schnell hinter sich bringen wollen, empfehle Ihnen aber, diese Verletzung nicht noch heute notfallmäßig zu operieren. Es ist besser, wenn man ein paar Tage wartet, bis die Schwellung zurückgegangen ist. Ihr Unterschenkel ist ohnehin schon ziemlich geschwollen, und die Schwellung wird bei einem sofortigen Eingriff sicherlich deutlich zunehmen, so dass wir Probleme bei der Wundheilung bekommen könnten. Dann verlieren Sie möglicherweise Zeit, die Sie durch einen frühzeitigen Eingriff zu gewinnen erhoffen."

Vielfach erwarten Patienten schon vor einer Operation Informationen zur Prognose und zum postoperativen Verlauf. Gerade aber bei schweren Verletzungen lassen sich Aussagen zur Prognose ohnehin besser nach der Operation tätigen. Drängt der Patient auf eine Antwort, so ist vor unvertretbar positiven und zu detailreichen Antworten zu warnen. Vielmehr sollte der Patient daran erinnert werden, dass der Arzt mit einem engagierten Team das Ziel der bestmöglichen Behandlung verfolgt und es jetzt zunächst einmal gilt abzuwarten. Außerdem ist es legitim, den Patienten auf ein bestehendes Bündnis aufmerksam zu machen, denn grundsätzlich „gehört es zur Würde des Kranken, daß er nach Möglichkeit über alles Bescheid weiß und anschließend mithilft, die Krankheit oder Verletzung nach seinen Fähigkeiten zu heilen. Nach der Aufklärung über die Gefahren der Operation trägt der Patient durch seine Einwilligung [...] am Risiko mit" (Holz und Holz 1989, S. 67). Hilfreich ist es dennoch zuzusichern, dass eine umgehende Information über den Verlauf und zu erwartende Entwicklungen nach der Operation erfolgen kann (u. U. schon im Aufwachraum oder kurze Zeit später auf der Station) – spätestens am Folgetag. Dann ist auch der Zeitpunkt für nähere Erläuterungen zur Prognose, zum weiteren Verlauf bzw. zur Nachbehandlung. Diese sind den Optimismus erhaltend bzw. fördernd und klar zu formulieren. Auch hier sei vor „prognostischem Übermut" gewarnt, denn Patienten „klammern" sich an jede Aussage, die Erleichterung und Besserung in Aussicht stellt. Eine durch unreflektierte Kommunikation hervorgerufene Enttäuschung gilt es somit zu verhindern.

7.2.1 Die Patientenaufklärung

Ein Patient hat ein Recht auf Aufklärung, der Arzt hat die Pflicht dazu. Zum Schutze der Autonomie des Patienten gibt es die Selbstbestimmungsaufklärung, wobei drei Arten unterschieden werden: Diagnoseaufklärung, Verlaufsaufklärung und Risikoaufklärung.

Wirft ein Patient einem Arzt eine fehlerhafte Behandlung vor, muss er dem Arzt den Fehler nachweisen. Nur bei grober Fahrlässigkeit kehrt sich die Beweislast um (s. auch Beiträge von Hansis und Scherer in diesem Buch). Anders verhält es sich bei der Aufklärung. Der Arzt muss den Patienten vor einer Operation umfassend und für den Patienten verständlich aufklären – einschließlich der damit verbundenen Risiken und Komplikationen, und er muss dies nachweisen können, in der Regel in Form eines schriftlichen Protokolls, das vom Patienten unterschrieben ist und in dem er ausdrücklich in die Operation einwilligt. Um strengen juristischen Anforderungen an ein solches Aufklärungsgespräch zu entsprechen, werden routinemäßig sehr umfangreiche Aufklärungsformulare eingesetzt, die den Arzt gegen alle Eventualitäten schützen sollen. Deren Verwendung ist mittlerweile Standard – nicht zuletzt auf ausdrückliche Empfehlung der Haftpflichtversicherer. Grundsätzlich ist zu empfehlen, diese durch handschriftliche Notizen, Skizzen und Hinweise zu ergänzen – wie ohnehin alle wichtigen Punkte, die zwischen Arzt und Patient/ Angehörigen besprochen wurden, zumindest stichwortartig und vor allem für Andere nachlesbar dokumentiert werden sollten. Kritisch anzumerken aber ist: Nicht selten ist die Fülle der auf diesen Bögen enthaltenen Informationen für die Patienten eher verwirrend und auch beängstigend. Der standardisierte Aufklärungsvordruck kann ein Aufklärungsgespräch nicht ersetzen. Wie soll sich ein Patient fühlen, wenn er den Eindruck hat, der behandelnde Arzt „hake" lediglich Punkte ab und „verstecke" sich hinter einem Stück Papier? Gleichwohl ist der Vordruck unverzichtbar zur juristisch korrekten Dokumentation der Einwilligung.

Das Aufklärungsgespräch sollte (so möglich/Notfall) in einem angemessenen Raum und in Ruhe stattfinden. Der Arzt tritt dem Patienten offen gegenüber, begrüßt ihn mit Namen und stellt sich vor. Seine saubere Kleidung ist Ausdruck von Seriosität und Wertschätzung. Im Raum stehen entsprechende Mittel (Bildschirm, Modelle, ggf. Internet, …) zur Verfügung, um Erläuterungen so nachvollziehbar und plastisch wie möglich zu machen. Der Arzt teilt Ziel, Ablauf und Inhalt des Gesprächs mit und gibt einen zeitlichen Rahmen vor. Der Patient bekommt von Beginn an die Gewissheit vermittelt, dass seine Fragen und Belange zur Sprache kommen. Bedeutende Hinweise sind im Vorfeld zu erkennen. Zur Erlangung dieser kann der Arzt sich fragen: Welche Informationen benötigt der Patient, um sich kooperativ zu zeigen und um über gegebene Behandlungsalternativen zu entscheiden? Was muss allein aus juristischen Gründen mitgeteilt werden? Wird ggf. die geistige und emotionale Aufnahmekapazität dadurch überfordert, dass die Informationen stark belastend sind? Nimmt der Patient Mitteilungen verzerrt auf? Ist der Patient überhaupt momentan in der Lage, die vorgesehenen Informationen nachzuvollziehen (Schweickhardt und Fritzsche 2009, S. 100)?

Da es in einem solchen Gespräch um eine gemeinsame Entscheidungsfindung geht, sind beide Parteien auf gegenseitige Informationen angewiesen. Daher sollten diese thematisch gegliedert und in einer Sprache vermittelt werden, die der des Patienten nahekommt; schwierigere Zusammenhänge sind u. U. durch den Gebrauch von bildhaften Vergleichen oder in Anlehnung an Alltagserfahrungen zu vermitteln. Das Vorwissen des Patienten muss respektvoll behandelt werden und kann ggf. Eingang in die weiteren Erklärungen finden. Während und am Ende des Gesprächs sollte der Arzt sich vergewissern, was der Patient verstanden hat bzw. wie er das Verstandene interpretiert (ebd., S. 100).

7.2.2 Eine weitere sensible Phase – die Zeit nach der OP

Auch wenn der Operateur sich sicher ist, dass nach einer gelungenen Operation und einer genauen schriftlichen Anweisung zur postoperativen Behandlung alles bestens verlaufen ist und er sich nun ,wichtigeren' Aufgaben widmen kann, sind postoperative Kontakte essenziell: „Mit dem Erstkontakt, der Diagnose und einer noch so erfolgreich erscheinenden Frühphase der Behandlung ist die Arzt-Patient-Beziehung keineswegs beendet. Sie setzt sich fort in einer fachlichen und menschlichen Begleitung, die der Chirurg als Bezugsperson erkennen und wahrnehmen muss. Die Begegnung *erfüllt* (Hervorhebung durch den Verfasser) sich also nur mit der weiteren Begleitung, sie darf durch organisatorische Einwirkungen, Arbeitszeitregelungen oder mangelnde ärztliche Einstellung nicht gefährdet werden" (Hierholzer und Hierholzer 1989, S. 51). Der Patient „liest" aus dem Gesicht des Arztes ab, wie eine Operation verlaufen, ob der Arzt mit seiner Arbeit ist. Ist der Arzt zufrieden, so kann es auch der Patient sein. Selbst der kürzeste Besuch signalisiert: „Ich kümmere mich noch um Sie und bin bereit zu handeln, wenn etwas Unerwartetes eintreten sollte" und „Ich interessiere mich für Ihr Befinden, bin stolz auf meine Arbeit und freue mich, wenn es Ihnen von Tag zu Tag besser geht". Ein Patient, bei dem sich nach der Operation der Arzt selten macht, entwickelt schnell das Gefühl, ein x-beliebiges Rädchen im großen Krankenhausgetriebe zu sein, oder er – was ebenso tragisch ist – schöpft Verdacht und schlussfolgert, dass irgendetwas nicht gut gelaufen ist und folglich „verschwiegen" werden muss. Eine unerwünscht abbrechende Kommunikation ist nicht selten der Auslöser für Verdächtigungen und Unterstellungen, die mitunter sogar vor Gericht enden.

Die oft beklagte fehlende Zeit ist mit großer Wahrscheinlichkeit ein Grund dafür, dass Patienten nach einer Operation nicht mehr die Aufmerksamkeit erfahren, die ihnen gebührt. Es sei jedoch kritisch angemerkt: „Der Faktor Zeitnot z. B. richtet sich zu Unrecht gegen den einzelnen Patienten, er hat Ursachen, die in unserer Gesellschaft begründet sind und zu denen auch wir Chirurgen kräftig beitragen (Hierholzer und Hierholzer 1989, S. 52)".

7.3   Gespräche in der Orthopädie

Von einer deutlich anderen Ausgangslage ist bei Gesprächen mit Patienten auszugehen, die nach längerer Vorbereitungszeit und Planung den Arzt wegen einer orthopädischen Behandlung aufsuchen. In der Orthopädie handelt es sich in den meisten Fällen um hoch standardisierte Eingriffe mit definiertem, vom Patienten geradezu erwartetem Resultat. Wenngleich ein solches nie vom Operateur versprochen werden kann, entsteht vielfach der Eindruck, dass Patienten versuchen, ihrem Behandler ein solches Versprechen abzuringen. Die Ursache dafür ist in der Tatsache begründet, dass sich die meisten vor einer geplanten orthopädischen Operation sehr umfassend aus den verschiedensten Quellen informieren (Laienpresse, Fernsehen, Internet, Vortragsabende, Apotheken-Zeitschriften, etc.) und damit u. U. falsche Hoffnungen bzw. Vorstellungen entwickelt haben. Weit verbreitet ist zum Beispiel die Auffassung, ein verschlissenes Teil des Bewegungsapparats sei problemlos durch ein High-Tech-Implantat auszutauschen. So befindet sich gewissermaßen eine zunächst unbekannte dritte Größe im (Kommunikations-)Raum, die das Gespräch durchaus erschweren kann. Laien können oft nicht ermessen, ob das gerade bspw. in einem Printmedium favorisierte Operationsverfahren X auch für ihr Krankheitsbild bzw. bei ihrem Alter das ideale ist. Hinzu kommt, dass sie die Informationsquellen und deren Seriosität nicht beurteilen können. Folglich kann es vorkommen, dass Patienten mit einer festen Idee in die Sprechstunde kommen und irritiert reagieren, wenn man ihnen ein ganz anderes Operationsverfahren empfiehlt. Will der Arzt einen potenziellen Patienten nicht verlieren, so ist anzuraten, offen und klar auf die eifrig zusammengetragenen Informationen zu reagieren, ohne sie abzuwerten oder gar zu belächeln. Mögliche Reaktionen wären:

„Mit diesem Operationsverfahren, von dem Sie gelesen haben, haben wir tatsächlich noch keine Erfahrung. Selbstverständlich habe ich davon bereits in der Fachpresse gelesen. Wir überlegen auch, ob wir dieses Verfahren einführen sollen, aber ich bin – offen gesagt – nicht davon überzeugt, dass dieses spezielle Verfahren in Ihrem Fall zu empfehlen ist. Gern will ich Ihnen auch meine Gründe nennen. [...] Wenn Sie meine Überlegungen nicht überzeugen, können Sie sich durchaus noch an anderer Stelle beraten lassen. Wir stehen Ihnen auch nach einer Klärung weiterhin zur Verfügung."

„Dieses neue Verfahren kennen wir, haben damit aber noch keine Erfahrung. Tatsächlich könnte es in Ihrem Fall geeignet sein. *Wir* würden in Ihrem Fall wie folgt operieren. [...] Wenn Sie eine zweite Meinung einholen wollen, so ist das für uns kein Prestigeverlust. Hier sind Sie jedenfalls jederzeit willkommen!"

„Das von Ihnen genannte Verfahren kennen wir und wenden es auch an. In Ihrem Fall aber halten wir es für nicht angezeigt. Aus folgenden Gründen [...] ist es bei Ihnen angebrachter, nach der Methode zu operieren, mit der in unserem Haus seit Jahren Erfolge erzielt werden."

Es gilt also überzogene Erwartungen mit Feingefühl zu dämpfen, ohne den Optimismus zu nehmen. In Bezug auf die Patientenaufklärung und die postoperative Begleitung gelten die gleichen Empfehlungen zur Kommunikation wie im Kontext Unfallchirurgie.

Fazit

Eine gute Arzt-Patient-Kommunikation ist unabdingbar und erlernbar! Sie fördert die Compliance, den Heilungsprozess, die Zufriedenheit beider Seiten, hebt die Lebensqualität der Patienten und birgt nachweislich Kostensenkungspotenziale (Müller 2004). Darüber hinaus beugt das sachlich fundierte, aufrichtige und empathische Gespräch möglichen Missverständnissen im Behandlungsverlauf vor; bestimmte Gesprächstechniken wirken im Bedarfsfall deeskalierend.

Ein ärztlicher Kommunikationsstil, der bis heute von vielen Patienten als direktiv, distanziert, ausschließlich problemorientiert, informationsarm und unverständlich beschrieben wird, sollte im Interesse einer Hilfe und Orientierung suchenden Klientel und im Interesse zukünftiger Arzt-Generationen möglichst bald der Vergangenheit angehören.

Literatur

Gradinger R (2010) Grußwort zum 127. Kongress der Deutschen Gesellschaft für Chirurgie vom 20.–23.4.2010 in Berlin. (http://www.chirurgie2010.de/grusswort.php, Zugriff am 01.03.2011).

Hierholzer G, Hierholzer S (1989) Begegnung mit dem Patienten. In: Hierholzer G, Hierholzer S (Hrsg.) (1989) Chirurgisches Handeln. Fragen – Überlegungen – Antworten. Stuttgart, New York: Thieme. S. 45–53.

Holz U, Holz J (1989) Risikobereitschaft. In: Hierholzer G, Hierholzer S (Hrsg.) (1989), S. 65–70.

Hontschik B (Hrsg.) (2003) Psychosomatisches Kompendium der Chirurgie. München: Hans Marseille Verlag

Hontschik B (2006) Körper, Seele, Mensch. Versuch über die Kunst des Heilens. Berlin: Suhrkamp.

Jungbluth K H (1997) Ethische Probleme in der Unfallchirurgie. Festschrift 1997, herausgegeben vom Präsidium der Deutschen Gesellschaft für Unfallchirurgie. (http://www.dgu-online.de/de/unfallchirurgie/geschichte/festschrift/teil1.jsp, Zugriff am 01.03.2011).

Krämer J, Grifka J (2007) Orthopädie, Unfallchirurgie. 8., neu bearbeitete und erweiterte Auflage. Berlin: Springer.

Leriche R (1954) Philosophie der Chirurgie. Zürich: Rascher.

Matter P, Kindler C (1989) Angst und Schmerz. In: Hierholzer G, Hierholzer S (Hrsg.) (1989), S. 60–64.

Müller K (2004) Kenntnisse und Einstellungen klinisch tätiger Ärzte zum Patienten-Gespräch. Eine Untersuchung zum ärztlichen Kommunikationsverhalten. Dissertation zur Erlangung des Grades eines Doktors der Philosophie am Fachbereich Sozialwissenschaften. Freie Universität Berlin.

Schipperges H (1982) Der Arzt von morgen. Berlin: Severin und Siedler.

Schipperges H (1986) Heilkunst an der Grenze von Leib und Seele. Medizinische Wochenschrift 128, 687–689.

Schweickhardt A, Fritzsche K (2009) Kursbuch ärztliche Kommunikation. Grundlagen und Fallbeispiele aus Klinik und Praxis. Köln: Deutscher Ärzte-Verlag.

Siebert H R (2003) Grußwort des Präsidenten der Deutschen Gesellschaft für Unfallchirurgie anlässlich der unfallmedizinischen Tagung in Bamberg, 17./18.05.2003. Trauma und Berufskrankheit Vol. 6 (Suppl 2): 171–172.

8 Kommunikation von Behandlungsfehlern in der Chirurgie

Martin Hansis

Einleitung

Wer arbeitet, macht Fehler, und wer Fehler macht, wird mit diesen konfrontiert und muss dafür gerade stehen – dies gilt auch für ärztliche Behandlungsfehler. So trivial diese Feststellungen sind, so schwer ist der Umgang mit ihnen im Alltag. Dies hängt nicht nur mit der Tradition zusammen, welche dort ein nüchternes Reden über stattgehabte Fehler lange unmöglich machte. Dieses nüchterne Reden wird auch behindert durch das immer noch wiederholt anzutreffende verzerrend-überhöhende Bild vom Arzt und Arztberuf. Schwierig ist schließlich auch der Umstand, dass sich als Teilursachen unerwünschter Behandlungsergebnisse die Folgen der Erkrankung *sui generis*, die Folgen nicht vermeidbarer unerwünschter Behandlungsbegleiterscheinungen und die Folgen etwaiger (tatsächlich vermeidbarer) Fehler überlagern. Dieser Umstand erschwert beiden – dem geschädigten Patienten und dem Arzt – die nüchterne Analyse des Geschehenen.

Die nachstehenden Ausführungen leisten einen Beitrag zu einer sachorientierten, adulten Kommunikation über vermutete Behandlungsfehler – und dies in verschiedenen Stadien der Manifestation eines Fehlers.

8.1 Was ist ein Behandlungsfehler?

Die rechtlichen Voraussetzungen, unter denen im Zivilrecht ein ärztlicher Behandlungsfehler anzunehmen ist, wurden zahlreiche Male dargestellt. Kurz zusammengefasst hat der Arzt zwei Pflichten: Er muss den Patienten gut (nach den Regeln der ärztlichen Kunst) behandeln und er muss zuvor mit ihm Einigkeit über die Verfahrenswahl, die erwarteten Vorteile und die möglichen Risiken herstellen (Aufklärung). Verletzt er eine der beiden Pflichten, handelt er fehlerhaft – entweder falsch oder unerlaubt. Schadenersatzpflichtig gegenüber dem Patienten wird er dann, wenn aus einer fehlerhaften Behandlung ein Schaden für den Patienten entsteht.

Beweispflichtig für die fehlerhafte Behandlung und den daraus entstandenen Schaden ist im Regelfall der Kläger (der Patient). In bestimmten Situationen wird dem Arzt die Beweislast auferlegt – er hat dann die Richtigkeit seines Handelns zu belegen (Beweiserleichterungen).

Das Strafverfahren kennt keine Beweislastumkehr; hier ist ausnahmslos der zweifelsfreie Nachweis von Fehlverhalten und Fehlerfolge notwendig („in dubio pro reo").

Das Arzthaftungsrecht in seiner heutigen Ausprägung ist typisches Rechtspre-chungsrecht – es stützt sich im Wesentlichen auf eine Sequenz höchstrichter-licher Urteile in den vergangenen Jahrzehnten. Diese Rechtsprechungspraxis ist über die Jahre überaus stabil – so haben sich zum Beispiel die Vorstellungen darüber, was einem Chirurgen beim Operieren „passieren darf" (so er sich erkennbar Mühe gegeben hat) praktisch nicht geändert. Die aus Unkenntnis oft behaupteten „Verschärfungen" betreffen nur zwei Gebiete – die Anfor-derungen an die Aufklärung und die Einstufung von Fehlern als Folgen eines Organisationsverschuldens (was wegen einer andersartigen Wertung zur Beweislastumkehr führen kann). Aus diesem Wissen folgt, dass sich ein Arzt gegenüber dem Patienten, der einen Behandlungsfehler vermutet, durchaus gelassen verhalten kann – die Rechtslage ist bei weitem nicht so undurchsichtig wie oft behauptet.

8.2 Stadien der Fehlermanifestation und stadien-gerechte Kommunikation

Behandlungsfehler sind in der Regel keine Naturereignisse, die augenblicklich voll manifest sind – sie entwickeln sich im Laufe der Behandlung und mit ihnen ändert sich der Kommunikationsbedarf gegenüber dem Patienten. Nicht immer werden alle nachstehenden Stadien durchlaufen – es liegt im Interesse aller Be-teiligten, auf einer frühen Stufe zum Frieden zu kommen (s. auch Abschnitt 8.3).

8.2.1 Eine Komplikation droht oder entwickelt sich

Der Beginn einer (z. B. chirurgischen) Komplikation ist eine durchaus häufige Erscheinung im klinischen Alltag: die ersten Anzeichen eines postoperativen Hämatoms, eines postoperativen Infekts, einer Implantatlockerung oder einer Durchblutungsstörung. In dieser Phase gelten für den Umgang mit dem Pati-enten die Grundsätze

- medizinisch proaktiv,
- hierarchisches Upgrade,
- vertrauenmehrende Kommunikation.

Die *medizinisch proaktive* Behandlung (eine alle Möglichkeiten ausschöpfende Diagnostik, frühzeitige Reintervention etc.) ist dabei nicht nur eine qualitativ-inhaltliche Pflicht – sie ist auch die „letzte Chance" für den Arzt, sich gegenüber dem Patienten als fachlich professionell zu präsentieren. Ein *hierarchisches Upgrade* (Chef- oder Oberarzt übernehmen die weitere Behandlung) soll zur Qualitätsstabilisierung beitragen und diese auch – implizit – dem Patienten gegenüber demonstrieren. Auch das freiwillige Angebot einer Zweitmeinung oder einer Verlegung (in eine andere Klinik) in dieser Phase sind Zeichen der Professionalität.

Der Umgang mit den Patienten hier soll ein größtmögliches Maß an Selbstverständlichkeit ausstrahlen – weder defensiv noch hemdsärmelig sein. Auch die kleinste Unwahrheit kann sich zum Bumerang entwickeln (Verharmlosen der Komplikation, Beschönigen der Prognose etc.). Man kann in dieser Phase durchaus den Begriff „Komplikation" verwenden, er ist neutraler Natur. Abzuraten ist von dem Begriff „Fehler", da dieser sofort eine Wertung impliziert. Die Zahl der Kontaktaufnahmen (Visiten etc.) sollte eher gesteigert, keinesfalls verringert werden – sonst hat die einzelne Äußerung ein viel zu hohes Gewicht. Insgesamt muss eine *vertrauenmehrende Kommunikation* das oberste Ziel sein.

Es geistert in Arztkreisen die Mär, man dürfe gegenüber dem Patienten keinen Fehler zugeben (wegen der Haftpflichtversicherung). Das ist *so* sicher falsch. Der Satz „Ich habe einen Fehler gemacht" darf zwar ohne Absprache mit der Versicherung nicht fallen – alles andere ist erlaubt und (kommunikativ gesehen) sogar förderlich. So zum Beispiel die Aussage, dass „wir die Komplikation sehr bedauern", oder auch die Aussage, dass „wir hier vielleicht nicht alles ganz richtig gemacht haben".

8.2.2 Erste Vorwürfe werden erhoben

Irgendwann ist es soweit – der Patient oder ein Angehöriger wirft eine medizinische Fehlbehandlung vor. Der Auslöser dafür kann unterschiedlich sein – sei es, dass die Behandlung der Komplikation doch nicht so erfolgreich war, wie erhofft (s. 8.3.1), sei es, dass andere Umstände oder Kommunikationsdefizite das Misstrauen geweckt haben (s. auch Abschnitt 8.4). Generell gilt in dieser Phase

- medizinisch den „geordneten Rückzug" antreten,
- sich helfen/beraten lassen,
- sich nicht provozieren lassen.

Ob es sinnvoll ist, eine *Behandlung fortzusetzen*, wenn gleichzeitig ein Fehlervorwurf im Raume steht, hängt vom Einzelfall ab. Am saubersten sind die Verhältnisse, wenn es gelingt, den Patienten (in friedlicher Absprache mit ihm) in andere Hände zu geben. Wo dies nicht möglich ist, sollte man sich auf die Formel einigen, dass zunächst die Behandlung zu Ende geführt wird und *erst anschließend* mittels externer Begutachtung die Frage eines Fehlers geklärt wird. Meistens gehen die Patienten darauf ein.

Spätestens in dieser Phase sollte sich der Arzt kritisch selbst prüfen und *dabei kundig beraten lassen*, ob ihm tatsächlich ein vorwerfbarer Fehler unterlaufen ist. Nichts ist für den ärztlichen Ruf schädlicher als eine fortgesetzte Selbstverteidigung in einer Situation, wo die Fehlleistung bereits erkennbar ist. Es geht um die Frage, ob man hier oder da eine offene Flanke habe. Schon deshalb (und auch weil die Versicherungsbedingungen dies vorschreiben) ist jetzt der Zeitpunkt für eine erste Kontaktaufnahme mit der Haftpflichtversicherung gekommen. Guter Rat kommt zu diesem Zeitpunkt auch von wohlwollenden, kundigen Kollegen.

Es kommt vor, dass Patienten oder ihre Angehörigen in dieser Phase (durchaus auch unbewusst) den Arzt *kommunikativ aufs Glatteis* führen: durch provozierende Äußerungen, durch unablässiges kritisches Fragen, durch Hinzufügen weiterer Vorwürfe, durch eine demonstrative Anspruchshaltung, durch Übergang von der Sachebene (Fehlervorwurf) auf die Beziehungsebene (Unhöflichkeit etc.). Der Arzt ist gut beraten, hier seine Emotionen und seine Zunge in Zaum zu halten. Es fällt ihm zunehmend schwerer, von sich aus mit dem Patienten Kontakt aufzunehmen – aber er kommt nicht umhin, es zu tun. Und er muss in seinem Umfeld ein striktes Reglement pflegen, was Äußerungen *anderer Mitarbeiter* betrifft; für diese gilt nämlich dasselbe. So der Patient mit seinen inzipienten Vorwürfen an die Öffentlichkeit geht, wird unbedingt die Hilfe professioneller Öffentlichkeitsarbeiter in Anspruch genommen.

Eine besondere Situation liegt vor, wenn eindeutig ein Fehler vorliegt. Dann kann sich der Arzt hierzu mit seiner Versicherung abstimmen und *mit deren Zustimmung* (am besten in Anwesenheit des Repräsentanten der Versicherung) ein Gespräch mit dem Patienten und ggf. dessen Angehörigen führen, in dem der Fehler zugegeben wird. Gleichzeitig wird vereinbart, die Behandlung zu Ende zu führen (so gewünscht und notwendig) und anschließend in eine Regulierung einzutreten. Dieses Verfahren ist sehr elegant: Es sichert ohne Umwege und vor allem ohne unnötige Verletzungen dem Patienten seine Rechte – und es beseitigt die schwelende Ungewissheit, weil es klare Verhältnisse und erneutes Vertrauen schafft. Es setzt einen starken und selbstkritischen Arzt voraus und eine kluge Versicherung.

8.2.3 Ein Rechtsstreit bricht aus

Nun sind Arzt und Patient Gegner und sollten sich auch wie professionelle Gegner verhalten. Für den Arzt bedeutet dies vor allem: nur noch mittelbare Kommunikation.

Immer wieder wollen Ärzte in einem Medizinschadensprozess „ihre Ehre retten". Immer wieder versuchen Ärzte während Prozessen, durch eine Flut medizin-fachlicher Richtigstellungen dem Vorgang die erwünschte Wendung zu geben. Das kann nicht gut gehen. Ärzte, die in Medizinschadensprozessen in eigener Sache vor Gericht auftreten, schaden oft sich selbst weit mehr als sie sich nützen.

In formalisierten Verfahren (gerichtlich und außergerichtlich) hält der Arzt tunlichst den Mund – es sei denn, er wird vom Gericht gefragt. Und auch was er dann sagt, sollte er zuvor mit seinem Anwalt absprechen. Analoges gilt, wenn der Vorgang in die Öffentlichkeit getragen wird – auch hier ist professionelle Hilfe obligat.

Es versteht sich von selbst, dass der betroffene Arzt in diesem Stadium nicht von sich aus in Verbindung mit dem klagenden Patienten oder gar dem Gutachter tritt. Eine gute Vorbereitung des Rechtsstreits ist essenziell, um Professionalität zu zeigen und um den eigenen guten Ruf sowie den der Klinik zu wahren.

8.2.4   Nach dem Fehler ist vor dem Fehler

Es ist Bestandteil guten ärztlichen Handelns, Komplikationen bzw. Fehler der Vergangenheit von Zeit zu Zeit aufzuarbeiten und auf Muster bzw. Vermeidungspotenzial zu untersuchen. Hierzu gehört auch die Etablierung von Meldesystemen für „Beinahefehler" (incidents reporting).

Dies zu *tun* ist einfach, es angemessen zu *kommunizieren* ist schwierig: Einerseits erwartet die Öffentlichkeit von jedem Arzt/Krankenhaus derartige Maßnahmen, andererseits kann es schon schief ankommen, wenn ein Krankenhaus von sich aus über seine Fehlermelde- und -früherkennungssysteme berichtet. „Die werden's wohl nötig haben?!" – so lautet die befürchtete öffentliche Reaktion. Ein Arzt/ein Krankenhaus mit der Stärke, diese Frage bzw. diese Unterstellung auszuhalten, mag sachlich über seine Risikoprävention berichten. Wer sich vor der unangemessenen Reaktion fürchtet, lässt das Berichten bleiben – betreibt aber dennoch Risikoprävention unverändert!

Ein gesondertes Problem stellen diejenigen Gruppierungen dar, die aus der Skandalisierung (d. h. der unprofessionellen Bearbeitung) medizinischer Risiken Nutzen ziehen. Damit sind nicht vorrangig Medien gemeint (deren Aufgabe ist es in der Tat, „Ungehöriges" zu benennen und anzuprangern). Damit sind vor allem medizinische Fachpersonen gemeint, die selbst zwar gar keine Fehler mehr machen (da in Funktionärsposten), die aber Freude daran haben, durch Benennung traumhaft hoher Komplikations- oder Schadenszahlen anderer Einrichtungen anhaltend zu Fernsehinterviews geladen zu werden. Die konkreten Präventionsmaßnahmen sind ja dann schließlich nicht ihr Problem. Diese selbsternannten Aufklärer leisten der Risikoprävention und dem angemessenen Umgang mit ihr einen „Bärendienst".

8.3   Die Vorwurfsspirale

Oben wurde dargestellt, wie sich medizinischer Schaden, Vorwurfsverhalten und Kommunikationsprobleme parallel entwickeln. Unabhängig davon gibt es eine weitere Gesetzmäßigkeit, deren Ablauf sich ganz von der „sachlichen Grundlage eines objektivierbaren Fehlers" abkoppeln kann – die Vorwurfsspirale:

Am Anfang steht ein Vorwurf. Grundlage kann eine Komplikation sein, Grundlage kann aber auch eine überlange Wartezeit, Unhöflichkeit im Umgang oder jedes andere organisatorische oder kommunikative Problem sein. Der Patient oder der Angehörige, der den Vorwurf vorträgt, erwartet zweierlei – ernst genommen zu werden und Genugtuung.

Ihn ernst zu nehmen, heißt im frühen Stadium, ihm mit (aufrichtigem!) Interesse zuzuhören, vielleicht den einen oder anderen erklärenden Kommentar zu geben und sich dann – sofern der Vorwurf dem Grunde nach gerechtfertigt ist – aufrichtig (!) zu entschuldigen.

Bleibt die Genugtuung auch nur eine Spur hinter den Erwartungen zurück (bspw. durch langatmige Selbstexkulpationen), wird der Patient oder sein Angehöriger mutmaßlich eskalieren: Es treten evtl. weitere Vorwürfe hinzu und die Vorwürfe werden formalisiert (z. B. Rechtsanwaltsschreiben).

Erneut hat der Arzt die Möglichkeit, *endgültig befriedend* zu reagieren – indem er die Erwartungen des Anspruchsstellers *übererfüllt*. Tut er dies nicht, folgen Gutachterkommission, Zivilverfahren, Strafverfahren und zuletzt die mediale Vernichtung. Dem Autor sind aus seiner Position als Gutachter zahlreiche Vorgänge bekannt, die dieser Spirale bis zu einem bitteren Ende gefolgt sind – wobei die Ursache der Eskalation auf jeder Stufe erneut eine unvollständige Erfüllung der Erwartungen des Beschwerdeführers war.

8.4 Brandbeschleuniger

Zu einem „medizinischen Behandlungsfehler" kommen vielfach zwei Elemente hinzu, die zwar zunächst mit der Güte der medizinischen Maßnahmen nicht direkt zu tun haben, die jedoch als ‚Brandbeschleuniger' wirken. Sie lassen den eigentlichen medizinischen Fehler überhöht erscheinen und bestärken den Beschwerdeführer in seiner Vorwurfshaltung: Es sind dies organisatorische Mängel und Unhöflichkeit. Theoretisch kann man auch in desorganisiertem Umfeld und ohne gute Kinderstube exzellente Medizin machen. Die Erfahrung lehrt aber, dass gerade leichtere medizinische Unregelmäßigkeiten (evtl. gar keine Fehler im juristischen Sinne) im Chaos und/oder bei pampigem Umgang wie durch ein Vergrößerungsglas gesehen werden. Unordnung und Unhöflichkeit sind geradezu eine implizite Aufforderung an kritische Patienten und Angehörige, nach ‚Fehlern' zu suchen.

Zusammenfassung

Es ist ein anerkanntes Stereotyp, dass medizinische Behandlungsfehler auch bei bestem Bemühen nicht immer zu vermeiden sind. Das mag stimmen. Genau so richtig ist jedoch, dass im Gesamterscheinungsbild und insbesondere im Vorgang der Befriedung der eigentliche Fehler oft hinter dem zurücksteht, was als Sekundärfehler hinzuaddiert wurde – und dies in aller Regel im Sinne von Kommunikationsfehlern. In jedem Stadium der Fehlerentstehung einerseits bzw. der Vorwurfseskalation andererseits besteht prinzipiell die Möglichkeit zur definitiven Befriedung. Dass diese mit fortschreitendem Prozess immer schwieriger wird, liegt in der Natur der Sache. Je stabiler und glaubwürdiger der belastete Arzt dem Patienten bzw. seinem Angehörigen wirkliche Achtung, wirklichen Respekt entgegenbringen kann (was gegenüber Beschwerdeführern sicher nicht einfach ist), desto leichter wird er die richtigen Worte und die richtigen Formen der non-verbalen Kommunikation finden. „Befriedung durch Kommunikation" hängt durchgehend von der *Haltung* des Arztes ab.

Literatur

Hansis M L (2001) Die Begutachtung von Behandlungsfehlervorwürfen. Aktueller Stand und Perspektiven. In: Der Unfallchirurg 104, 7: 668–670.

Hansis M L, Hansis D E (2001) Der ärztliche Behandlungsfehler: Verbessern statt streiten. Landsberg: Ecomed.

9 Komplikationen in der Chirurgie

Michael A. Scherer

9.1 Definition des Begriffes Komplikation

„Pfusch im Krankenhaus" war ein Beitrag in der Süddeutschen Zeitung vom 19.11.2010 betitelt, der über eine Statistik der AOK Bayern berichtete: In den Jahren 2000 bis 2010 waren bei 21.400 AOK-Mitgliedern ärztliche Behandlungsfehler moniert worden, davon wurden 8.573 begutachtet und 3.130 (36,5 %) bestätigt. Aber nicht nur ärztliche Behandlungsfehler stellen eine Komplikation dar, der Begriff muss weiter gefasst werden: Als Komplikation ist jedes unerwünschte Ereignis im Verlauf der Aufnahme, Diagnostik, Therapie und Nachbehandlung anzusehen, das potenziell oder tatsächlich einen idealtypischen Krankheitsverlauf verändern kann. Komplikationen werden für die klinische Dokumentation im Krankenblatt verbal bezeichnet (Ulcus, Harnwegsinfektion, Stresscholecystitis, Pneumonie etc.), für die Abrechnung mit dem Kostenträger nach der gültigen ICD-Klassifikation und für die wissenschaftliche Bearbeitung (Neumaier und Scherer 2008) und statistische Dokumentation beispielsweise alphanumerisch (Awofeso 2009).

Wesentliche Einordnungskriterien sind dabei, welche Ressourcen die Komplikation verbraucht, ob die Krankenhausverweildauer über die fall- und diagnosetypische Dauer verlängert wird, ob ein Revisionseingriff erforderlich ist, eine tiefe Infektion auftritt oder es gar zum Versterben des Patienten kommt.

9.2 Komplikationen – Inzidenz und Bedeutung

Die Inzidenz von Komplikationen hängt ganz wesentlich vom betrachteten Krankengut ab und ist für die im Rahmen der Bayerischen Qualitätssicherung definierten Krankheitsbilder (tracer-Diagnosen) gut bekannt. Während die Cholecystektomie (n = 25.448) mit 0,9 % eine geringe Rate an schwerwiegenden, reinterventionspflichtigen Komplikationen und eine Letalität von 0,6 % aufweist (BAQ 2009), ist der Hüftgelenksnahe Oberschenkelbruch (n = 15.747) mit 3,4 % reinterventionspflichtiger Komplikationen und einer achtmal höheren Krankenhausletalität (4,8 %) behaftet (BAQ 2009). Bei der Untersuchung von 2.400 stationären Aufnahmen von 10 Krankenhäusern in North Carolina, die alle an qualitätsverbessernden Maßnahmen teilgenommen hatten, wurden 588 schädliche Ereignisse an 423 Patienten an 10.415 Patiententagen dokumentiert. 41,5 % dieser Schäden waren interventionspflichtige, temporäre Ereignisse, 251 verlängerten die Aufenthaltsdauer in der Klinik, 17mal kam es zu bleibenden Schäden, 50 Komplikationen waren potenziell lebensbedrohlich und 14 trugen kausal mit zum Versterben des Patienten bei

(Landrigan et al. 2010). Komplikationen sind ein ständiger, hochfrequenter Begleiter der modernen Medizin.

9.3 Präoperative Risiko- und Komplikationsaufklärung

Sinn und Zweck der ärztlichen Aufklärung über die Risiken eines bevorstehenden Eingriffs ist es, dem Patienten die für seine Entscheidung notwendigen Fakten in einer für den medizinischen Laien verständlichen Form mitzuteilen. Die Aufklärung soll ihn in die Lage versetzen, sich nach seinen eigenen Maßstäben, nicht nach denen eines „vernünftigen" Durchschnittspatienten, für oder gegen den Eingriff entscheiden zu können (BGH 1989). Aufzuklären ist demnach über Schwere und Richtung des konkreten Spektrums der allgemeinen Eingriffsrisiken (BGH 1996), nicht hingegen über alle möglichen Komplikationen.

Aufzuklären ist über die allgemeinen Eingriffsrisiken im Sinne einer Grundaufklärung und über die spezifischen Risiken der in Aussicht genommenen Maßnahme. Für die „allgemein bekannten" Risiken einer Behandlung besteht keine Aufklärungspflicht. Als „allgemein bekannte" und damit nicht aufklärungspflichtige Risiken gelten nach der Rechtsprechung z. B. Wundinfektionen, Narbenbrüche und Embolien (BGH 1992; BGH 1986). Woher aber weiß der aufklärende Arzt, ob ein Risiko aufklärungspflichtig ist oder nicht? Diese Frage lässt sich wegen der Unschärfe der Abgrenzungskriterien in vielen Fällen – wie von Ulsenheimer zu Recht kritisiert (Rz 70) – leider nicht immer ohne weiteres beantworten. Die Praxis wird von einer Fülle von Einzelfallentscheidungen bestimmt.

Bei der Aufklärung über eingriffsspezifische Risiken kommt es nicht auf die Komplikationsdichte an. Der Patient ist über speziell dem geplanten Eingriff anhaftende Risiken, die ihn im Fall des Eintretens in seiner weiteren Lebensführung in besonderem Maße belasten würden (BGH 1994), auch dann aufzuklären, wenn sie nur sehr selten eintreten und für den Patienten überraschend sind, der Arzt also nicht annehmen kann, dass der Patient mit ihnen rechnet (BGH 1980).

Bereits 1976 wurden zur Nachhaltigkeit des ärztlichen Informationsgesprächs in den USA zwei Arbeiten veröffentlicht. Leeb et al. (1976) stellten bei der Befragung von 100 Patienten bereits sieben Tage nach dem Aufklärungsgespräch fest, dass sie sich lediglich an 35 % dessen erinnerten, worüber sie aufgeklärt worden waren. Robinson et al. (1976) befragten 20 Patienten 4–6 Monate nach der Aufklärung: 29 % der Informationen waren aktiv reproduzierbar, 42 % nach suggestiver Befragung erinnerlich.

In einer eigenen Untersuchung an 100 konsekutiven Patienten (Kayser et al. 2006) zeigen sich auf ärztlicher Seite in der klinischen Routine in Einzelfällen eklatante Defizite bei der Aufklärungsdokumentation, die Zahl schriftlich dokumentierter Items schwankt zwischen zwei und 18. Von 100 Patienten verstehen 14 % die Natur ihrer Erkrankung oder Verletzung nicht, demzufolge können sie auch den durchgeführten Eingriff nicht begreifen – nur 85,6 % der Patienten konnten ihre Verletzung, 87,5 % die erfolgte Operation richtig benennen. Auf dieser Grundlage ist in dieser Patientengruppe die Abstraktion von möglichen zukünftigen Komplikationen nur schwer erreichbar.

Die Erinnerung von Patienten an die präoperative Aufklärung ist sehr lückenhaft (12,6–43,5 %). Bedenkt man, dass Haftungsansprüche gegen Ärzte in der Regel nicht Tage, sondern eher Monate bis Jahre nach einer Operation geltend gemacht werden, kann man davon ausgehen, dass die Erinnerung der Patienten an die präoperative Aufklärung noch schlechter ausfällt als in dieser Studie. So ist auch zu verstehen, dass Patienten selbst ohne bösen Willen im Falle einer Gerichtsverhandlung bestreiten, über ein bestimmtes Thema aufgeklärt worden zu sein. Die Nachhaltigkeit von Aufklärungsgesprächen, gemessen an der Dokumentation durch die aufklärenden Ärzte, ist gering.

Patientenalter, Geschlecht, Schulbildung, erlernter Beruf, kognitive Funktion, Zeitpunkt der Befragung, Umfang der Aufklärung, Fallart stellten keine Einflussfaktoren dar. Einzig der Faktor „Strukturqualität im Krankenhaus" wirkt sich auf die Erinnerung aus: In einem der beiden Studienkrankenhäuser hatten die Ärzte über signifikant mehr Themen aufgeklärt. Gleichsinnig dazu erinnerten sich die Patienten im Auswahlverfahren an eine größere Anzahl von Risiken.

Der aktuellste Lösungsansatz zur Verbesserung der Erinnerungsfähigkeit ist die Stufenaufklärung. Durch die zwei- oder gar mehrzeitige Aufklärung soll eine nachhaltigere Information beim Patienten erreicht werden. Chan (2002) konnte nachweisen, dass die Erinnerungsfähigkeit auch durch Benützung zusätzlichen schriftlichen Informationsmaterials gesteigert werden kann. Aber selbst unter diesen Voraussetzungen sollten die Erwartungen nicht zu hoch gesteckt werden, wie eine Studie von Hutson et al. (1991) zeigt. Sie untersuchten ein Kollektiv von 38 Patienten vor einer elektiven Gelenksoperation. Alle Patienten erhielten präoperativ solange ein „Tutoring", bis sie alle im Aufklärungsgespräch erwähnten Punkte korrekt wiedergeben konnten. Erst dann erhielten sie die Einwilligungserklärung zur Unterschrift. Trotzdem erinnerten sich sechs Monate später nur 25 % der Patienten an das Risiko Infektion, 28 % an Tod, 14 % an Verlust von Bewegungsumfang, 11 % an Prothesenlockerung, 6 % an Schmerzen und 3 % an Nerven- oder Gefäßverletzung.

Das prinzipielle Problem einer auch sehr umfangreichen ärztlichen Aufklärung besteht offenbar darin, dass nicht verstandene Fakten zwar kurzfristig amnestisch erfasst werden, langfristig aber nur nach Erlernen auf der Basis von Grundwissen abrufbar wären. Das Aufklärungsgespräch dient von ärztlicher Seite in erster Linie dazu, Vertrauen auf der Basis persönlicher Kommunikation und gegenseitigen Verstehens zu schaffen und bereits dadurch die Wahrscheinlichkeit späterer Behandlungsvorwürfe erheblich zu reduzieren.

9.4 Kommunikation von Komplikationen

Nach einer Forsa-Umfrage (Hempel 2010) unter 1.000 Personen fürchten sich 54 % vor einem Krankenhausaufenthalt. Ganz oben auf der Liste stünden die Angst vor Behandlungsfehlern (65 %) und erfolglosen Therapien (61 %), gefolgt von der Angst vor Ansteckung mit gefährlichen Keimen (55 %) oder vor Schmerzen (53 %).

Das Arzt-Patient-Verhältnis hat sich vom paternalistischen Arztbild, der Chefvisite mit einem Rattenschwanz an Untergebenen und dem Gespräch *über* den Patienten zu einem Bild des Arztes als Dienstleister, dem Einholen zweiter und dritter Meinungen und dem direkten Gespräch mit einem aus Medien und Internet halbgebildeten Patienten gewandelt. Damit einher gehen erhebliche formale Veränderungen, ökonomische Zwänge, juristische Vorgaben und die strikte Begrenzung der ärztlichen Arbeitszeit. Ein weiterer Aspekt sind ausländische Patienten: In Deutschland leben zurzeit 15 Millionen Menschen mit Migrationshintergrund. Im Jahr 2009 wurden in den fünf Münchener städtischen Kliniken 14.000 nichtdeutsche Patienten aus 157 Nationen behandelt. Kulturelle und sprachliche Barrieren erschweren potenziell die Kommunikation (s. Beitrag von Eicke, d. Hrsg.)

Ein wichtiger Aspekt der Kommunikation, insbesondere von Fehlern, ist Emotionalität. Die Emotionalität des Patienten ist jedoch nur eine Seite der Medaille, auch der behandelnde Arzt muss sich seiner Emotionalität und einer möglichen Projektion auf den Patienten bewusst sein: Schuldzuweisungen – bspw. Nikotin, Alkoholkrankheit, zu frühe Belastung, Fettleibigkeit – sind nutzlos und kontraproduktiv. Auch wenn es manchmal schwer fällt, ist die Anerkennung der Position des Patienten, seiner vielleicht medizinisch unsinnigen Aussagen, die Wertschätzung seiner Person und seines Problems ein wichtiger Einstiegspunkt. Jede Komplikation zieht unweigerlich eine Enttäuschung nach sich, sowohl beim Therapeuten als auch beim Behandelten.

Mit den ständig kleiner werdenden Zeiträumen, die dem Arzt pro Patientenkontakt theoretisch zur Verfügung stehen, ist es besonders wichtig, nicht nur eine effektive, sondern eine zugleich emphatische Kommunikation und Beziehung zum Patienten zu entwickeln (Awofeso 2009).

Jeder Mediziner sollte in allen Aspekten der täglichen Arbeit nach Exzellenz streben, sowohl was Ressourcenallokation, Patientensicherheit, Struktur-, Prozess- und Ergebnisqualität anbelangt. In der täglichen Praxis werden wir aber ständig zu Kompromissen und Wertabwägungen gezwungen (Marshall et al. 2010): Nehme ich den Patienten stationär auf, mit deutlich besserem Kosten-Nutzen-Ergebnis für die Klinik, oder lasse ich ihn noch ambulant? Gebe ich dieses neue, extrem teure Medikament, wenn das billige nur wenig schwächer wirkt?

9.4.1 Standardfehler in der Kommunikation

Bei der Arzt-Patient-Kommunikation bei Komplikationen gibt es in erster Linie vier Standardsituationen, die zweifellos falsch sind und den Patienten erst dazu bewegen, juristischen Beistand zu suchen:

a) *Es findet überhaupt keine bzw. eine Verweigerung von Kommunikation statt:*
Dies gilt gerade für kleinere Eingriffe – mit immer kürzer werdenden Verweildauern und den arbeitszeitrechtlich bedingt raschen Wechseln der für die Station zuständigen Ärzte. Wenn keine straffen innerklinischen Standard Operating Procedures (SOPs) vorliegen, die unumgänglich regeln, dass jeder Operateur am Abend des Eingriffs und am nächsten Tag nach dem von ihm operierten Patienten sieht, ist es möglich, dass ein Patient vom Arzt A aufgeklärt, vom Arzt B operiert, von den Ärzten C bis E visitiert und vom Arzt F entlassen wird. Das Aufbauen eines Vertrauensverhältnisses, das Besprechen von Nöten und Sorgen ist damit selbstredend ausgeschlossen. Zu Vermeidungsstrategien in diesem Zusammenhang gehören auch: dem Zimmer fernzubleiben, Patienten nicht ansehen oder ansprechen, einem Gespräch auszuweichen oder „Sprüche klopfen".

b) *Herunterspielen der Bedeutung von Komplikationen:*
Initialstadien von Komplikationen, besonders infektiöser Art, mangelnde oder fehlende Fortschritte in der Nachbehandlung oder ein „suboptimales" technisch-mechanisches Ergebnis einer Operation in der Unfallchirurgie/ Orthopädie stellen hier Standard-Situationen dar. Die Erfahrung zeigt, dass besonders selbst verursachte Komplikationen eher verzögert aggressiv diagnostiziert und behandelt werden als Komplikationen, die bei Kollegen aufgetreten sind.
Gerade in der Endoprothetik sind die Erwartungshorizonte des Patienten mit dem so selbstverständlichen wie irrationalen Wunsch nach vollständiger Wiederherstellung *ad integrum* in unausgesprochenem Widerspruch zur operativen Leistung und zum biologisch und mechanisch Machbaren (s. Beitrag Hax, d. Hrsg.). Defizite bestehen in erster Linie darin, dem Patienten offen zu erklären, dass ein optimales Ergebnis, eine vollständige Wiederherstellung nicht möglich sein werden: „Es handelt sich um ein künstliches Gelenk, eine Prothese, einen Ersatz. Die ist nicht so gut wie das, was die Natur/Gott geschaffen hat ...". Auch der Hinweis auf intensive eigene Mitarbeit und auf einen erheblichen Zeitaufwand fehlt häufig.
Wir leben in einem Gesundheitssystem, in dem der Anspruch die Gesamtressourcen übersteigt, in dem Erwartungen auf Heilung *ad integrum* über die Realität hinausreichen und der projektierte Idealzustand schwer zu erreichen ist.

Beispiel
Ein 72-jähriger Patient, der in der Klinik besonders dadurch auffällt, dass er nahezu jede Patientenfortbildung besucht, unabhängig vom referierten Thema wie Hämorrhoiden, Herzkatheter oder Kniegelenktotalendoprothesen. Operationsindikation: Erheblicher subjektiver Leidensdruck mit konservativ medikamentös nicht beherrschbaren Schmerzen bei Coxarthrose Grad III. Implantation einer zementfreien Hüftgelenktotalendoprothese mit intraoperativer Fissur des Trochanter major, die dem Patienten postoperativ nicht kommuniziert wurde. Am siebten postoperativen Tag

im Rahmen der Krankengymnastik bzw. Gehschule Schmerzzunahme nach akustischem Phänomen und „Einknicken". Die zweite postoperative Röntgenkontrolle zeigt eine geringgradige Dislokation des Trochanter major unter 5 mm Maximaldistanz. Wegen der sekundären Dislokation, also von Weichteil gedeckt, Entscheidung für konservative Behandlung. Der Patient holt sich bei vier Kollegen zweite Meinungen ein, er lässt sich nicht revidieren. Bei der Ein-Jahres-Untersuchung hat er ein schmerzfreies Gangbild, gute Beweglichkeit, kein Trendelenburghinken – aber er klagt auf Behandlungsfehler: Er könne nur 5 km wandern, nur 20 km Radfahren, wolle aber wieder Sport treiben. Dafür sei die Operation gedacht gewesen. Er bereitet die Klage vor.

c) *Kommunikationsprobleme semantischer Art:*
Viele Patienten sind nicht in der Lage, die Inhalte der Aufklärungsgespräche zu verstehen.
Zur Erklärung sind einfache Zeichnungen oder nicht-medizinische Paraphrasen erforderlich und sehr hilfreich. Bei Patienten mit Migrationshintergrund sind reduziertes oder fehlendes Sprach- und Wortverständnis, gepaart mit einer vermehrten Respekthaltung gegenüber dem Arzt, dafür verantwortlich, dass trotz zustimmender Äußerung seitens des Patienten kein tatsächliches Verstehen der kommunizierten Komplikation erreicht wird. Auf Arztseite gibt es die Angst, schlechte Nachrichten zu überbringen und deren Tragweite dem Patienten deutlich machen zu müssen. Die Semantik wird besonders an folgendem Beispiel deutlich:
76-jährige Patientin, kotige Drainage am fünften postoperativen Tag nach palliativer Hemikolektomie bei M1 Colon aszendens-Carzinom. „Frau Müller, Sie haben da ein kleines Loch im Darm, das wir wieder flicken müssen." Dieser Satz bedeutet aber: „Frau Müller, Sie haben eine Nahtinsuffizienz mit kotiger Peritonitis, Sie kommen ins Lavage-Programm und erhalten einen Anus praeter für den Rest ihres Lebens. Ihre Wahrscheinlichkeit, im Krankenhaus zu versterben, ist jetzt um das Vierfache erhöht. Die palliative Chemotherapie muss verschoben werden, auch hier verlieren Sie Lebenszeit."

d) *Pejorative Äußerungen durch Dritte:*
Vorstellung beim Kollegen: „Aha, Sie waren beim Kollegen Müller. Tja, ja, in erster Linie ein begnadeter Golfspieler."
Patienten werden vom niedergelassenen Kollegen geschickt, um einen vielleicht von der Norm abweichenden Fall zu beurteilen. Ein typisches Fehlverhalten ist hier bei *alio loco* operierten Patienten die Diskussion über auswärts durchgeführte Therapien mit gerunzelter Stirn, Kopfschütteln und negativer Körpersprache. Auch negative Äußerungen über Röntgenbild oder Befund zwischen Ärzten, ohne den Patienten in die Kommunikation mit einzubeziehen, sind negative Beispiele. Oftmals ist dem Patienten noch gar nicht bewusst, dass es sich in seinem Fall um eine Komplikation, vielleicht auch nur mit marginaler Penetranz, handelt.

9.5 Sonderfälle – Behinderte und onkologische Patienten

Für die Mehrzahl der geistig behinderten Patienten stellt allein der Transfer ins Krankenhaus – eine vollständig ungewohnte Umgebung, ständig neue Gesichter, wechselnde Sozialkompetenz im Umgang mit dem Behinderten – eine völlige Auflösung seiner Umgebung, seiner Lebenskoordinaten dar. Angst ist hier das vorherrschende Gefühl. Die prospektive Tragweite einer chirurgisch sanierungsbedürftigen Komplikation wird dem Patienten in den meisten Fällen nicht zu vermitteln sein.

Bei onkologischen Patienten wird jedwede Komplikation als Katastrophe erlebt: „… auch das noch! Bei mir geht alles schief!" Im Rahmen der Arzt-Patient-Kommunikation steht hier in erster Linie die wiederholte Betonung, falls dem so ist, dass die Komplikation nichts am grundsätzlichen Krankheitsverlauf der Tumorerkrankung ändert, sondern „nur" den technischen Ablauf der Behandlung verzögert. Operationsbedürftige Komplikationen beim Tumorpatienten erfordern eine besondere interdisziplinäre Absprache und Stringenz in der Behandlung, getreu dem Motto: „Nicht dem Leben Jahre geben, sondern den Jahren Leben geben".

9.6 Verhaltensvorschläge zur Kommunikation von Komplikationen für die tägliche klinische Praxis

- Wesentlich ist eine idealerweise bereits präoperativ aufgebaute Vertrauensbasis zwischen Patient und Operateur.
- Die Kommunikation einer Komplikation ist Sache des Operateurs bzw. Chefsache und nicht an einen untergeordneten Assistenten delegierbar. Der Patient muss das Gefühl haben, dass seine Komplikation in jedem Fall (und unabhängig vom Verursacher) ernst genommen und auf Chefarztebene angemessen adressiert wird.
- Die Kommunikation einer Komplikation sollte nicht zwischen Tür und Angel erfolgen, geben Sie dem Patienten das Gefühl, dass ausreichend Zeit für die Besprechung ist. Am einfachsten gelingt das, indem Sie sich einen Stuhl heranziehen und Platz nehmen oder einen Termin für dieses Gespräch vereinbaren.
- Versuchen Sie strikt, alle wahrscheinlich unverständlichen Fremd- und Fachworte zu vermeiden.
- Wenn Sie Unfallchirurg und Orthopäde sind, bringen Sie das Röntgenbild mit, auf der die Komplikation zu sehen ist. Sind Sie in anderen Fächern operativ oder konservativ tätig, dann zeichnen oder malen Sie die Komplikation in schematisierter Form. Diese Unterlagen bleiben beim Patienten, damit er das im wahrsten Sinne des Wortes *begreifen*, sich wiederholt ansehen und zur weiteren Kommunikation mit Angehörigen verwenden kann.
- Hören Sie zu und lassen Sie den Patienten auch in Ihren Augen unsinnige Argumente und Einwände vorbringen.

- Bieten Sie eine Wiederholung des Gesprächs mit den nächsten Angehörigen an: Die Kommunikation Ihrer Mitteilung durch den Patienten alleine an seine Angehörigen enthält nur einen Bruchteil des Gesagten – nur die negativen Aspekte.
- Versuchen Sie, einen positiven Endpunkt in Aussicht zu stellen – „Licht am Ende des Tunnels".
- Seien Sie ehrlich. Die Arzt-Patient-Beziehung basiert auf Ehrlichkeit (Miles 2009). Patienten, die ihrem Operateur trotz Komplikation vertrauen, sind die Basis für eine effiziente und effektive Bekämpfung der Komplikation. Die exakte Beschreibung einer Komplikation, ihrer Therapie und Prognose hat nichts mit dem Eingeständnis eines Behandlungsfehlers zu tun.

Klinisches Beispiel für gelungene Kommunikation

68-jährige Patientin, auswärts an einer Hüftgelenktotalendoprothese rechts voroperiert, dreimalige Luxation der Prothese. Vertrauensverlust zum Voroperateur. Im Rahmen der selbst durchgeführten Revision kam es zu einer Acetabulumfraktur, die das Operationsergebnis sowohl hinsichtlich der knöchernen Integration der zementfrei implantierten Hüftgelenkspfanne als auch der Luxationsvermeidung maximal gefährdet. Umfangreiche Aufklärung der akademischen Patientin mit intraoperativen Bildern, am Beckenmodell eingezeichnetem Frakturverlauf und Demonstration der postoperativen CT-Bilder. Lange konservative Therapie, erfolgreiche Rehabilitation. Vier Monate nach der komplikativ verlaufenen Revision rechts Wiedervorstellung der Patientin zur Erstimplantation einer zementfreien Hüftgelenktotalendoprothese links.

Literatur

Awofeso N (2009) On empathy:another perspective. Lancet 374: 683–684.
Bayerische Arbeitsgemeinschaft für Qualitätssicherung/BAQ (2009) Jahresbericht für 2009 (http://www.baq-bayern.de/downloads/files/2009_121_gesamt_online.pdf, Zugriff am 07.03.2011)
Bundesgerichtshof (1980). In: NJW 1980: 633.
Bundesgerichtshof (1986). In: NJW 1986: 780.
Bundesgerichtshof (1992). NJW 1992: 743.
Bundesgerichtshof (1994). NJW 1994: 793.
Bundesgerichtshof (1996). In: MedR 1996: 213.
Bundesgerichtshof (1998). In: NJW 1989: 1533.
Chan Y, Irish J C, Wood S J, Rotstein L E, Brown D H, Gullane P J, Lockwood G A (2002) Patient education and informed consent in head and neck surgery. Arch Otolaryngol Head Neck Surg, 128: 1269–1274.
Hempel U (2010) Angst im Krankenhaus. Das unliebsame Gefühl. Deutsches Ärzteblatt, Jg 107, No 3: B1538–1540.
Hutson M M, Blaha J D (1991) Patient's recall of preoperative instruction for informed consent for an operation. Bone Joint Surg Br, 73: 160–162.
Kayser C M, Harder Y v, Friemert B, Scherer M A (2006) Patientenaufklärung – Fakt und Fiktion. Chirurg, 77: 139–149.

Landrigan C P, Parry G J, Bones C B, Hackbarth A D, Goldmann D A, Sharek P J (2010) Temporal trends in rates of patient harm resulting from medical care. New Engl J Med, 363: 2124–2134.

Leeb D, Bowers D G, Lynch J B (1976) Observations on the myth of 'informed consent'. Plast Reconstr Surg, 58: 280–282.

Marshall M, Heath I, Sweeney K (2010) Clinical practice: when things go wrong. Lancet, 375: 1491–1493.

Miles S H (2009) The art of medicine. Hippokrates and informed consent. Lancet, 374: 1322–1323.

Neumaier M, Scherer M A (2008) C-reactive protein levels for early detection of postoperative infection after fracture surgery in 787 patients. Acta Orthop, 79(3): 428–432.

Robinson G, Merav A (1976) Informed consent: recall by patients tested postoperatively. Ann Thorac Surg, 22: 209–212.

Ulsenheimer K (o. J.) Arztstrafrecht in der Praxis: Rz. 70.

10 Das Überbringen schlechter Nachrichten in der Chirurgie[1]

Jan Schildmann und Eva Schildmann

Gespräche mit Patienten über eine schwere Erkrankung sowie die Aufgabe, Angehörige über den Tod eines Patienten zu informieren, stellen hohe Anforderungen an die ethischen und kommunikativen Kompetenzen von Ärzten. Gegenstand dieses Beitrags sind ethische und kommunikative Aspekte des Überbringens schlechter Nachrichten (breaking bad news) in der Chirurgie. Nach einer Einführung in das Thema werden ausgewählte empirische Untersuchungen zur ärztlichen Einstellung gegenüber der Patientenaufklärung sowie Daten zu den Präferenzen von Patienten referiert. Diese Daten beziehen sich größtenteils auf Patienten mit malignen Erkrankungen. Im Anschluss wird ein Überblick über den Stand der wissenschaftlichen Evidenz zur Effektivität von Aus- und Weiterbildungsveranstaltungen zum Überbringen schlechter Nachrichten gegeben. Den Abschluss des Beitrags bildet ein Leitfaden mit konkreten Empfehlungen zur Gestaltung von Gesprächen, in denen Patienten oder Angehörigen schlechte Nachrichten überbracht werden müssen.

10.1 Begriffsbestimmung, ethische und kommunikative Grundlagen

Schlechte Nachrichten in der Chirurgie umfassen ein breites Spektrum von Informationen, die Patienten oder auch ihren Angehörigen bzw. rechtlichen Stellvertretern mitgeteilt werden müssen (Raftery und Delbridge 2006). Die untenstehenden Situationen, die so oder ähnlich in vielen der von uns durchgeführten Fortbildungen mit Hilfe von Simulationspatienten nachgestellt werden, stehen exemplarisch für die vielfältigen Herausforderungen, mit denen Chirurgen im klinischen Alltag konfrontiert werden.

Fallbeispiel 1
Patient/-in
Sie sind Tänzer/-in und haben sich bei einem Autounfall vor einer Woche einen Beinbruch zugezogen. Nun sind Sie dabei, möglichst schnell wieder fit zu werden, da schon in sechs Wochen eine große Tournee ansteht, die zum einen den Höhepunkt Ihrer bisherigen Karriere darstellt und Ihnen zum anderen

---

[1] Anmerkung: Teile dieses Manuskriptes stammen aus folgender Arbeit: Schildmann J, Schildmann E: Das Überbringen einer schlechten Nachricht. In: T. Langer, M. Schnell (Hrsg.): Das Arzt-Patient-Gespräch. Marseille Verlag, München 2009, S. 89–98.

ermöglicht, sich beruflich zu empfehlen. Daher üben Sie täglich mehrere Stunden mit den Physiotherapeuten und machen einige Fortschritte, auch wenn an ein schmerzfreies Gehen noch nicht zu denken ist. Bei der anstehenden Visite ist Ihre hauptsächliche Fragestellung nun, wie lange es dauern wird, bis Sie entlassen werden, und wann Sie wieder voll trainieren können.

Arzt/Ärztin:
Die Patientin/der Patient hat mit viel Glück einen schweren Verkehrsunfall überstanden. Sie kommen gerade aus der Morgenbesprechung. Hier wurde der Heilungsverlauf in der seit dem Unfall vergangenen Woche nochmals evaluiert. Die Stimmung ist gut angesichts der Tatsache, dass man den komplizierten Bruch durch eine aufwändige Operation behandeln konnte, sodass es der Patientin/dem Patienten in einigen Monaten bis zu einem halben Jahr höchstwahrscheinlich wieder möglich sein wird, weitgehend normal zu laufen. Eventuell wird sie/er durch die Verkürzung des Beines etwas humpeln. Eine Fortsetzung ihres/seines Berufes (Tänzer/-in) an der Staatsoper erscheint allerdings ausgeschlossen. Sie sehen die Patientin/den Patienten heute das erste Mal, da Sie in der vergangenen Woche in Urlaub waren.

Fallbeispiel 2
Angehöriger/Angehörige
Sie sind 27 Jahre alt und seit drei Jahren mit Ihrer Freundin/Ihrem Freund fest zusammen. In letzter Zeit haben Sie sich öfter über Kinder unterhalten. Vor einer Stunde sind Sie vom nahe gelegenen Unfallkrankenhaus angerufen worden. Ihnen wurde mitgeteilt, dass Ihre Freundin/Ihr Freund dort nach einem Motorradunfall eingeliefert wurde. Sie wurden von der Stationsärztin/vom Stationsarzt der Intensivstation zum Gespräch gebeten. Jetzt sitzen Sie nervös im Warteraum.

Arzt/Ärztin:
Sie sind Stationsarzt/-ärztin der Intensivstation eines Unfallkrankenhauses. Vor drei Stunden wurde von der Notärztin/vom Notarzt im Schockraum eine 30-jährige Motorradfahrerin/ein 30-jähriger Motorradfahrer übergeben. Neben einem Schädel-Hirn-Trauma und mehreren Knochenbrüchen wurde sonografisch eine Blutung im Bauchraum festgestellt. Die Patientin/der Patient ist daraufhin sofort laparotomiert worden. Bei Aortenabriss war die Blutung nicht zu stillen. Die Patientin/der Patient ist noch im OP verstorben.
Sie haben die Partnerin/den Partner telefonisch in die Klinik bestellt. Sie/er sitzt im Warteraum.

Der Begriff „schlechte Nachricht" wird in der Literatur eher weit und aus der Perspektive des Empfängers schlechter Nachrichten gefasst. Eine viel zitierte Definition stammt von dem kanadischen Onkologen Robert Buckmann. Demnach ist „jede Information, die in negativer und schwerwiegender Weise die

Sicht eines Individuums auf seine Zukunft beeinflusst" (Buckmann und Kason 1992, S. 15), eine schlechte Nachricht.

In der klinischen Praxis stellt das Überbringen von schlechten Nachrichten eine häufige ärztliche Aufgabe dar. So gibt etwa die Hälfte der im Rahmen einer empirischen Untersuchung befragten Onkologen an, wenigstens zehn Mal pro Monat Patienten eine schlechte Nachricht zu überbringen (Baile 2000). Empirische Untersuchungen belegen, dass nur ein geringer Teil der Information, die in diesen Gesprächen vom Arzt ausgesprochen wird, von Patienten bzw. ihren Angehörigen später erinnert wird (Übersicht bei Mc Hugh et al. 1995). Qualitative Forschungsinterviews, die bspw. mit an Brustkrebs erkrankten Patientinnen durchgeführt wurden, belegen, dass sich die Aufklärung über eine schwerwiegende Erkrankung aus der Perspektive der befragten Patientinnen eher als Prozess darstellt, an dem Vertreter unterschiedlicher Disziplinen und Berufsgruppen beteiligt sind (Kirschning 2001). Vor dem Hintergrund dieser empirischen Studienergebnisse wird verständlich, warum häufig mehrere Gespräche mit Patienten und Angehörigen geführt werden müssen. Weiterhin lassen sich Irritationen über Patienten, die scheinbar nicht über ihre Erkrankung aufgeklärt wurden, besser einordnen. Die Durchführung eines Aufklärungsgesprächs kann nicht gleichgesetzt werden mit der Aufklärung von Patienten.

Die Forderung nach Aufklärung von Patienten über lebensbedrohliche und andere das Leben in schwerwiegender Weise beeinflussende Erkrankungen wird zumindest in der westlich orientierten Welt von vielen Ärzten als ethisch begründet akzeptiert (Thomsen 1993). Der Respekt für die Autonomie des Menschen und das Recht auf Selbstbestimmung werden häufig als normative Grundlagen für die Pflicht des Arztes genannt, die Patienten aufzuklären. Darüber hinaus bildet die Aufrichtigkeit gegenüber Patienten auch in schwierigen Situationen eine Voraussetzung für deren adäquate Behandlung und Betreuung. Schließlich fördern kommunikative Kompetenzen bei Ärzten, Pflegenden und anderen Gesundheitsberufen die Offenheit und das Vertrauen zwischen den beteiligten Parteien (Randall und Downie 1996). Aus juristischer Perspektive ist die Aufklärung von Patienten über ihre Erkrankung in der Regel mit Erfordernissen der ärztlichen Aufklärung über diagnostische oder therapeutische Interventionen verknüpft. Aus der Rechtssprechung in zahlreichen Einzelfällen lässt sich eine rechtliche Verpflichtung ableiten, über Anlass, Art, Umfang und Dringlichkeit der Behandlung, Folgen einer etwaigen Nichtbehandlung sowie Behandlungsalternativen aufzuklären. Im Hinblick auf die Frage, inwieweit schwer kranke Patienten die Wahrheit erfahren müssen, oder ob ihnen diese von ärztlicher Seite aus vorenthalten werden darf, ist nach höchstrichterlicher Rechtssprechung eine Ausnahme von der Verpflichtung zur wahrheitsgemäßen Information aus juristischer Sicht dann möglich, wenn ausreichende Anhaltspunkte dafür vorhanden sind, dass die Aufklärung zu einer ernsten und nicht behebbaren Gesundheitsschädigung führen würde (Schreiber 1996).

10.2 Ärztliche Einstellungen, Informationspräferenzen von Patienten – eine Übersicht über empirische Studienergebnisse

Bis in die 1960er Jahre galt die Aufklärung von Patienten über schwerwiegende Diagnosen als „kontraindiziert". Zwei große Umfragen unter Ärzten in den Vereinigten Staaten zeigen, dass es in den 1970er Jahren zu einem tiefgreifenden Einstellungswandel bei der Mehrheit der Ärzte kam. Lehnten noch zu Beginn der 1960er Jahre in einer Umfrage 9 von 10 Ärzten die Aufklärung von Patienten über eine Krebsdiagnose ab (Oken 1961), so stimmten Ende der 1970er Jahre 90 % der befragten Ärzte einer Aufklärung über lebensbedrohliche Erkrankungen zu (Novack 1979). Wie eine in den 1990er Jahren durchgeführte Studie belegt, gibt es große kulturelle Unterschiede. In der Umfrage von Thomsen et al. (1993) unter Gastroenterologen in 27 europäischen Ländern gaben die Ärzte aus Süd- und Osteuropa im Gegensatz zu ihren Kollegen in Nordwesteuropa signifikant häufiger an, Patienten mit Darmkrebs nicht aufzuklären und lediglich deren Partner über Diagnose und Prognose zu informieren.

Was sind die Gründe, die gegen eine Aufklärung angeführt werden? Manche Ärzte halten die Aufklärung von schwer kranken Patienten für schädlich, weil das Wissen um die Krankheit und ihre Schwere den Patienten die Hoffnung und damit die notwendigen Ressourcen für eine Therapie rauben könnte. Weiterhin wird argumentiert, dass es in den Fällen, in denen ohnehin keine Therapie möglich ist, besser für den Patienten sei, die verbleibende Zeit noch unbeschwert zu genießen. Viele Ärzte verweisen auch auf ihre Erfahrung, dass Patienten häufig nichts über die Diagnose und Prognose wissen wollten (Übersicht bei Girgis und Sanson-Fisher 1995; Huseboe und Klaschik 2000).

Diesen Argumenten stehen die Ergebnisse mehrerer Studien gegenüber, die belegen, dass die Mehrzahl der Patienten auch über schwerwiegende und lebensbedrohliche Krankheiten aufgeklärt werden möchte. In zwei britischen Studien gaben 79 % bzw. 87 % der befragten Krebspatienten an, sie wollten so viel Information wie möglich erhalten, 96 % bzw. 98 % wollten wissen, ob sie Krebs haben, und 91 % bzw. 95 % wünschten sich Informationen zu Heilungschancen (Meredith et al. 1996; Jenkins et al. 2001). Eine normative Grundlage für die Forderung nach Aufklärung ist – wie bereits beschrieben – das Verständnis, dass der Mensch nur mit Hilfe der Information in der Lage ist, selbstbestimmte Entscheidungen zu treffen. Gerade wenn die verbleibende Zeit begrenzt ist, wird es dem Patienten erst durch eine entsprechende Aufklärung ermöglicht zu entscheiden, wie er diese Zeit verbringen möchte und was er noch erledigen will. Der Respekt vor der Autonomie und dem Selbstbestimmungsrecht des Patienten bedeutet auch, dass dieser das Recht hat, die Aufklärung abzulehnen (Randall und Downie 1996). Es ist Teil der Aufgaben im Aufklärungsgespräch, herauszufinden, ob und in welchem Umfang der Patient zu diesem Zeitpunkt aufgeklärt werden möchte. Wichtig in diesem Zusammenhang ist, die Entscheidung des Patienten zu respektieren, aber gleichzeitig deutlich zu machen, dass ein erneutes Gespräch jederzeit möglich ist, wenn der Patient seine Einstellung ändern sollte.

10.3 Kommunikation ist erlernbar: Effekte von Lehr- und Fortbildungsveranstaltungen zum Überbringen schlechter Nachrichten

Angesichts der Implementierung von Curricula zur Aus- und Weiterbildung kommunikativer Fertigkeiten wird häufig die Frage gestellt, ob die Kompetenzen für schwierige Gesprächssituationen, wie das Überbringen schlechter Nachrichten, überhaupt erlernt werden können. Der Frage liegt häufig die implizite Annahme zugrunde, dass die kommunikative Kompetenz im Wesentlichen eine Begabung sei, die bei Ärzten in unterschiedlichem Maße ausgeprägt sei. Dieser Annahme steht eine Vielzahl von empirischen Untersuchungen entgegen, die einen Effekt erfahrungsorientierter Lehr- und Fortbildungsveranstaltungen auf das Gesprächsverhalten belegen (Aspergren 1999). So konnte bspw. eine in Großbritannien durchgeführte randomisierte kontrollierte Studie zeigen, dass sich kommunikative Fertigkeiten von Onkologen in Bezug auf das Gespräch mit an Krebs erkrankten Patienten durch Fortbildungen signifikant verbessern (Fallowfield 2002). Die inzwischen im deutschsprachigen Raum durchgeführten Untersuchungen belegen eine Übertragbarkeit der Ergebnisse im Hinblick auf die Selbst- und Fremdeinschätzung der kommunikativen Kompetenzen (Weber et al. 2003; Schildmann et al. 2005; Wand et al. 2007).

Die kommunikative Kompetenz des Arztes hat Einfluss darauf, ob das Aufklärungsgespräch eine Hilfe oder zusätzliche Belastung für den Patienten darstellt. Beobachtungsstudien zeigen, dass die Sorgen des Patienten in der Regel selten im Gespräch zwischen Arzt und Patient zur Sprache kommen (Ford et al. 1996). Das Ansprechen der Bedürfnisse auf Seiten der Patienten und die Einbeziehung der Kranken bei der Wahl der therapeutischen Maßnahmen können das Risiko des Auftretens psychischer Erkrankungen wie Angststörungen und Depressionen positiv beeinflussen (Schofield 2003). In Ergänzung zu den positiven Effekten guter kommunikativer Kompetenzen für den Patienten deuten die Ergebnisse empirischer Untersuchungen bei Ärzten darauf hin, dass eine positive Bewertung des eigenen Gesprächsverhaltens positive Auswirkungen auf die Gesundheit der Ärzte hat. In diesem Zusammenhang identifizierten Ramirez et al. (1996) bei Ärzten, die ihre kommunikativen Fertigkeiten als inadäquat beurteilen, ein statistisch signifikant erhöhtes Risiko, an Burnout, Angststörungen oder Depression zu erkranken. Die Autoren folgern aus diesen Ergebnissen, dass das Training von Kommunikation vor diesen gesundheitlichen Beeinträchtigungen schützen kann, während es außerdem zu einer höheren Arbeitszufriedenheit und zur Entwicklung organisatorischer Fähigkeiten beiträgt.

10.4 Sechs Schritte – ein Leitfaden zum Überbringen schlechter Nachrichten

Publikationen mit Empfehlungen zur Vorbereitung und Durchführung von Aufklärungsgesprächen entstanden zunächst vor allem im angelsächsischen Raum auf der Grundlage von Erfahrungen von Ärzten und Psychologen sowie empirischen Untersuchungen, in denen Patienten nach ihren Präferenzen in Bezug auf das Überbringen schlechter Nachrichten gefragt wurden (Übersicht bei Fallowfield 2004). Der folgende Praxisleitfaden ist in Anlehnung an ausgewählte, überwiegend englischsprachige Empfehlungen entstanden und wurde durch die Autoren übersetzt und modifiziert (Buckman und Kason 1992; Baile et al. 2000; Girgis und Sanson-Fisher 1995; Kappauf 2001).

Der Gesprächsleitfaden soll dazu dienen, gemeinsam mit dem Patienten vier wichtige Ziele des Gesprächs zu erreichen:

a) die Erhebung von Informationen vom Patienten,
b) das Vermitteln der Informationen in verständlicher Form,
c) die psycho-soziale Unterstützung des Patienten und
d) das Entwerfen einer gemeinsamen Strategie/eines Behandlungsplans für die Zukunft (Buckman und Kason 1992).

10.4.1 Vorbereitung und Gesprächsbeginn

Vorbereitung:
- Klären, wer das Gespräch führt und wer dabei sein sollte:
  Dies sind bspw. Angehörige oder Freunde, evtl. eine Pflegeperson, die den Patienten auch weiterhin betreut. Im Idealfall konnte der Arzt schon bei einem vorhergehenden Gespräch, z. B. bei der Besprechung der anstehenden diagnostischen Untersuchungen, mit dem Patienten klären, wen er evtl. beim Besprechen der Untersuchungsergebnisse dabei haben möchte.
- Notwendige Informationen beschaffen und bereithalten:
  Hierzu zählen relevante Befunde, Informationen zu Therapiemöglichkeiten, Therapienebenwirkungen und Prognose.
- Geeigneten Ort wählen:
  Dies sollte ein möglichst ruhiger, separater Raum für ein Gespräch ohne „Mithörer" sein, mit genügend Sitzgelegenheiten und möglichst ohne „Barrieren" zwischen Arzt und Patient bzw. Angehörigen (an einem Schreibtisch könnten sich Arzt und Patient bspw. „über Eck" setzen, damit der Tisch nicht als Barriere empfunden wird), ggf. sollten Taschentücher vorhanden sein.
- Störungen vorbeugen:
  Beispielsweise wird das Telefon für die Zeit des Gesprächs an Kollegen abgegeben.

Während des gesamten Gesprächs:
- Blickkontakt halten
- Inhalt und Tempo des Gesprächs den Bedürfnissen des Patienten anpassen
- Pausen machen
- Gelegenheit bieten, Fragen zu stellen
- Wiederholen

Gesprächsbeginn:
- Patienten und ggf. Angehörige begrüßen und sich vorstellen (Name und Funktion)
- Namen von Angehörigen und Beziehung zum Patienten erfragen
- Setzen
- Ggf. über weitere Verpflichtungen und zu erwartende Unterbrechungen informieren

10.4.2 Vorwissen und Einstellung des Patienten eruieren

Das Ziel ist, zu erfahren, was dem Patienten bisher gesagt wurde, wie er selbst die *momentane Situation wahrnimmt* und *was er selbst dazu denkt,* insbesondere auch, für *wie ernst er die Erkrankung hält.* Einen Teil dieser Informationen erhält man häufig schon auf eine offene Eingangsfrage, z. B. „Wie geht es Ihnen?". Weitere Beispiele für Fragen nach dem Vorwissen und der Einstellung des Patienten sind Fragen wie „Was hat Ihnen Dr. XY gesagt?", „Was haben Sie selbst gedacht, als …?" „Was haben Sie sich für Gedanken gemacht?".

An die Antworten, die der Patient darauf gibt, kann man anknüpfen und sie als Ausgangspunkt für die Mitteilung der schlechten Nachricht nehmen. Zusätzlich lässt sich bereits ein Eindruck davon gewinnen, welche Worte der Patient benutzt, welche er evtl. vermeidet und wie er verbal und nonverbal Emotionen kommuniziert.

10.4.3 Informationsbedarf des Patienten klären

Das Ziel ist, zu erfahren, wie viel der Patient zu diesem Zeitpunkt wissen will. Idealerweise konnte darüber schon in einem vorhergehenden Gespräch, z. B. beim Erklären der anstehenden Untersuchungen, gesprochen werden, so dass man an diese früheren Äußerungen anknüpfen kann. Mögliche Formulierungen sind z. B. „Wie soll ich Ihnen die Ergebnisse mitteilen, wenn sie vorliegen? Wollen Sie über alles detailliert informiert werden oder sollen wir lieber über die möglichen Konsequenzen reden?". Sollte der Patient zu diesem Zeitpunkt keine detaillierte Aufklärung wünschen, so ist es wichtig, die für eine evtl. rasch zu beginnende Therapie notwendigen Informationen zu geben und weitere Gespräche zu einem späteren Zeitpunkt anzubieten.

10.4.4 Mitteilung der Information

- Warnung geben, dass eine schlechte Nachricht mitgeteilt werden muss. Diese kann z. B. in dem Wort „leider" ausgedrückt werden, z. B. in einem Satz wie „Leider hat die Untersuchung der Gewebeprobe ergeben, dass ..."
- An dem bisherigen Wissen und Verständnis des Patienten von der Situation ansetzen, idealerweise an die von ihm benutzten Worte anknüpfen
- Schrittweise zu der Nachricht hinführen
- Nachricht in einfacher, allgemein verständlicher Sprache mitteilen, kein Fachjargon
  - Namen der Krankheit nennen und erklären, worum es sich handelt, keine Euphemismen
  - Ggf. mit Zeichnungen, schriftlichen Stichpunkten oder Informationsbroschüren arbeiten
  - Ehrlich sein
  - Dem Patienten Zeit lassen, die Nachricht aufzunehmen

10.4.5 Emotionen zulassen und auf Bedürfnisse des Patienten eingehen

- Raum für Ausdruck der Emotionen geben (z. B. Trauer, Wut, Schock)
- Reaktionen und Emotionen wahrnehmen und empathisch darauf eingehen (z. B. offene Fragen; Sätze, in denen die Emotion benannt wird und als angemessene Reaktion wertgeschätzt wird)
- Ggf. Körperkontakt (wenn sich Arzt und Patient damit wohl fühlen)
- Pausen
- Tempo und Inhalte des Gesprächs den Bedürfnissen des Patienten anpassen
- Zuhören, was der Patient besprechen möchte und die eigenen Themen seinen Bedürfnissen anpassen (Diagnose, Therapie, Prognose, nächste Schritte, Unterstützungsmöglichkeiten ...)
- Zu Fragen ermuntern
- Fragen, was der Patient verstanden hat
- Wichtige Aspekte wiederholen

10.4.6 Zusammenfassung und Planung des weiteren Vorgehens

- Zusammenfassen
- Weitere Unterstützungsmöglichkeiten identifizieren (Psychologe, Seelsorger, Selbsthilfegruppen, ambulanter Pflegedienst, Hospizdienste, Physiotherapeut, Sozialdienst, ärztliche Kollegen ...)
- Gemeinsames Gespräch mit weiteren Angehörigen oder Freunden über die Situation anbieten

- Vor allem wenn das Gespräch in der Praxis oder Ambulanz stattgefunden hat, fragen, was der Patient jetzt tun will, wie er z. B. nach Hause kommt, ob jemand ihn abholt, etc.
- Nächste Schritte/Weiterbetreuung planen
- Nächsten Termin vereinbaren
- Dem Patienten die Telefonnummer der Institution geben

Nach dem Gespräch:
- Andere Teammitglieder über Inhalt des Gesprächs und Reaktionen des Patienten informieren. Dies ist besonders wichtig, um Kontinuität in der Kommunikation mit dem Patienten innerhalb des Teams zu gewährleisten. So können alle Teammitglieder optimal zu dem Prozess der Aufklärung beitragen.
- Gespräch in der Patientenakte dokumentieren

Diese Empfehlungen sind ein Vorschlag für die Struktur eines Gesprächs, in dem eine schlechte Nachricht mitgeteilt wird. Sie sind selbstverständlich kein rigide in jeder Situation anwendbares „Rezept". Sie können jedoch eine Hilfe für die Vorbereitung auf ein solches Gespräch sein und als Leitfaden für das Gespräch selbst dienen. Selbstverständlich muss dieser jederzeit an die Situation, den Gesprächsinhalt und die Bedürfnisse des Patienten angepasst werden.

Literatur

Aspergren K (1999) Teaching and learning communication skills in medicine – a review with quality grading of articles. Med Teach, 21: 563–570.

Baile W F et al. (2000) SPIKES – A six-step protocol for delivering bad news: application to the patient with cancer. Oncologist, 5: 302–311.

Buckman R, Kason Y (1992) How to Break Bad News. A Guide for Health Care Professionals. Toronto: University of Toronto Press.

Cushing A M, Jones A (1995) Evaluation of a breaking bad news course for medical students. Med Educ, 29: 430–435.

Fallowfield L et al. (2002) Efficacy of a Cancer Research UK communication skills training model for oncologists: a randomised controlled trial. Lancet, 23: 650–656.

Fallowfield L, Jenkins V (2004) Communicating sad, bad, and difficult news in medicine. Lancet, 363: 312–319.

Ford S, Fallowfield L, Lewis S (1996) Doctor-patient interactions in oncology. Soc Sci Med, 42: 1511–1519.

Girgis A, Sanson-Fisher R W (1995) Breaking bad news: consensus guidelines for medical practitioners. J Clin Oncol, 13: 2449–2456.

Husebo S, Klaschik E (2000) Palliativmedizin. 2. Aufl. Berlin: Springer.

Jenkins V, Fallowfield L, Saul J (2001) Information needs of patients with cancer: results from a large study in UK cancer centres. Br J Cancer, 84: 48–51.

Kappauf H W (2001) Aufklärung und Hoffnung – ein Widerspruch? Zeitschrift für Palliativmedizin, 2: 47–51.

Kirschning S (2001) Brustkrebs. Der Diagnoseprozess und die laute Sprachlosigkeit der Medizin. Eine soziologische Untersuchung. Leverkusen: Leske und Budrich.

McHugh P, Lewis S, Ford S (1995) The efficacy of audiotapes in promoting psychological well-being in cancer patients: a randomised, controlled trial. Br J Cancer, 71: 388–392.

Meredith C, Symonds P, Webster L, Lamond D, Pyper E, Gillis C R (1996) Information needs of cancer patients in West Scotland: cross sectional survey of patients' views. BMJ, 313: 724–726.

Novack D H, Plumer R, Smith R L, Ochitill H, Morrow G R, Bennett J (1979) Changes in physicians' attitudes toward telling the cancer patient. JAMA, 241: 897–900.

Oken D (1961) What to tell cancer patients. JAMA, 175: 1120–1128.

Raftery A, Delbridge B (2006) Surgery. 3rd ed. Philadelphia: Churchill Livingstone, Elsevier: S. 5–7.

Ramirez A J, Graham J, Richards M, Gregory W, Cull A (1996) Mental health of hospital consultants: the effects of stress and satisfaction at work. Lancet, 347: 724–728.

Randall F, Downie R S (1996) Palliative Care Ethics. Oxford: Oxford University Press.

Schildmann J, Herrmann E, Klambeck A, Ortwein H, Schwarz C, Vollmann J (2005) „Wahrheit am Krankenbett" – Eine ärztliche Fortbildungsveranstaltung zum Überbringen schlechter Nachrichten. Z Arztl. Fortbild Qualitatssich, 99: 443–447.

Schildmann J, Härlein J, Buchardi N, Schlögl M, Vollmann J (2006) Breaking bad news: evaluation study on self perceived competences and views of medical and nursing students taking part in a collaborative workshop. Support Care Cancer, 14: 1157–1161.

Schmid-Mast M, Kindlimann A, Langewitz W (2005) Recipients' perspective on breaking bad news: How you put it really makes a difference. Pat Educ Couns, 58: 244–251.

Schofield P E, Butow P, Thompson J, Tattersall M, Beeney L, Dunn S (2003) Psychological responses of patients receiving a diagnosis of cancer. Ann Oncol, 14: 48–56.

Schreiber H-L (1996) Aufklärung – rechtlicher Zwang zur Wahrheit? Voraussetzungen und Grenzen ärztlicher Aufklärung aus juristischer Sicht. MMW, 138: 424–426.

Thomsen O O, Wulff H R, Martin A, Singer P A (1993) What do gastroenterologists in Europe tell cancer patients? Lancet, 341: 473–476.

Wand S, Schildmann J, Burchardi N, Vollmann J (2007) Die Aufklärungsgesprächbewertungsskala (AGBS): Ein Instrument zur Bewertung kommunikativer Kompetenzen bei der Aufklärung von Patienten über Tumorerkrankungen. Z. Evid. Fortbild. Qual. Gesundh.wesen, 101: 645–651.

Weber M, Bohler E, Kohler E (2003) Kann Kommunikation mit unheilbar kranken Patienten gelehrt werden? Evaluation eines Kursmodells. Med Klin, 98: 477–483.

11 Gesprächsführung in der Neurochirurgie

Horst Poimann

Einleitung

Die Neurochirurgie ist unter den verschiedenen medizinischen Disziplinen noch ein relativ junges Fach – vor 70 Jahren wurde in Deutschland die erste eigene Abteilung für Neurochirurgie in Würzburg eröffnet und etabliert. Das Fach beschäftigt sich schwerpunktmäßig mit folgenden Bereichen:

* Wirbelsäulenchirurgie zur Dekompression, Behandlung von Verletzungen und Raumforderungen im Spinalkanal
* Hirnchirurgie inkl. Tumorchirurgie
* Versorgung von neuronaler Strukturen (Hirn, Rückenmark, Nerven) von Unfallopfern und Schädel-Hirn-Traumata
* Behandlung angeborener Missbildungen und Veränderungen des zentralen Nervensystems und seiner Hüllen inklusive Gefäßmalformationen
* Chirurgie der peripheren Nerven
* Konservative Therapie, Psychosomatik und Rehabilitation

Allein aus der Aufzählung der Arbeitsgebiete des neurochirurgischen Fachs wird klar, dass der Neurochirurg in der Regel auf Patienten und deren Angehörige trifft, die einer besonderen und kritischen Lebenssituation ausgesetzt sind. Dies ist bei der Versorgung schwer verletzter Unfallopfer oder bei Patienten, die von einer Tumorerkrankung des Gehirns betroffen sind, keine Frage. Aber auch die Möglichkeit, dass eine Hand nicht wieder gebrauchsfähig wird oder ein Patient in Zukunft einen Rollstuhl benötigen könnte, sind Situationen, in denen Patienten und Angehörige mit Erkrankungen und deren Folgen konfrontiert werden, die meist einen gravierenden Einschnitt in ihre Lebenskonzeption und ihre Lebensqualität darstellen. Auch die relativ einfachere Situation einer bevorstehenden Wirbelsäulenoperation aufgrund einer bandscheibenbedingten Raumforderung mit in der Regel sehr gutem Ausgang und Folgeergebnis (Poimann et. al. 2000/2001) stellt besondere Ansprüche an den Neurochirurgen. Er stellt als Gesprächspartner nach einer Kette von Vorbehandlungen eine letzte Instanz dar, die über das weitere Vorgehen berät oder sogar entscheidet – operativer Eingriff versus konservative Weiterbehandlung –, somit nimmt er für den Patienten eine Garantenfunktion für eine folgerichtige Weiterbehandlung ein (Bushe 1990) ein. In all diesen Situationen ist eine äußerst differenzierte Verfahrensweise mit den Möglichkeiten und Angeboten der Neurochirurgie auf der einen Seite und den Erwartungen, Hoffnungen und Ansprüchen der Patienten auf der anderen Seite zu postulieren.

Der Patient hat nicht nur das Recht auf ein ausführliches Aufklärungsgespräch, sondern nach einem Urteil des Landesgerichts Köln präoperativ auch das Recht auf Zuspruch und Vermittlung von Zuversicht (LG Köln 31.07.1979; 5 0 32/11). Und es wäre nicht das erste Mal, dass Justitia eine Anpassung alltäglicher Praxis an bestehende ethische Forderungen verlangt.

11.1 Kommunikation im Arbeitsalltag des Neurochirurgen

Ärzte im Allgemeinen benötigen gutes kommunikatives Werkzeug, das sich geschmeidig in die Arbeitsabläufe einpasst. Zwar steht diese Forderung seit Jahrzehnten im Raum (Geyer 1985; Dahmer und Dahmer 1982; Poimann und Mrusek 1995), dennoch wird immer wieder ein Nachhol- bzw. Qualifizierungsbedarf festgestellt..

Speziell im Bereich der Neurochirurgie ist es zwingend notwendig, den Erwartungen, die in den neurochirurgischen Eingriff gesetzt werden (da sie natürlich von einer Hoffnung auf komplette Restitution und Gesundung getragen werden), mit realistischen Einschätzungen und Perspektiven zu begegnen, ohne aber den Patienten in einen Zustand der Verzweiflung und Hoffnungslosigkeit zu stürzen. Ein sorgfältiger und respektvoller Umgang mit dem Patienten und seinen Angehörigen, insbesondere ein achtsamer und gleichzeitig präziser Umgang mit den in Sprache gefassten Hoffnungen und Erwartungen, ist unabdingbar und erfordert neben sprachtechnischem Geschick, Know-how und Fertigkeiten genauso auch Geduld und Ausdauer (Poimann 1989).

Insbesondere im ärztlichen kommunikativen Bereich zeigt sich das sozialisierte Handlungsmuster Defizite zu identifizieren, d. h. zum Beispiel Diagnosen zu stellen und Krankheiten zu erkennen, um diese dann heilen zu können, sehr häufig. Ebenso verhalten wir uns dann sprachlich. Wir benennen ein „Defizit", verneinen es dann und glauben, damit das Problem gelöst zu haben. Leider sind die von den Medizinern angenommenen Ergebnisse in beiden Bereichen nicht so günstig, wie sie es immer erwarten. Ein adäquater Umgang mit realistischen Zahlen und Umgang mit Fehlern auf der einen Seite und ein gekonnter Umgang im Sinne von Ressourcenbezogenheit und Ressourcenaktivierung im Sprachgebrauch könnten einen Qualitätssprung in der Versorgung darstellen (Poimann 2010).

Für die direkte Kommunikation im Alltäglichen des Neurochirurgen mit dem Patienten, z. B. im Erstgespräch, Visitengespräch etc., ist Idiolektik eine sehr geeignete Methode, um die Vorstellungen, Meinungen und Befürchtungen des Patienten klar herauszuarbeiten und den weiteren Behandlungs-, Genesungs- und Rehabilitationsprozess auf dieser Grundlage optimieren zu können.

Begriffbestimmung: Idiolektik
Sprache und Gespräche prägen den Alltag und entscheiden über das Gelingen von Abläufen. Sie bilden eine wichtige Grundlage menschlicher Gesellschaften. Idiolekt umfasst die Sprachmuster, die eine Person verwendet, inklusive all ihrer phonetischen, grammatikalischen und die Wortwahl betreffenden Vorlieben. Der eigensprachliche Anteil einer Mitteilung enthält die persönlichen Zusatzinformationen, die viel über den Sprecher selber aussagen. In der Idiolektik

übt der Fragende einen behutsamen und zurückhaltenden Umgang mit eigenen Ideen, Wertvorstellungen und Konzepten. In wertfreier, zieloffener Weise stellt er Fragen, die es dem Gesprächspartner erlauben, selbst zu entscheiden, wie viel, was und in welcher Form er etwas auf die Frage antworten möchte. Die Methode gibt dem Anderen die Möglichkeit, durch eine anregende Fragestellung das eigene Weltbild zu erkennen, und, wenn er möchte, auch sprachlich darzustellen und ggf. sogar Veränderungsmöglichkeiten zu entwickeln. Der Fragende äußert seinen Respekt vor der Autonomie und vor den Grenzen des anderen dadurch, dass er auf die Inhalte, auf die Sprechweise und auf sonstige kommunikative Äußerungen eingeht. Dabei gleicht er sein Sprachverhalten der Eigensprache seines Gegenübers an. Idiolektik ist der Umgang mit der Eigensprache des anderen.

Die Methode erlaubt es, authentische Mitteilungen des Anderen zu erhalten, da sie durch einfache, offene, konkrete und ressourcenorientierte Fragestellungen lediglich den Raum öffnet, den der Gesprächspartner, wenn er es möchte, nutzen kann. Auf diese Weise achtsam mit seiner Sprache umgegangen und tatsächlich erlebt, kann der Befragte rasch eine solide Vertrauensbasis entwickeln. In der Folge kann er sich in aller Regel freier und unbefangener äußern, da er den Umgang mit seinen Äußerungen sofort erlebt und rückgemeldet bekommt – in Form achtsamer Fragestellungen, die auf seine Eigensprache, d. h. Thema, Ton und Tempo, bedingungslos eingehen.

Speziell im Bereich des Aufklärungsgesprächs, in dem der Patient und ggf. Angehörige ihre Einwilligung aufgrund relevanter und ausführlicher Information geben (informed consent), spielt Sprachverwendung und professioneller Umgang mit der Sprache des Patienten eine wichtige Rolle im Alltag des Neurochirurgen, insbesondere auch in der Darstellung von Chancen und Risiken einer speziellen Behandlungsmethode (Giegerenzer 2002). Hier sollen die juristischen Aspekte momentan außer Acht gelassen werden, d. h. unzureichende Aufklärung und dadurch zu Stande gekommene Willenserklärungen sind natürlich nichtig und veranlassen Patienten verständlicherweise häufig, auf Schadensersatz zu klagen. Bekanntermaßen klagen Patienten nicht, weil ein Schaden entstanden ist, sondern weil sie sich im Nachfolgenden (kommunikativ) schlecht behandelt fühlen. In den USA werden durch Kommunikationskurse für Ärzte die Quoten für Patientenklagen drastisch reduziert.

Ganz allgemein kann man sagen, dass der Arzt im Alltag einen Großteil seiner Tätigkeit mit Gesprächen verbringt, nicht nur mit Patienten, sondern auch mit Kollegen, mit Pflegepersonal, mit anderen Mitarbeitern des Krankenhauses oder denen der eigener Praxis. Prinzipiell dient die Kommunikation dazu, dass der Arzt die Möglichkeit hat, rasch die Informationen, die er vom Patienten oder von seinen Gesprächspartnern erhält, auf Echtheit überprüfen zu können bzw. dass die Mitteilungen, die die Gesprächspartner machen, ihre Lebensrealität in hohem Grade widerspiegeln. Authentische Informationen oder genaue authentische Mitteilungen sind demnach eines der entscheidenden Ziele in der Kommunikation. Ein weiteres Ziel ist die Erfassung und das Verstehen der emotionalen Gestimmtheit des Gesprächspartners, um darauf adäquat eingehen zu können. Nur so lassen sich Arbeitsbeziehungen gestalten, die tragfähig sind. Als drittes und letztes Ziel in einer erfolgreichen Kommunikation wird die Einflussnahme gesehen, die zu Einstellungs- und Verhaltensänderungen beim Gesprächspartner führen soll. Cohen-Cole (1992) hat dieses Modell der Kommunikation für den Bereich der Arzt-Patient-Interaktion bereits 1992 in dieser Form vorgestellt, und es ist auch heute zutreffend.

Das Ablaufmodell einer kooperativen Gesprächsform (Poimann und Schuster 2002) zwischen Arzt und Patient wäre dann so zu sehen, wie in **Abbildung 11.1** dargestellt.

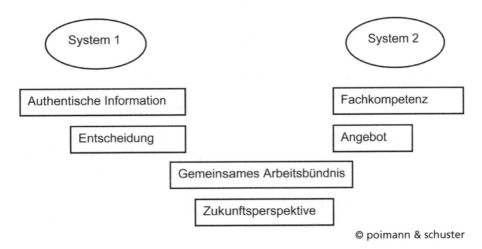

© poimann & schuster

Abb. 11.1: Ablaufmodell eines Gesprächs

Sollte der Patient das Angebot ablehnen, könnte man in einem iterativen Prozess durch weiteres Nachfragen im Sinne der Idiolektik herausfinden, was der Patient eigentlich möchte und könnte wieder bei Schritt 1 beginnen. Selbst wenn keines der professionellen Angebote dem Patienten akzeptabel erscheint, sollte der Arzt ein gemeinsames Arbeitsbündnis – gegebenenfalls auf minimaler Basis – mit einer gemeinsamen Zukunft anstreben und nicht den Bezug zum Patienten abbrechen, wie es bedauerlicherweise in vielen Interaktionen zwischen Arzt und Patienten passiert, weil der Arzt nicht in der Lage zu sein scheint, mit dieser vermeintlichen Kränkung umzugehen.

Gesprächsführung in der Neurochirurgie ist für den Neurochirurgen zum einen „im Umgang mit Patienten", zum anderen „im Umgang mit dem Behandlungsteam", aber auch „im Umgang mit der Außenwelt" bedeutsam. Diese drei Felder der Gesprächsführung und Kommunikation sind für den ambulant wie auch im Krankenhaus tätigen Neurochirurgen in der Regel gleichermaßen gegeben.

11.1.1 Gesprächsführung mit dem Patienten

Wir treffen in der Neurochirurgie eine Reihe von spezifischen Gesprächs-situationen an, die für die jeweilige Situation ein spezielles Gesprächs- und Kommunikationsrepertoire für den Arzt erfordern. Sprache ist ähnlich wie ein Skalpell, ein Instrument, das spezifische Indikationen, aber auch Kontraindikationen hat, d. h. Sprache hat als Ziel einen nutzbringenden Einsatz (Poimann 1989). Man kann mit ihr aber genauso gut Schaden anrichten (vgl. Placebo- und Noceboforschung; Klinger et al. 2010). Spezifische Einsatzfelder der Gesprächsführung mit dem Patienten sind:

a) Klassischer Erstkontakt mit Anamnese und Exploration der krankheitsrelevanten-, aber auch soziogeografischen Daten. Dazu sind im Wesentlichen eine ausgereifte Fragetechnik und Erfahrungen der für die Neurochirurgie relevanten Krankheitsbilder natürlich vorausgesetzt.
b) Mitteilung und Unterbreiten verschiedener Therapieangebote: Hierbei ist es notwendig, eine für den Patienten verständliche Sprache zu verwenden und die verschiedenen Risikoanteile der Behandlungsmöglichkeiten für den Patienten verständlich darzustellen (Poimann 2008a; Giegerenzer 2002).
c) Informed consent und shared decision making: Bei der Annahme eines Behandlungsangebots durch den Patienten ist sicherzustellen, dass die damit verbundenen Implikationen verstanden worden sind; und das Ergebnis ist entsprechend zu dokumentieren (Whitney 2008).
d) Prognoseeröffnung: Eine besondere Herausforderung stellt ein Gespräch dar, in dem bspw. Tumorpatienten oder im Falle von schwerverletzten Schädelhirnpatienten den Angehörigen der Krankheitszustand sowie die möglichen Prognosen, die unweigerlich von Patienten und Angehörigen eingefordert werden, mitgeteilt werden müssen. Hierbei ist ein besonderes Einfühlungsvermögen und eine gut gewählte Sprachverwendung unabdingbar. Gerade in dieser Situation ist der Arzt Garant dafür, dass Patient und Angehörige einen realistischen Ausblick auf die Zukunft erhalten, ohne dass Hoffnung zerstört wird.
e) Gespräche bei ungünstigem Krankheitsverlauf, Komplikationen, Schadensfällen: Auch diese Gesprächssituationen erfordern ein besonderes Herangehen des Neurochirurgen. Patienten hoffen zwar auf einen komplikationslosen Verlauf und rasche Gesundung, ihnen ist aber auch sehr wohl bewusst, dass Medizin nicht unfehlbar ist und dass es Schwierigkeiten geben kann, die niemand verantworten muss. Was sie aber erwarten, ist Aufrichtigkeit und Redlichkeit auf Seiten des Arztes, Eigenschaften, die das in den Arzt gesetzte Vertrauen rechtfertigt. Der Mittelweg zwischen gnadenloser zerstörerischer Wahrheit und patientenschonender Lüge wird in der Regel nur durch einen relativ schmalen Korridor gebildet, in dem es darauf ankommt, in dieser besonderen Situation angemessene Sachverhalte mitzuteilen, Handlungsoptionen aufzuzeigen, Begleitung anzubieten und Räume für Hoffnung nicht zu verschließen.

f) Begleitende Routinegespräche: Bei wiederkehrenden Vorstellungen in der Ambulanz oder Gesprächen anlässlich der Visite muss in der Regel Zeitökonomie, Informationsaustausch und Beziehungsgestaltung austariert und gewährleistet werden.

g) Psychosomatische Patienten: Besonders im ambulanten Bereich ist der Anteil der Patienten mit ausgeprägten psychosomatischen Komponenten bei Wirbelsäulenbeschwerden, die sich über Kopfschmerz, Nackenschmerz, Lumbalbeschwerden und Coccygotonien bemerkbar machen, sehr hoch vertreten. Des Weiteren spielen soziale Komponenten eine große und wichtige Rolle. Für diese Patienten stellt es eine echte Gefahr dar, wenn sie in ihrem eigentümlichen Krankheitsgehalt nicht erkannt werden und dann Operationen durchgeführt werden, womit eine nahezu unüberwindbare Fixierung ans Somatische geschieht und so eine weitere effiziente Behandlung häufig verzögert oder gar unmöglich wird (Hasenbring 1995).

h) Gesprächsführung in Onkologie und Palliativmedizin: Der Umgang mit Tumorpatienten und Angehörigen stellt eine weitere Herausforderung für den neurochirurgisch kurativ ausgerichteten Arzt dar (Poimann 2010; Poimann 1995).

i) Rehabilitation: Hier kennzeichnen langwierige Behandlungsverläufe und lange Arzt-Patient-Kontakte die Kommunikation und bieten auch die Möglichkeit für eine spezielle Qualität der Kommunikation.

11.1.2 Kommunikation des Neurochirurgen mit dem Behandlungsteam

Im Behandlungsteam gibt es ebenfalls eine Reihe von relativ häufig anzutreffenden Situationen, die besonders von guter Kommunikation abhängig sind:

a) Kommunikation des Neurochirurgen während der Visite: Hierbei ist klar, dass der Neurochirurg während der Visite Vorbildfunktion, Führungsfunktion und damit Verantwortung dafür hat, wie sich die Kommunikation mit den Patienten und dem Behandlungsteam gestaltet. Klare Visitenregelungen sind hierfür sehr hilfreich (vgl. Weber 2010).

b) Kommunikation im OP: Auch hier ist der Neurochirurg eine der Führungspersonen, die sich mit Anästhesie und der jeweiligen OP-Leitung auf klare Regelungen des Umgangs und der Kommunikation miteinander einigen sollte, um Kommunikationsstörungen oder gar Kommunikationsabbrüchen zuvorkommen, die über kurz oder lang unweigerlich zu schwierigen und kritischen Situationen im OP führen. Durch einfache kommunikative Maßnahmen, wie z. B. Time-out, lassen sich 90 % der unerwünschten Ereignisse im OP verhindern (Haynese et al. 2009).

c) Kommunikation in der Teambesprechung/in der Gruppe: Hierzu zählen die einfachen Regeln, wie Gruppenbesprechungen funktional ablaufen können, z. B. moderierte Tagesordnungspunkte etc., wie sie in der ambulanten Versorgung sogar gesetzlich gefordert sind (G-BA 2004).

d) Kollegiale Gespräche sind in ihrem Informations- und Motivationsgehalt für eine gute Arbeitshygiene des Neurochirurgen sehr hilfreich. Insbesondere in Vorgesetztenfunktionen sollten Fördergespräche und Gespräche zur Karriereplanung für die Mitarbeiter ein unbedingtes Muss darstellen (Poimann 2008a).

e) Kritische Übergabesituationen können durch standardisierte Kommunikationsmuster oder konsequentes Kommunikationstraining „entschärft" werden (STEPPS; SBAR-Modell; vgl. Wachter 2008).

11.1.3 Kommunikation nach außen

Die Kommunikation nach außen wird häufig als lästige Pflicht erachtet, legt aber die unabdingbaren Grundlagen für eine funktionsfähige neurochirurgische Einheit dar. Direkte Gespräche mit Zuweisern, insbesondere Schlüsselzuweisern, sollten eine solide, umfassende, präzise und knappe Informationspolitik im Sinne von Kurznachrichten, Arztbriefen, Faxen etc. unterstützen. Diese sollten im besonderen Augenmerk des Neurochirurgen liegen. Inwieweit er sich durch Informationsveranstaltungen, Vorträge, Seminare engagiert, ist individuell verschieden.

Die Verhaltensweisen im Umgang mit Patienten, Angehörigen und Öffentlichkeit im Schadensfall sind mittlerweile gut vorstrukturiert. An erster Stelle sind hier die von der Schweizer Gesellschaft für Patientensicherheit entwickelten Konzepte zu nennen und zur Umsetzung zu empfehlen (www.patientensicherheit.ch).

11.2 Kommunikationsmethoden und Techniken

Ebenso wenig wie der in der Kindheit erlernte und gekonnte Umgang mit Messer und Gabel ausreichende Fertigkeiten und Befähigung für einen chirurgischen Eingriff bietet, sind die im Alltag erworbenen Kenntnisse und Fertigkeiten mit der Sprache ausreichend, um sie als „medizinisches Instrument" einzusetzen. Auch das Wort ist in der Lage, tief greifende Verletzungen und Schäden anzurichten, vergleichbar dem Messer. Treffend ist hier ein Zitat aus Hamlet: „Nicht brauchen will ich Dolche, sondern reden" (Shakespeare). Das heißt, das ärztliche Gespräch mit all seinem Varianten- und Facettenreichtum hat, vergleichbar mit anderen ärztlichen Tätigkeiten, z. B. einer Operation, analoge Voraussetzungen, Grundbedingungen, Ziele, Wirkungen und Folgen. Dies bedeutet, dass der Arzt ebenso verantwortungsvoll damit umgehen muss. Für Operation, Medikation und Gespräch gilt gleichermaßen:

- Der Arzt sollte für durchzuführende Tätigkeiten (OP/Gespräch) entsprechendes Wissen, Können und Erfahrung besitzen und seine persönlichen Grenzen respektieren. In den Anfängen seiner Tätigkeit braucht er zur Gewinnung dieser Fähigkeiten eine gute Anleitung.

- Damit versetzt er sich in die Lage, Indikationen adäquat zu stellen, erreichbare Ziele einzuschätzen und die verfügbaren Mittel einer bestimmten Tätigkeit kunstgerecht zum Nutzen des Patienten einzusetzen.
- Er ist sich der Wirkungen, Folgen und evtl. Komplikationen seines Eingriffs bewusst und besitzt Mittel zum Umgang mit diesen Folgen, um Schäden zu vermeiden.
- Der Arzt sollte die Rahmenbedingungen so gestalten, dass das Ergebnis seiner ansonsten kunstgerechten Handlung nicht unnötig beeinträchtigt wird (Poimann 1989).

Methoden und Techniken der Gesprächsführung sollen den Arzt in die Lage versetzen, gute Rahmenbedingungen für ein vertrauensvolles Arzt-Patient-Verhältnis und eine effiziente Informationsvermittlung zu schaffen, und in kritischen Situationen für Klärung zu sorgen. Dazu reichen im klinischen Alltag drei große Kategorien sowie das dafür notwendige Werkzeug aus (vgl. **Abb. 11.2**).

- Informationen weitergeben, Tatsachen darstellen, Wissen vermitteln, etc. Hierfür kommen rhetorische Mittel zum Einsatz: Wie gestalte ich Informationen? Wie gebe ich Informationen weiter? Wie stelle ich sicher, dass Informationen ankommen?
- Informationen gewinnen: Hierbei eignet sich insbesondere die idiolektische Methode, in der es darum geht, Fragen zu stellen, zuzuhören, sein Gegenüber zu verstehen, Zeit zu geben, Räume zu öffnen etc. (Poimann 2008b, 2010).
- In Fällen von Auseinandersetzungen und Diskussionen ist es notwendig, argumentativ geschickt und gleichzeitig redlich vorzugehen (Fisher et al. 2009).

Kategorien:	Inhalte:	Dynamik:
Rhetorik	Information vermitteln	: →
Dialektik	Diskussion/Argumentation	: → ←
Ideolektik	Information gewinnen	: ←

© poimann & schuster

Abb. 11.2: „Gesprächskategorien"

Die Basis ärztlichen Tätigwerdens ist eine verlässliche Informationsgrundlage.
  Die Idiolektische Gesprächsführung z. B. eröffnet in guter und schneller Weise den Zugang zu psychischen und körperlichen Mustern und ist in allen Beratungssituationen wirksam, in denen es darum geht, authentische Informationen bzw. Mitteilungen zu erhalten. So ermöglicht diese Art der Gesprächsführung neben der notwendigen Routinekommunikation u. a. eine neue Weise des Zugangs zu psychosomatischen Patienten, die sich schwerpunktmäßig an

deren subjektiven Sprache als Ausdruck ihrer Bild- und Erlebenswelt und ihrer Wahrnehmung orientiert. Damit werden neue und kreative diagnostische und therapeutische Möglichkeiten eröffnet.

Für den Patienten bedeutet dies: Der Therapeut spricht seine (des Patienten) Sprache. Der Patient entdeckt seine innere Weisheit, die sich ihm und dem Betrachter im idiolektischen Dialog erschließt. Dies ermöglicht somit dem Patienten, einen elementaren Beitrag zur Stellung seiner eigenen Diagnose und zur Formulierung seiner eigenen Therapie zu leisten.

Für den Therapeuten bedeutet dies: Es entsteht rasch eine positive therapeutische Beziehung. Die Kooperation des Patienten wird optimiert. Ein Zugewinn an kreativer Freude an der eigenen Arbeit ermöglicht eine Steigerung der Effektivität der Interventionen z. B. in der Allgemein- und Facharztarztpraxis. Hohe Kompatibilität mit anderen Verfahren ist durch integrativen Ansatz gewährleistet (Poimann 2000, 2008, 2010).

Die idiolektische Methode dient in ausgezeichneter Weise dazu, dass sie sowohl im Sinne des drei-funktionalen Modells der Kommunikation von Cohen-Cole (1991) als auch im Ablaufmodell einer kooperativen Gesprächsführung Einsatz findet. In der idiolektischen Form des Fragens, die sich auf die Eigensprache des Patienten bezieht, kommt dieser in der Regel rasch zu dem, was er tatsächlich will, und bei ausreichend bestehendem Vertrauensverhältnis kann er dies dann auch äußern (Poimann 2008b).

Daher ist diese Methode für den Arzt und natürlich den Neurochirurgen geeignet, im Rahmen seines sonstigen kommunikativen Repertoires einen angestammten und wichtigen Platz einzunehmen. Dieser kommunikative Baustein Idiolektik lässt sich einfach und in kurzer Zeit in den Grundzügen erlernen, ist hochkompatibel zu anderen Formen der Gesprächsführung und lässt sich dadurch leicht in die Routinearbeit integrieren.

Ressourcenorientierung und Ressourcenaktivierung sind äußerst effiziente Haltungen und Techniken im Umgang mit anderen Menschen (Grawe 2004). Diese helfen auf Grundlage primärer Motivationen, die zur Erfüllung von Grundbedürfnissen beitragen, intensive Gespräche zu führen und damit Veränderungsprozesse auszulösen, zu stabilisieren und zu beenden. Die idiolektische Methode zeichnet sich gerade dadurch aus, dass sie sowohl im Beratungskontext als auch in der Psychotherapie ressourcenorientiert und ressourcenaktivierend arbeitet (Poimann 2010). Die überragende Bedeutung ressourcenaktivierender Vorgehensweisen und den Einsatz ressourcenaktivierender Techniken haben Grawe und seine Mitarbeiter (2004) eindrucksvoll nachgewiesen. Ressourcenaktivierende Techniken und Verhaltensweisen weisen folgende Kennzeichen auf:

- Werte und Fähigkeiten der Gesprächspartner werden thematisiert und zum Gegenstand interessierten Nachfragens.
- Fertigkeiten der Gesprächspartner werden insbesondere in den Fokus der Aufmerksamkeit und des Gesprächs genommen.

- Es erfolgt eine positive Bewertung der vom Gesprächspartner geäußerten Ressourcen.
- Dem Gesprächspartner wird der Raum zur Verfügung gestellt, den er zur Entwicklung eigener Lösungen und eigener Entscheidungsfindungen benötigt.
- Ressourcenaktivierendes Verhalten zeigt im emotionalen Erleben, im Sprachverhalten, in kognitiven Verarbeitungsprozessen und in der Physiologie eindeutig beobachtbare und differenzierbare lebensbejahende und sinngebende situationsbestimmende Aspekte.
- Ressourcenbasierte Lösungsprozesse und Ergebnisse von Entscheidungen werden effizient in den Alltag integriert und zeigen nachhaltige Wirkung.
- Durch Ressourcenorientierung und Ressourcenaktivierung wird autonome Selbstorganisation bestmöglich angesprochen und unterstützt.

11.3 Gesprächsbeispiele

11.3.1 Präoperatives Gespräch in zwei Varianten

Speziell in Zeiten, in denen die medizintechnischen Möglichkeiten durch Mikroskop, Laser, Navigation, zentrale Implantate etc. vorangetrieben werden, wird die umfassende und redliche Aufklärung des Patienten und die möglicherweise und hoffentlich daraus resultierende tragfähige, vertrauensvolle Beziehung zwischen Neurochirurg und Patient extrem wertvoll und wichtig für gute Behandlungsergebnisse und damit zufriedene Patienten. Dies ist umso mehr erforderlich, da bei der Mehrzahl der neurochirurgischen Behandlungen das gewünschte „Traumergebnis", nämlich der völlig gesunde, unbeeinträchtigte Patient, nur selten wirklich erreichbar ist. Viele Gespräche vor einer Operation führen nicht unbedingt zur Zufriedenheit des Patienten. Hier zunächst ein etwas ungünstiges ärztliches Verhalten:

Gesprächsbeispiel Variante 1 „Angst vor der Narkose"
    Patient: Herr Doktor, ich hab so schreckliche Angst vor der Narkose!
    Neurochirurg: Sie brauchen sich keine Sorgen zu machen, die Narkose ist heute nicht mehr so schlimm wie früher.
    Patient: Vielleicht wache ich ja gar nicht mehr auf …
    Neurochirurg: (fällt ihm ins Wort) Da brauchen sie keine Angst zu haben, bei uns ist noch niemand gestorben.
    Patient: Das letzte Mal habe ich nach der Narkose so schrecklich viel erbrechen müssen.
    Neurochirurg: Das können Sie ausführlich mit dem Narkosearzt besprechen. Haben Sie noch weitere Fragen?

Ein anderes, günstigeres Vorgehen im präoperativen Gespräch könnte so aussehen:

Gesprächsbeispiel Variante 2 „Angst vor der Narkose"
  Patient: Doktor, am meisten Angst habe ich eigentlich wegen der Narkose.
  Neurochirurg: Wie möchten Sie denn die Narkose haben?
  Patient: Naja, dass ich keine Schmerzen habe, dass ich nichts mitbekomme, dass ich wieder wach werde und dass ich danach nicht mehr brechen muss.
  Neurochirurg: Sehen Sie, genau aus diesem Grund arbeiten wir mit sehr erfahrenen Narkosenärzten zusammen.
  Patient: Tatsächlich?
  Neurochirurg: Klar, und sie können das natürlich in aller Ausführlichkeit mit dem Narkosearzt selbst besprechen, der wird Ihnen das bestätigen.
  Patient: Aber wissen Sie, vor 20 Jahren bei der Narkose hab ich schrecklich viel brechen müssen, und das hat dann jedes Mal an der Narbe so fürchterlich weh getan.
  Neurochirurg: In den letzten 20 Jahren hat sich Gott sei Dank sehr viel geändert und die jetzigen Narkoseverfahren und Narkosemittel lassen sich ganz dosiert einsetzten, sodass sie in Ruhe wach werden können. Um das alles genau auf Sie abzustimmen, wird der Narkosearzt mit Ihnen noch ein ausführliches Gespräch führen. So macht er für Sie eine gute Narkose und wir können in aller Ruhe gut operieren. Haben sie noch Fragen?
  Patient: Nein, was Sie sagen, beruhigt mich schon etwas. Dann wünsche ich Ihnen eine ruhige Hand und viel Glück.
  Neurochirurg: Vielen Dank, Glück ist immer hilfreich. Aber wissen Sie, wir können auch etwas. Und das war ja auch der Grund, weswegen Sie zu uns gekommen sind. Ich werde Ihnen dann morgen Nachmittag ausführlich erzählen, was wir alles gemacht haben.

Beim Vergleich der beiden Gesprächssequenzen wird man zweifellos feststellen, dass in der ersten Variante die Sorgen und Ängste des Patienten durch zusätzliche Verstärkungen durch die Worte „schlimm", „Angst", „Sorgen" etc. im Fokus des Gesprächs und natürlich im Kopf des Patienten aktiv gehalten wurden. Logische Verneinungen wie „nicht" oder „keine" sind dabei als Operatoren relativ wirkungslos zur Beseitigung der Ängste und Befürchtungen, weil über die sprachliche Aktivierung auch die motorischen und physiologischen Programme für Angst und Furcht aktiviert werden und der Patient somit zumindest eine sehr unbequeme Zeit und zumindest keine Erleichterung durch das Gespräch erfährt.
  Im Gegensatz dazu wird im zweiten Gespräch das thematisiert, was der Patient erreichen möchte und ihm plausibel dargelegt, dass genau die Dinge vorgesehen sind, die seine Narkose richtig und das Ergebnis des Eingriffs erfolgreich machen werden.
  Während in der ersten Variante die Sorgen, Nöte und Unsicherheit des Patienten durch den Arzt eher verstärkt werden, erfolgt in der Variante Nr. 2 durch

das ressourcenorientierte Vorgehen des Arztes eine Beruhigung des Patienten, die er sogar selbst noch äußert. Der dafür erforderliche Zeitaufwand für die Vorgehensweise in Variante 2 ist absolut vernachlässigbar, wenn man davon ausgeht, dass ein Neurochirurg pro Tag maximal ein bis zwei, gegebenenfalls drei solcher präoperativen Gespräche führt. Sie dienen zudem zur optimalen Vorbereitung des Patienten für eine der Kernaufgaben des Neurochirurgen, nämlich Durchführung von Operationen und postoperative Behandlung.

11.3.2 Psychosomatik und Rehabilitation

Ein anderer wichtiger Aspekt, in der Neurochirurgie häufig noch nicht erkannt und somit oft unterschätzt, ist der Anteil psychosomatischer Erkrankungen, die sich in Kopfschmerzen, Nackenschmerzen, Rückenschmerzen und Schmerzen in den peripheren Gliedern manifestieren und insbesondere bei gleichzeitigem Vorliegen mäßiger degenerativer Erkrankungen zunächst ein deutliches Abgrenzungsproblem, danach ein deutliches Behandlungsproblem für den Neurochirurgen aufwerfen (Poimann und Winkler 1996). Der Neurochirurg als Garant für eine letztlich korrekte Behandlung sollte mit dieser Rolle nicht leichtfertig umgehen, insbesondere wenn man berücksichtigt, dass die Voraussagbarkeit chronischer Schmerzsyndrome im Bereich der Wirbelsäule nicht von der Schwere der strukturellen körperlichen Veränderungen abhängt, sondern von der psychosozialen Grundsituation des betroffenen Menschen (Hasenbring 1995).

In der Wissenschaft der Psychosomatik ist es nichts Ungewöhnliches, Sprache als Indikator oder Beleg und zur Verifizierung für das Vorliegen psychosomatischer Erkrankungen und Differenzierung verschiedener Erkrankungsarten zu verwenden. So hat in der 1980er Jahren Adler bereits klar differenziert, in welcher Form Sprachverwendung in der Psychosomatik dazu dient, körperliche Syndrome von somatoformen Erkrankungen abzugrenzen (Adler und Hemmeler 1986). Speziell im Bereich der psychosomatischen Erkrankungen der Wirbelsäule lässt sich die Sprachverwendung des Betroffenen für diagnostische Zwecke heranziehen (Kütemeyer und Schultz-Venrath 1996). Die Idiolektik bietet sich hier besonders an, da hiermit sowohl die Selbsterkenntnis von Patient und Neurochirurg gefördert als auch Veränderungsprozesse angeleitet werden können (Poimann und Winkler 1996).

Ein Beispiel aus der Psychosomatik in der Neurochirurgie:
Eine Patientin Mitte 30 war nach einer unkomplizierten Bandscheibenoperation mit ursprünglicher Parese und Sensibilitätsstörungen kurzzeitig sehr gut beschwerdefrei geworden. Sie war nach der Reha-Maßnahme ohne neurologisches Defizit und ohne Beschwerden für 14 Tage zu Hause gewesen, wonach sich dann nach und nach wieder ein Schmerzsyndrom mit ausstrahlenden Schmerzen in das Bein entwickelte, was konservativ nicht beeinflussbar war.

Radiologisch ließ sich ein neuer Bandscheibenvorfall ausschließen. Es bestanden eine geringfügige Narbenbildung und eine fragliche knöcherne Enge. Die Patientin bestand auf einen weiteren operativen Eingriff. Ein junger Neurochirurg fühlte sich in der Indikationsstellung jedoch verunsichert und bat um eine psychosomatische Mitbeurteilung. Die Patientin stellte sich daraufhin vor, wobei sie sich etwas verhalten zeigte. Sie zeigte ein leichtes Schonhinken, wirkte aber nicht sonderlich schmerzgeplagt.

Arzt: Seit wann haben sie die Schmerzen?
Patientin: *(antwortet relativ scharf)* Seit dem 14.08.2005.
Arzt: Was war denn da gewesen?
Patient: Das möchte ich nicht sagen.

Es wurde dann eine allgemeine Schmerzanamnese erhoben und eine weitere Befragung, wobei der psychosoziale Bereich von der Patientin relativ gekonnt ausgeklammert wurde. Sie war verheiratet, hatte drei Kinder, arbeitete im Betrieb des Ehemannes. Sie lebte in einem kleinen Dorf. Es gab dort viel Verwandtschaft von ihres Mannes Seite. Sie selbst war relativ alleine.

Arzt: Wie ergeht es Ihnen mit der Situation, dass so viel Verwandtschaft vorhanden ist?
Patientin: Ich fühle mich manchmal wie in einer Wagenburg.
Arzt: Können Sie etwas zur Wagenburg erzählen?
Patientin: Ja das ist so, wenn man sich verteidigen muss und immer angegriffen wird.
Arzt: Können Sie ein Beispiel geben?
Patientin: Ja, z. B. Siedler, wenn die alleine in den Westen ziehen und dann von Indianern angegriffen werden, dann bilden sie eine Wagenburg, um sich rund herum verteidigen zu können.
Arzt: Was könnte man machen, wenn man jedoch alleine ist?
Patientin: Dann ist der Rücken ungeschützt und man muss gucken, ob man sich irgendwo den Rücken an einer Wand freihalten kann. Oder man muss eben fliehen.
Arzt: Was von beiden ist vorteilhafter?
Patientin: Das kann man sich nicht immer aussuchen. Es gibt Situationen im Leben, wo man nicht weglaufen kann z. B. ...

Daraufhin berichtet die Patientin, dass sie am fraglichen Datum von ihrem Mann in einer Auseinandersetzung von der Treppe gestoßen worden sei. Seit dieser Zeit leben sie getrennt in verschiedenen Stockwerken desselben Hauses. Sie arbeitet notgedrungen weiterhin in der Organisation ihres Mannes. Sie fühle sich aber mit den Kindern sehr allein gelassen und die Angehörigen des Ehemannes würden alle zu ihm halten. Sie stehe ganz allein und verloren im Dorf gegen die 30 anderen.

Damit war die psychosoziale Komponente des Rückenschmerzes relativ klar geworden. Die konservative Therapie wurde in Kombination mit psychologischer Unterstützung weitergeführt und von einer weiteren Operation Abstand genommen.

Weitere Fall- und Gesprächsbeispiele zur Psychosomatik bei Wirbelsäulenerkrankung finden sich bei Ehrat (1996), Poimann und Winkler (1996) und Jonas (1985).

11.3.3 Ressourcenorientierung

Jedem Mitarbeiter sollte in jeder Situation das Recht zugesprochen werden, nachzufragen und zwar immer dann, wenn bei ihm Unsicherheit auftaucht, ob er etwas richtig verstanden habe, ob etwas richtig gemacht wird, was er tun solle etc. Jedes Nachfragen sorgt dafür, dass ein möglicher Fehler wahrscheinlich nicht gemacht wird. Nachfragen ist relativ einfach, wenn man sich an ein bis zwei Grundregeln hält: Machen Sie laut und deutlich klar, dass Sie eine Frage haben, z. B.: „Ich habe eine Frage". Wenn Sie jetzt die Aufmerksamkeit gewonnen haben und man sich Ihnen zuwendet, stellen Sie eine einfache und konkrete Frage, bspw: „Was soll ich genau tun?" oder „Ich habe Folgendes nicht verstanden, und zwar..."

Manchmal ist es zusätzlich hilfreich, offene Fragen zu stellen, die dem Gesprächspartner die Möglichkeit einräumen, die Situation oder den Sachverhalt noch einmal darzustellen, zum Beispiel, „in welcher Form soll das durchgeführt werden?" oder „wie wird das Medikament genau aufgezogen?"

Im Gespräch mit Patienten, Auszubildenden und anderen im Team, die Zeichen von Unsicherheit bemerken, ist es hilfreich, nicht nur einfache offene und konkrete Fragen zu stellen, sondern zusätzlich noch auf Ressourcenorientierung zu achten. Ressourcenorientierung heißt, ich frage nach Bereichen und Sachverhalten, die andere Personen in ihren Stärken, ihrer Leistungsbereitschaft, ihrem Wissen, ihrer Motivation etc. anspricht und so in einen Zustand versetzt, Neues besser aufzunehmen und umsetzen zu können. Ressourcenorientierte Fragen sind bspw.: „Wie haben Sie das letzte Mal eine ähnliche Situation erfolgreich zum Abschluss gebracht?" oder „Wie machen Sie das üblicherweise?" (Poimann 2008a). Dieses Vorgehen lässt sich natürlich auch im direkten Patientenkontakt umsetzen.

Der Gesprächsauszug in **Tabelle 11.1** gibt ein kleines Beispiel.

Tab. 11.1: Ressourcenorientierte Gesprächsführung

T	Sie haben gesagt „Wir haben das behandelt und wir arbeiten gemeinsam daran." Wie viele Anteile hat er und wie viele haben Sie an dieser gemeinsamen Arbeit?	Therapeut spricht Ressourcen an.
P	Ich will es so ausdrücken. In seiner Praxis hat er großen Anteil und zuhause muss ich selbst zurechtkommen. Es hilft mir sehr weit. Es hält mehr als eine Woche oder zwei. Dann das gleiche Spiel ...	Patient nimmt das Thema auf und erläutert dieses weiter.
T	Was passiert dann nach zwei Wochen?	Neutrale Frage
P	Dann fang ich an zu zweifeln, was wir miteinander besprochen haben. Und dann komme ich wieder in den Kreis hinein.	Problemangebot
T	Was hält Sie denn in den 14 Tagen, bevor sie wieder anfangen zu zweifeln, von Ihren Zweifeln ab?	Ressourcenaktivierende Frage mit Verwendung der Eigensprache

P	Es geht mir wesentlich besser, aber es nimmt so langsam ab.	Patient benennt die Besserung
T	Woran merken Sie, dass es besser ist?	Der Therapeut bleibt beim Thema „Besserung".
P	Ich habe keine Beschwerden!	Patient bemüht eine doppelte Verneinung („keine Beschwerden").
T	Was haben sie dann, wenn sie „keine Beschwerden" haben?	Therapeut nimmt die Worte und Satzbildungsstruktur des Patienten auf und fragt nach dem Zustand.
P	Es ist Wohlsein (Patient lächelt).	Patient nennt Wohlsein – ein Befinden, das sich bei Erfüllung von Grundbedürfnissen einstellt.
T	Wie äußert sich das Wohlsein?	Therapeut nimmt das Thema „Wohlsein" als starke Ressource auf.
P	Ich bin nicht mehr so abgelenkt durch meine Schmerzen und kann meinen täglichen Pflichten nachgehen.	Patient erklärt sein Muster (negativ), kann dann für ihn jedoch positiv besetztes Verhalten benennen.
T	Wie viel mehr Freiraum gewinnen Sie, wenn Sie ihre Beschwerden los sind?	Therapeut greift die weiter oben angesprochenen Einengungen („dann komme ich wieder in den Kreis hinein") auf und konstruiert damit eine ressourcenaktivierende Frage.
P	Viel! (Patient lehnt sich entspannt zurück und lächelt)	Patient benennt neuen Aspekt der Besserung: „Viel!" (Freiraum statt Beengung)

Zusammenfassung

Für den Arzt und insbesondere für den Neurochirurgen bietet Gesprächsführung und besonders die idiolektische Methode die Möglichkeit, vor allem in schwierigen Situationen ein vertrauensvolles Gespräch mit dem Patienten zu führen (Poimann 2010b). Die Methode ist einfach zu erlernen passt zu anderen Komponenten der Gesprächsführung, die der Arzt schon beherrscht, und lässt sich somit gut in den Arbeitsalltag integrieren. Speziell durch ressourcenorientierte Komponenten spricht man über das für den Patienten Wesentliche und kann so zusammen mit dem Patienten gute Behandlungskonzepte entwickeln, entscheiden, abstimmen und letztlich diese Therapien dann auch erfolgreich durchführen.

Literatur

Adler R, Hemmler W (1986) Praxis und Theorie der Anamnese. Der Zugang zu den biologischen, psychischen und sozialen Aspekten der Kranken. Stuttgart: Fischer.

Bushe K A (1989) Demands on a Neurosurgeon under Routine Clinical Conditions. In: Bushe K A, Bruck M, Klinger M (1990) Advances in Neurosurgery 18, V–XII. Heidelberg: Springer.

Cohen-Cole S (1992) Medical Interview and psychosocial aspect of medicine, block curriculum for residents. J. Gen Inter Med. 7(2): 237–242.

Dahmer H, Dahmer J (1982) Gesprächsführung. Stuttgart: Thieme.

Ehrat H H (1996) Theorie und Fallbeispiele zur Idiolektik in der Psychosomatik des Allgemeinarztes. In: Henning H, Fikentscher E, Bahrke U, Rosendahl W (Hrsg.) Kurzzeit-Psychotherapie in Theorie und Praxis. Lengerich: Pabst. S. 785–800.

Fisher R, Ury W, Patton B M (2009) Das Harvard-Konzept. Sachgerecht verhandeln, erfolgreich verhandeln. Frankfurt a. M., New York: Campus.

Geyer M (1985) Das ärztliche Gespräch. Gesundheit GmbH, Berlin.

Giegerenzer G (2002) Das Einmaleins der Skepsis. BvT Berlin: Taschenbuchverlag.

Grawe K (2004) Neuropsychotherapie. Göttingen: Hogrefe.

Hasenbring M (1995) Lumbago-Ischialgie, Synchome. In: Ahrens S, Hasenbring M, Schultz-Vaurath U, Streng H (1995) Psychosomatik in der Neurologie. Stuttgart: Schattauer. S. 179–202.

Jonas A D (1985) Orientierungshilfen zur Psychotherapie in der Allgemeinpraxis Gräfeling: Socio-Medico.

Klinger R, Schwendner-Groen L, Flor H (2010) Praktische Implikationen der Placebo-Analgesie. In: Zeitschrift für Medizinische Psychologie, Journal Of Medical Psychology 19/2010, Heft Nr. 3–4/2010y.

Kütemeyer M, Schultz-Venrath U (1996) Lumbago-Ischialgie-Syndrome. In: Uexküll T v. (1996) Psychosomatische Medizin. Heidelberg: Urban und Schwarzenberger.

Poimann H (1989) Gesprächsführung in der Neurochirurgie. In: Bushe KA, Brock M, Klinger M (1990) Advances in Neurosurgery 18, V–XII. Heidelberg: Springer.

Poimann H (1995) Das Idiolektische Gespräch. Konfliktlösungsmodell im Umgang mit Krebspatienten und Angehörigen. Seminarprogramm der Dr.-Mildred-Scheel-Akademie.

Poimann H (2000) Die vier Ebenen der Idiolektik. Würzburg: Huttenscher Verlag 507.

Poimann H (Hrsg.) (2000) Die vier Ebenen der Idiolektik Würzburg: Huttenscher Verlag 507.

Poimann H (2008a) Idiolektik richtig fragen. Würzburg: Huttenscher Verlag 507.

Poimann H (2008b) Führen in Bereichen Ambulanter Versorgung. In: Zeitschrift für Ambulante Neurochirurgie, Herbst-Winter 03/2008, Würzburg: Huttenscher Verlag 507.

Poimann H (2010) First Steps to Idiolectics: essentials on your way to trust understanding, and cooperation. Würzburg: Huttenscher Verlag 507.

Poimann H (2010a) Ressourcenorientierung in der Idiolektik. In: Bindernagel D, Krüger E, Rentel T, Winkler P (Hrsg.) Schlüsselworte. Idiolektische Gesprächsführung in Therapie, Beratung und Coaching. Heidelberg: Carl Auer Verlag. S. 129–142.

Poimann H (2010b) Neurochirurgie. In: Idiolektik. Reader 2010. Würzburg Huttenscher Verlag 507.

Poimann H (2010c) Psychoonkologie und Palliative Care. In: Bindernagel D, Krüger E, Rentel T, Winkler P (Hrsg.) Schlüsselworte. Idiolektische Gesprächsführung in Therapie, Beratung und Coaching. Heidelberg: Carl Auer Verlag, S. 238–249.

Poimann H (2011): Kommunikationsmängel als Ursache für Fehler und Kosten im Gesundheitswesen. Vortrag Jahrestagung des BDNC (Berufsverband der Deutschen Neurochirurgen am 29.01.2011, Hannover).

Poimann H, Mrusek T (1997) Idiolektik – Eine neue Form der ärztlichen Gesprächsform.(unveröffentlichtes Manuskript)

Poimann H, Simons P, Conzen M (2004) QM – Handbuch für die Neurochirurgische Praxis. Würzburg: Huttenscher Verlag 507.

Poimann H, Schuster G (2002) Kritisch-konstruktive Kommunikation im Qualitätsmanagement. In: Qualitätsmanagement in Klinik und Praxis. Frankfurt a. M.: pmi-verlag, S. 29–38.

Poimann H, Winkler P (1996) Idiolektik. Zugang zur Psychosomatik der Wirbelsäule. In: Hennig H, Fikentscher E, Bahrke U, Rosendahl W (Hrsg.) Kurzzeit-Psychotherapie in Theorie und Praxis. Lengerich: Pabst.

Shakespeare W (1984) The tragedy of Hamlet, Prince of Denmark, Act. 3, Scene 2:852. London: University Press.

Wachter R M (2008) Understanding Patient safety. Columbus (USA): Mc Graw Hill Companies.

Weber H (2010) Visitenstandard Innere Medizin Universitätsspital Basel. 7. Auflage (Reader: zu beziehen über: hweber@uhbs.ch).

Weick K E, Sutcliffe K M (2007) Managing the unexpected, emergency. Resilient Performance in an Age of Uncertainly. San Francisco: Jossey-Bass.

Whitney SH (2008) Wessen Entscheidung ist es? Die Mikrostruktur der medizinischen Entscheidungsfindung. In: Zeitschrift für Evidenz, Fortbildung und Qualität im Gesundheitswesen. Jahrgang 102, 2008: S. 411–414.

12   Kommunikation mit urologischen Patienten

Robin Epplen und Axel Heidenreich

Einleitung

Anlässlich der 60. Jahrestagung der „Deutschen Gesellschaft für Urologie" (DGU) im September 2008 in Stuttgart, zu der ca. 7.000 internationale Fachbesucher zum weltweit dritten Kongress gekommen waren, um sich zum Thema „Kompetenzen erhalten – Zukunft gestalten" auszutauschen, kündigte der amtierende DGU-Vorsitzende und Tagungspräsident R. Horsch an, man werde in Stuttgart „nachhaltige Zeichen für die Urologie von Morgen setzen" (DGU 2008). Tagungsthemen wie Ethik in der Medizin und Arzt-Patient-Gespräche in der Onkologie sollten den Paradigmenwechsel in der aktuellen Urologie unterstreichen. Horsch führte u. a. aus: „Angesichts einer immer älter werdenden Bevölkerung und der steigenden Zahl von Krebspatienten in der Urologie gilt es im Sinne einer menschenwürdigen Medizin auch, unsere Kompetenzen in der Arzt-Patient-Kommunikation zu stärken" (ebd.).

Trotz des operativen Hintergrunds der Urologie mit ihren zahlreichen fachinternen Disziplinen benötigt sie eine gute Gesprächskultur. Da sich diese Disziplin mit teils ‚delikaten' (Scham besetzten) Körperregionen beschäftigt, ist eine vertrauensbildende Maßnahme im Sinne guter Kommunikation mit jedem Patient notwendig. Man denke nur an die ältere Dame, die ihrer großen Leidenschaft, das Tanzbein zu schwingen, nun nicht mehr nachgehen kann, da sie inkontinent geworden ist. Oder an den jungen Mann, der aufgrund eines Hodentumors infertil geworden ist. Eine urologische Erkrankung bzw. deren Therapie führt zu einem tiefen Eingriff in die Lebensqualität. Hier sei die inkontinente Harnableitung erwähnt, die ein lebenslanges Tragen eines Stomabeutels erfordert. Umso mehr braucht dieses Fachgebiet eine gute Kommunikation mit den Patienten – sicherlich zu deren Vorteil.

Zwei Fallbeispiele seien illustrierend vorgestellt, wie sie im täglichen Routinebetrieb einer urologischen Klinik vorkommen können. Mit ihnen werden zahlreiche Aspekte der Notwendigkeit einer gelingenden Kommunikation deutlich.

1. Fallbeispiel

Ein 65 Jahre alter Patient, keine Vorerkrankungen, ehemals selbstständiger Fliesenleger, wird von seinem Hausarzt mit einem erhöhten PSA-Wert (10,1 ng/ml) zur Abklärung in die Klinik geschickt. („Die sind die Fachleute, die machen das schon ..."). In der Poliklinik angelangt, wird nach der allgemeinen Anamnese, der körperlichen Untersuchung und DRU (digito-rektale Untersuchung) die standardgemäße TRUS-gesteuerte (transrektaler Ultraschall) Biopsie der Prostata entnommen, und der Patient stellt sich fünf Tage später zur Befundbesprechung vor. Es handelt sich um ein nun stanzbioptisch gesichertes Adenokazinom der Prostata, 4/12 Biopsien (Gleason 4 + 4) sind auf der rechten Seite positiv, d. h. mit bösartigen Krebszellen befallen, sodass eine weitergehende Behandlung notwendig ist.

Erstgespräch und Erstkontakt (bereits entscheidend)

Der zuvor völlig gesunde Patient hat sich in den vergangenen fünf Tagen sicherlich einige, ihn belastende Gedanken über ein positives bzw. auch negatives Ergebnis gemacht. Es tauchen immer neue Fragen auf, welche Auswirkungen die mögliche Erkrankung für sein zukünftiges Leben haben kann. Viele Patienten durchforsten dann auch das Internet, wobei dort teils zweifelhafte Informationen vorzufinden sind.

Bei der Vorstellung sind der Patient und seine Partnerin sichtlich nervös und angespannt. Bereits beim Betreten des Raumes kann durch Blickkontakt die erste Verbindung gesucht werden. Dies schafft Vertrauen. Zu Beginn des Gesprächs sollte in wenigen, verständlichen Sätzen die Diagnose des Prostatakarzinoms klar umrissen und die Reaktion des Patienten abgewartet werden. Im Patienten regen sich nun seine Ängste, Hoffnungen und Fragen. Fragen, die aufkommen, sollten detailliert beantwortet werden. Hierbei ist wichtig, offen mit dem Patienten zu reden, klare Formulierungen zu wählen und eventuelle Zwischenfragen zuzulassen. Im Rahmen der Diagnosedarstellung kann dem Patienten durch eine umsichtige Schilderung bereits viel von seiner Angst genommen werden. Die Aufklärung über diesen Befund erfolgt in einem ruhigen Ton und vor allen Dingen mit Zeit, ohne Hektik. Denn: „Die Diagnose ‚Krebs' wirft sicherlich in ihm ein Gefühl des ‚Nicht-Beherrschbaren' hervor, da es unkontrolliert in ihm wachsen kann" (Zettl 2003, S. 13).

Nachdem alle offenen Fragen beantwortet sind, sollte zur weiteren Therapieplanung übergegangen werden. Dabei sind vor allem die Wünsche und Vorstellungen des Patienten mit einzubeziehen. Jedoch müssen die derzeitigen leitlinienkonformen Therapien (Heidenreich et al. 2011) dargelegt und korrekt erklärt werden.

In der Stagingdiagnostik (Untersuchung zur Ausbreitung der Erkrankung im Körper) zeigt sich in der Szintigrafie (intravenöse Applikation eines Radiopharmakons, das sich in den Knochen anreichert) keine ossäre Metastasierung (Tochterabsiedlungen in den Knochen). Der Patient wird über die derzeit leitlinienkonformen möglichen Therapieoptionen (Radiatio /Bestrahlung vs. radikale Prostatektomie) aufgeklärt und entscheidet sich dann für eine radikale Prostatektomie. Bereits in diesem Aufklärungsgespräch sollte über den stationären Aufenthalt, die Durchführung der Operation und den postoperativen Verlauf gesprochen werden.

Bei der stationären Aufnahme ist nach Erhebung der regulären Anamnese besonderer Wert auf die Sexualanamnese zu legen. Die Aufklärung der radikalen Prostatektomie muss die potenziellen Risiken eines Erektionsverlustes nach der Operation darstellen. Zudem müssen die möglichen postoperativen Therapiemöglichkeiten eines möglichen Erektionsverlusts erklärt werden. Wichtig ist auch die Einbeziehung der Partnerin. Es kann von den Reaktionen und Fragen des Patienten und der Partnerin abgeleitet werden, welchen Stellenwert die Sexualität in ihrem Leben hat. Vielleicht befindet sich dieser Patient in einem

Spannungsfeld zwischen seinen eigenen Ängsten, Wünschen und Vorstellungen und denen seiner Partnerin. Der Patient kann sich als Opfer seiner Erkrankung sehen. Des Weiteren könnte er sich unter Druck gesetzt fühlen, da seine Partnerin Intimität vom ihm verlangen könnte, die er im weiteren Verlauf seines Lebens nicht mehr „bringen" kann.

Auf die Inkontinenzrate muss ebenfalls detailliert und sensibel eingegangen werden. Schließlich sollte Aufklärung postoperative Therapiemöglichkeiten veranschaulichen.

Der Patient wird operiert. Das endgültige histologische Ergebnis ergibt einen pT2c, pN0, R0 Befund.

Entlassungsgespräch

Hierbei sollten zusammenfassend die einzelnen Befunde besprochen werden. Das Wichtigste ist nun die abgeschlossene Therapie des Karzinoms. Eine Anbindung an den niedergelassenen Facharzt (Urologe) oder die eigene Klinik ist elementar. Zudem ist der Hinweis auf Selbsthilfegruppen (BPS 2010) und für Patienten verständliche Fachliteratur und Patientenbroschüren gut (Weißbach 2007; Delbrück 2008; Deutsche Krebshilfe 2010; Weitzel 2009).

2. Fallbeispiel

Ein 19-jähriger Abiturient bemerkt einen verhärteten, schwerer wirkenden rechten Hoden beim Duschen. Zunächst schiebt er das „Problem" etwas hinaus, um dann aber auf Drängen seiner Freundin über seinen Hausarzt beim Urologen zu landen. Dieser äußert den hochgradigen Verdacht auf einen Hodentumor und stellt ihn in der urologischen Klinik zur Besprechung des weiteren Vorgehens vor.

Erstdiagnose in sehr jungem Alter

Bei diesem Patienten gilt es, sein Vertrauen früh zu gewinnen. Mit der Diagnose eines Hodentumors hat er eine gute Prognose, jedoch muss er lebenslang nachgesorgt werden. Die Erstvorstellung beginnt mit einem klärenden Gespräch. Hierbei ist wichtig, die Diagnose deutlich zu umreißen und die weiteren Behandlungsschritte zu benennen. In diesem Falle ist dies die Ablatio testis (Hodenentfernung) rechts, wozu auch die Aufklärung über eine Hodenprothese gehört. In nicht wenigen Fällen fühlt sich der Patient nicht mehr als Mann, wenn ein Hoden fehlt.

Des Weiteren folgt eine Stagingsuntersuchung (Ausbreitungsdiagnostik/CT Thorax/Abdomen). Schon bei diesem Gespräch kann mit dem Patienten auch über eventuelle Unklarheiten gesprochen werden: Zu Bedenken gilt es, dass der Patient möglicherweise zum ersten Mal mit einer ernsthaften Erkrankung (potenziell mit tödlichem Ausgang) konfrontiert wird. Zudem können familiäre Belastungen im Sinne von Erfahrungen mit Erkrankungen von Angehörigen (z. B. Eltern, Geschwister) belastend hinzukommen. Für den Patienten sind auch Überlegungen zu bevorstehenden Ausbildungsabschnitten (Lehre, Studium etc.) von Bedeutung. Diese müssen angesprochen werden!

Wie oben bereits erwähnt, gilt es auch hier Aufklärungsarbeit zu leisten. Wie sieht die Prognose aus, welche Therapie ist notwendig, steht eine Chemotherapie an, was erwartet den Patienten bei einer Chemotherapie, welche Hilfestellungen von außen bezüglich der Arbeitswelt/Ausbildung/Beruf gibt es?

Zunächst sind hier für das Gespräch Voraussetzungen zu schaffen: ruhige Atmosphäre, die Zimmertür sollte geschlossen bleiben, Störungen wie Anruf per Telefon etc. sind auszuschließen.

Während des stationären Aufenthalts wird die Ablatio testis durchgeführt und die Stagingsdiagnostik komplettiert. In der histopathologischen Untersuchung wird ein Nichtseminom diagnostiziert. Es liegt ein Stadium IIb nach Lugano, IGCCCG-Kriterium intermediate prognosis vor. Nach den aktuellen EAU-Guidelines ist eine Chemotherapie mit vier Zyklen nach dem PEB-Schema (Cisplatin, Etoposid, Bleomycin) indiziert.

Im Abschlussgespräch des stationären Aufenthaltes wird die anstehende Chemotherapie mit dem Patienten besprochen. Hierbei ist die Aufklärung über die Nebenwirkungen und über eine Kryokonservierung (Einfrieren von Samenzellen) notwendig.

Der Patient verträgt seine Chemotherapie sehr gut und wird im abschließenden Staging ohne Restbefund in der oben beschriebenen Region befundet. Somit ist die Therapie zum jetzigen Zeitpunkt abgeschlossen.

Nun sollte in einem abschließenden Gespräch die weitere Nachsorge klar definiert werden. Diese obliegt meist den niedergelassenen Fachärzten der Urologie. Sie ist besonders wichtig, um frühzeitig ein Rezidiv zu erkennen. Auch in diesem Fall sind qualifizierte Ratgeber und Broschüren (IAH 2004; Daubach 2008; Deutsche Krebshilfe 2010) zur weiteren Lektüre zu empfehlen.

Zusammenfassung

Es ist anzuraten, urologische Patienten unter dem besonderen Gesichtspunkt eines in den Intimbereich reichenden Fachgebiets zu verstehen. Die Anforderungen an ein Arzt-Patient-Gespräch setzen hier großes Verständnis und Vertrauen voraus. Eigene Scham muss teilweise überwunden und in den Hintergrund gerückt werden, Grenzen des Patienten müssen zugelassen werden. Unter besonderer Berücksichtigung des kulturellen (s. Beitrag von Eicke), sozialen und religiösen Hintergrunds des Patienten sollte er dort „abgeholt" und mit bestem Wissen und Gewissen beraten werden. Zudem muss die persönliche Entscheidung des Patienten über eine Therapie mit eingebunden werden.

Literatur

Albers P, Albrecht W, Algaba F, Bokemeyer C, Cohn-Cedermark G, Fizazi K, Horwich A, Laguna M P (2010): Guidelines on Testicular Cancer. European Association of Urology (http://www.uroweb.org/gls/pdf/Testicular%20Cancer%202010.pdf, Zugriff am 04.03.2011).

Bundesverband Prostatakrebs Selbsthilfe e. V. (2010) Selbsthilfegruppen in Deutschland. Eine Übersicht. (http://www.prostatakrebs-bps.de/index.php?option=com_wrapper&Itemid=134, Zugriff am 04.03.2011).

Daubach S (2008) Unheilbar – Zurück ins Leben. Goldebek: Mohland.

Delbrück H (2008) Prostatakrebs. Rat und Hilfe für Betroffene und Angehörige. 5., überarbeitete Auflage. Stuttgart: Kohlhammer.

Deutsche Gesellschaft für Urologie/DGU (2008) Aktuelle Urologie: Von High-Tech-Medizin bis Menschenwürde. Pressemitteilung vom 30.04.2008 (http://www.dgu.de/928.html, Zugriff am 04.03.2011).

Deutsche Krebshilfe (2010) Hodenkrebs. Antworten. Hilfen. Perspektiven. Die blauen Ratgeber 16. (http://www.krebshilfe.de/fileadmin/Inhalte/Downloads/PDFs/Blaue_Ratgeber/016_hoden.pdf, Zugriff am 04.03.2011).

Deutsche Krebshilfe (2010) Prostatakrebs. Antworten. Hilfen. Perspektiven. Die blauen Ratgeber 17. (http://www.krebshilfe.de/fileadmin/Inhalte/Downloads/PDFs/Blaue_Ratgeber/017_prostata.pdf, Zugriff am 04.03.2011).

Heidenreich A, Bellmunt J, Bolla M, Joniau S, Mason M, Matveev V, Mottet N, Schmid H P, van der Kwast T, Wiegel T, Zattoni F. (2011) EAU Guidelines on Prostate Cancer. Part 1: Screening, Diagnosis, and Treatment of Clinically Localised Disease. In: European Urology 59: 61 – 71 (http://www.europeanurology.com/article/S0302-2838%2810%29010043/pdf/EAU+Guidelines+on+Prostate+Cancer.+Part+1%3A+Screening%2C+Diagnosis%2C+and+Treatment+of+Clinically+Localised+Disease, Zugriff am 04.03.2011).

Interdisziplinäre Arbeitsgruppe Hodentumoren (2004) Patienteninformation zum Thema Hodenkrebs. Version 4.01. (http://www.hodenkrebs.de/patient/info04.pdf, Zugriff am 04.03.2011).

Zettl S (2003) Psychoonkologische Betreuung von Patienten mit Prostatakarzinom: Was kann der Urologe leisten? Journal für Urologie und Urogynäkologie 10 (Sonderheft 3) (Ausgabe für Österreich): 12–15.

Weißbach L, Boedefeld E A (2007) Diagnose: Prostatakrebs. Ein Ratgeber – nicht nur für Männer. 2. Auflage. München: Zuckschwerdt.

Weitzel P (2005) Prostatakrebs erkennen, besiegen. Billigheim-Ingenheim: Günther Net Publishing.

13 Arzt-Patientin-Kommunikation in der Gynäkologie und Geburtshilfe

Gerhard Gebauer und Holger Maul

Das ärztliche Gespräch mit einer Patientin zählt zu den schwierigsten Aufgaben der ärztlichen Tätigkeit im Bereich der Frauenheilkunde und stellt in aller Regel die Weichen für die weitere Diagnostik und Therapie. Gelungene Kommunikation mit Patientinnen trägt damit ganz wesentlich zu hoher Akzeptanz vorgeschlagener medizinischer Verfahren und damit der Compliance einer Patientin bei und ist zudem auch ein entscheidender Faktor für die Zufriedenheit einer Patientin mit der Behandlung. Misslungene Kommunikation hingegen führt vielfach zu Zweifeln oder gar zur Ablehnung vorgeschlagener Diagnostik- oder Therapieverfahren. Damit gehört das ärztliche Gespräch mit zu den wichtigsten Aufgaben in der Frauenheilkunde. Um eine gute Basis für die Behandlung einer Patientin zu schaffen, ist es entscheidend, nicht nur fachliche Aspekte im Gespräch zu berücksichtigen, sondern darüber hinaus auf der emotionalen Ebene auf die Patientin einzugehen. Nur durch die Berücksichtigung dieser beiden Aspekte des ärztlichen Gesprächs und des „sich Bewusstwerdens" über diese beiden Ebenen ist gelungene Kommunikation mit einer Patientin überhaupt möglich.

In der Frauenheilkunde besteht ein großes Spektrum gänzlich unterschiedlicher Situationen im Gespräch mit einer Patientin, bei dem auch von Seiten der Patientin grundsätzlich andere Erwartungen an den beratenden Arzt gestellt werden. Diese reichen in der Gynäkologie von einfachen Vorsorgeuntersuchungen bis hin zu onkologischen Fällen und Palliativsituationen. In der Geburtshilfe reicht das Spektrum von Schwangerschaftsvorsorgen bis hin zur Beratung von Frauen mit Schwangerschaftskomplikationen und Fehlbildungen und Patientinnen mit Fehl- und Frühgeburten an der Grenze der Lebensfähigkeit. In vielen Situationen ist auch der Partner einer Patientin in dies Gespräch einzubeziehen, was gerade in der Geburtshilfe, aber auch bei chronischen oder malignen Erkrankungen als wesentliches Element des ärztlichen Gesprächs zu berücksichtigen ist.

13.1 Gynäkologische Untersuchung

Wenngleich die (routinemäßige) gynäkologische Untersuchung für viele Patientinnen zwar nicht angstbesetzt ist, so stellt diese doch für viele Frauen eine unangenehme oder auch peinliche Situation dar. Umso wichtiger ist es daher, bereits bei Erstkontakt mit der Patientin sich über deren Erwartungen und Hintergrundkenntnisse klar zu werden und das geplante Procedere anzusprechen und verständlich zu erläutern. Es bietet sich hierzu an, ärztliches

Gespräch und Untersuchung in getrennten Räumen stattfinden zu lassen ohne Untersuchungsstuhl und Untersuchungsgeräte in Sichtweite, um eine ungestörte Atmosphäre zu schaffen. Während unter forensischen Aspekten die Anwesenheit einer weiblichen Assistenz bei der Untersuchung dringend zu empfehlen ist, so sollte das zuvor stattfindende Gespräch nach Möglichkeit ohne weitere anwesende Personen stattfinden.

Der Ablauf der anschließend erforderlichen Untersuchung sollte der Patientin kurz erläutert werden und organisatorisch so gestaltet sein, dass die Untersuchung zügig durchgeführt werden kann, ohne dass Untersuchungsmaterialien während der Untersuchung erst bereitgestellt werden müssen. Wenn Begleitpersonen mit der Patientin zum Arztbesuch kommen, sollte vor der Untersuchung mit ihr besprochen werden, ob diese während der Untersuchung der Raum verlassen sollen oder ob deren Anwesenheit bei der Untersuchung von der Patientin gewünscht wird.

Im Anschluss an die Untersuchung sollten Befunde der Patientin umgehend erläutert werden. Hierbei können auch Begleitpersonen wiederum je nach Wunsch der Patientin in das Gespräch einbezogen werden. Auch hierfür bietet sich der Wechsel in einen Raum ohne Untersuchungsgerätschaften wiederum an.

13.2 Patientengespräch in der Onkologie

Die Übermittlung gravierender Befunde oder schwerwiegender therapeutischer Maßnahmen stellt auch für langjährig erfahrene Ärzte oft eine besondere Herausforderung dar, die nicht immer allein durch langjährige Routine zu meistern ist.

Bewährt hat sich für die Übermittlung derartiger Nachrichten und Befunde die von Baile im Jahr 2000 publizierte Strategie, die auch über die Onkologie hinaus in anderen Bereichen der Frauenheilkunde in ähnlicher Form anwendbar ist. Diese unter dem Namen SPIKES-Protokoll bekannte Strategie verfolgt mit dem Gespräch das Ziel, den Kenntnisstand der Patientin zu ermitteln, medizinische Fakten der Patientin in Abhängigkeit deren Bedürfnisse zu erläutern, emotionale Unterstützung anzubieten und ein Konzept mit der Patientin für die weitere Behandlung zu entwickeln.

Baile unterteilt den Prozess der Übermittlung von Nachrichten in 6 Phasen, die im Folgenden kurz zusammengefasst sind:

Setup des Gesprächs
Für die Besprechung schwerwiegender Diagnosen und Therapien ist eine angemessene Gesprächsatmosphäre von besonderer Bedeutung. Hierzu sollte ein separater Raum genutzt werden und Vertrauenspersonen der Patientin nach Möglichkeit einbezogen werden. Insofern sind für derartige Gespräche Patientenzimmer auf einer Station in aller Regel als ungeeignet anzusehen, insbesondere wenn weitere Patienten hierin anwesend sind. Generell gilt für derartige Gespräche, dass mit der Patientin Augenkontakt gehalten werden und Störungen vermieden werden sollten. Aufzeichnungen zu Dokumentationszwe-

cken sollten im Nachhinein angefertigt werden, um nicht den Gesprächsfluss hierdurch zu stören.

Erfragen der Vorstellungen und Vorkenntnisse der Patientin – „before you tell – ask"
Der zweite Schritt besteht darin, im Rahmen des Gesprächs die Vorkenntnisse der Patientin zu ihrer Erkrankung und das Verständnis für die durchgeführten diagnostischen Maßnahmen zu erfragen. Berücksichtigung sollte hier ggf. auch das (familiäre) Umfeld der Patientin finden (vergleichbare Erkrankungen in der Familie, bei Bekannten etc.).

Abschätzen und erfragen, welche Informationen eine Patientin zu erhalten wünscht.
In der Regel wünschen Patientinnen umfassende Informationen über ihre Erkrankung. Dies gilt aber keineswegs für jede Patientin. Zudem ist vom Arzt abzuschätzen, wie detailliert eine Patientin über eine Erkrankung und bspw. deren Prognose aufgeklärt werden möchte. Gerade in Bezug auf prognostische Aussagen ist es als problematisch anzusehen, dass derartige Aussagen lediglich Mitteilungen über eine Wahrscheinlichkeit darstellen, mit der ein bestimmtes Ereignis eintritt, ohne für den Einzelfall eine definitive Aussage zu ermöglichen. Wenn Patientinnen keine Details wissen wollen, sollte grundsätzlich das Angebot, diese später zu diskutieren, ausdrücklich gemacht werden. Bei der Übermittlung onkologischer Diagnosen sollte beachtet werden, dass in einem Erstgespräch der Schwerpunkt weniger auf prognostische Aussagen gelegt wird. Dies ist auch insbesondere deshalb sinnvoll, da zum Zeitpunkt der Erstdiagnose eine Vielzahl prognostisch relevanter Faktoren noch gar nicht bekannt oder abschätzbar ist. Bei Detailfragen einer Patientin gerade zu dieser Thematik sollte daher immer auf ein Folgegespräch verwiesen werden, in dem dann nach Vorliegen weiterer relevanter Faktoren diese Problematik näher besprochen werden kann.

Mitteilen der medizinischen Fakten unter Würdigung der Erwartungen und des Kenntnisstands der Patientin
Entscheidend für diese Phase des Gesprächs ist nach Baile eine für die Patientin geeignete Wortwahl, die deren Kenntnisse adäquat berücksichtigt. Medizinische Fachterminologie ist typischerweise ungeeignet und sollte durch eine für die Patientin verständliche Wortwahl ersetzt werden. Informationen sollten zudem nicht in geballter Form übermittelt, sondern in einzelne Aspekte gegliedert sein. Pauschale Aussagen wie „Medizinisch kann man bei dieser Erkrankung nichts mehr tun" sind generell wenig geeignet und verkennen, dass über onkologische Therapieoptionen hinaus symptomatische Maßnahmen, bspw. im Sinne einer palliativen Behandlung, durchaus möglich sein können. Bereits an dieser Stelle des Gesprächs sollte durch geeignete Wortwahl Anteilnahme signalisiert werden („Es tut mir leid, Ihnen mitteilen zu müssen"). Vielfach ist es in einem Erstgespräch nicht möglich, alle weiteren Behandlungsmaßnahmen bereits abschließend zu beurteilen oder festzulegen. In der Regel ist es nur

möglich, die nächsten Diagnostik- oder Therapieschritte mit der Patientin zu vereinbaren. Daher sollte im Rahmen des Gesprächs ausdrücklich die zu derzeit klare Datenlage zwar entsprechend den Wünschen der Patientin erläutert werden, gleichzeitig aber bereits zu diesem Zeitpunkt auf den zeitlichen Ablauf der nächsten Befundbesprechung eingegangen werden. Vielfach ergeben sich nach Diagnose einer malignen Erkrankung im direkten Behandlungsverlauf unterschiedliche, für gänzlich andersgeartete Therapiestrategien relevante Befunde. Darüber sollte bereits in einem ersten Gespräch eine Information der Patientin erfolgen, allerdings sollten sich diese auf die nächsten unmittelbar anstehenden Therapieschritte begrenzen und keine Spekulationen über daraus resultierende Konsequenzen beinhalten. So ist es selbstverständlich erforderlich, und auch forensisch zwingend, einer Patientin vor geplanter Operation bspw. eines Mammakarzinoms zu erläutern, dass intraoperativ sich bei Befall eines positiven Sentinellymphknotens eine weitere operative Revision der Axilla anschließen wird. Weniger sinnvoll ist aber bereits zu diesem Zeitpunkt die Erläuterung, dass sich durch diesen möglicherweise eintretenden Befund auch bezüglich der weiteren adjuvanten Therapie eine neue Situation ergäbe. Diese könnte dann eine Chemotherapie (bei ausgedehnterem Befall gar als dosisdichte Therapie) oder ggf. auch bei ausgedehnterem Lymphknotenbefall eine Radiatio erfordern. Diese Aussagen gründen sich auf rein spekulative Situationen, die zwar durchaus eintreten können, zu dem Zeitpunkt dieses Gesprächs aber nicht absehbar sind. Derartige Fragen sind als durchaus typisch anzusehen, vielfach bestehen durch Internetnutzung oder im Bekanntenkreis Vorinformationen zu der entsprechenden Erkrankung. Als Strategie bei Nachfragen einer Patientin zu derartigen weiteren Schritten sollte immer ein erneutes Gespräch nach Vorliegen der entsprechenden Informationen angeboten werden.

Emotionale Anteilnahme signalisieren
Die richtige Reaktion auf die emotionale Situation einer Patientin bezeichnet Baile als die schwierigste Phase des Gesprächs. Entscheidend ist hier das Signalisieren emotionaler Anteilnahme. Nach Baile sollte eine solche Anteilnahme aus vier Schritten bestehen:

1. Beobachten der Reaktion der Patientin
2. Benennen der emotionalen Situation der Patientin, ggf. offene Fragen an die Patientin richten
3. Den Grund der Reaktion benennen, ggf. die Patientin diesbezüglich befragen
4. Anteilnahme gegenüber der Patientin äußern. Dies kann nicht nur durch Worte, sondern ganz entscheidend auch durch das Verhalten bzw. Gesten des Arztes geschehen

Baile weist ausdrücklich darauf hin, dass eine weitere Diskussion der medizinischen Sachverhalte und Therapien ganz entscheidend behindert ist, wenn eine Klärung der emotionalen Situation einer Patientin in dieser Situation nicht gelingt. In dieser Phase des Gesprächs sollte der Patientin die Möglichkeit gegeben werden, Ihre Gefühle auszusprechen.

Während das Übermitteln fachlicher Aussagen vielfach von Seiten der behandelnden Ärzte als eine relativ einfache Phase des Gesprächs empfunden wird, so stellt die emotionale Anteilnahme oft eine ganz besondere Herausforderung dar. Dies ist umso schwieriger, je weniger Arzt und Patientin sich kennen. Hierin unterscheiden sich Gesprächssituationen zwischen Klinkarzt und Patientin deutlich von denen zwischen dem die Patientin schon mehrere Jahre betreuenden Frauenarzt und der Patientin.

Diskussion der weiteren Maßnahmen
Bevor die weiteren diagnostischen oder therapeutischen Schritte mit einer Patientin besprochen werden, sollte der Arzt sich darüber klar werden, ob die Patientin hierzu gegenwärtig aufnahmebereit ist. In dieser Phase des Gesprächs findet die Diskussion der Therapieoptionen mit der Patientin statt. Dabei sind Wünsche und Wertvorstellungen der Patientin zu berücksichtigen, um im gemeinsamen Gespräch die von einer Patientin gewünschte weitere Behandlung festzulegen (Partizipative Entscheidungsfindung, „shared decision making"). Während traditionell Therapiefestlegungen weitestgehend ärztlicherseits getroffen wurden, so wünschen heutzutage nicht nur jüngere Patientinnen weitreichende Informationen über verschiedene Behandlungsoptionen, um so eine aktive Rolle im Behandlungsprozess übernehmen zu können.

Das oben beschriebene sechsstufige Gesprächsmodell, das vorwiegend im Bereich der Onkologie zum Einsatz kommt, eignet sich durchaus auch für andere Situationen, in denen gravierende Befunde und gravierende Maßnahmen besprochen werden – wie bspw. geburtshilfliche Beratungsgespräche. Ganz entscheidend ist es aber gerade bei Diagnosen, die weitreichende Konsequenzen für Patientinnen haben, schrittweise Informationen und Maßnahmen zu vermitteln. So ist es typischerweise erforderlich, vor Beginn einer Behandlung in mehreren Gesprächen das Vorgehen mit der Patientin abzustimmen. Das Einbeziehen der Patientin in Therapieentscheidungen ist nicht nur unter forensischen Aspekten von ganz außerordentlicher Bedeutung. Es trägt ganz wesentlich auch dazu bei, die Compliance von Patientinnen zu fördern und lang dauernde und teilweise nebenwirkungsreiche Therapien fortzuführen.

13.3 Kommunikation unter Studienbedingungen

Randomisierte klinische Studien stellen einen wesentlichen Teil der medizinischen Forschung und Weiterentwicklung dar. Im Rahmen der Teilnahme von Patientinnen in klinischen Studien ergeben sich besondere Aspekte für die Kommunikation. Diese betreffen sowohl den behandelnden Arzt als auch die Patientin. Von Seiten des Arztes bestehen vielfach Vorbehalte gegen klinische Studien allein dadurch, dass befürchtet wird, dass das Arzt-Patient-Verhältnis durch den Vorschlag der Teilnahme an einer Studie nachhaltig belastet werden kann. Dies gründet sich auch darauf, dass weder Arzt noch Patientin auf die exakte Form der Therapie selbst Einfluss nehmen und die Vorhersage des Effekts der Therapie zusätzlichen Unsicherheiten unterworfen ist.

Im Gegensatz zu dem zuvor Gesagten erfolgt beim Einschluss in eine randomisierte Studie die detaillierte Therapieentscheidung nicht mehr nach dem Prinzip der partizipativen Entscheidungsfindung (shared decision making), sondern unterliegt dem Zufall. Lediglich das generelle Einverständnis in die Studienteilnahme ist unter dem Aspekt der shared decision zu sehen. Diese Situation stellt für Patientinnen eine besondere Belastungssituation dar, die im ärztlichen Gespräch Berücksichtigung finden muss.

Begriffsbestimmung: Shared decision making (SDM)
„Shared decision making" ist ein Modell der partnerschaftlichen Arzt-Patient-Beziehung, die sich kennzeichnet durch einen gemeinsamen und gleichberechtigten Entscheidungsfindungsprozess. Eine Beteiligung des Patienten am medizinischen Entscheidungsprozess scheint aus heutiger Perspektive notwendig und auch vernünftig zu sein. Befragungen zeigen, dass immer mehr Patienten eine umfassende Beratung des Arztes mit hohem Gehalt an Informationen wünschen und außerdem aktiv ihre eigenen Präferenzen einbringen möchten.

SDM erfährt als Konzept daher eine hohe Resonanz seitens der Ärzte und Patienten. Eine Übertragung auf den medizinischen/klinischen Alltag scheint jedoch eher schwierig, da eine derart starke Patientenbeteiligung eine Abkehr von ‚alten Normen' der paternalistischen Beziehung fordert. Als eine weitere Hürde in dieser Entwicklung scheint die oft fehlende oder unausgereifte kommunikative Kompetenz auf Seiten der Ärzte zu sein. Patientenbeteiligung erfordert eine Bereitschaft des Arztes, Beziehungen zu Patienten gemeinschaftlich zu gestalten und auch etwas von der Entscheidungsmacht abzugeben.

Der Arzt muss die Ergebnisse unterschiedlicher Optionen einschätzen, dem Patienten vorweisen und bei dem Auswählen der richtigen Maßnahmen die Wünsche und Präferenzen der Patienten in genügender Weise berücksichtigen. Die Einbeziehung der Wünsche des Patienten, nachdem er über Behandlungsalternativen und deren Nutzen informiert wurde, kann sich positiv auf die Qualität der Entscheidung und somit auf die gesamte medizinische Behandlung auswirken.

Wesentliche Entscheidungsfaktoren für Patientinnen gegen eine Teilnahme an klinischen Studien sind Bedenken über die Sicherheit und Qualität einer neuen Therapie und die Unmöglichkeit, selbst über die exakte Therapie zu entscheiden. Andererseits können die Hoffnung auf eine bessere Behandlung und intensivere Betreuung eine positive Entscheidung einer Patientin bewirken. Wie die Einschätzung der Vor- und Nachteile über die Teilnahme an einer Studie ausfällt, hängt ganz wesentlich von der Aufklärung durch den Arzt, seinen kommunikativen Fähigkeiten und der Intensität des Vertrauensverhältnisses von Arzt und Patientin ab.

13.4 Abort

Die Diagnose einer Fehlgeburt (gerade in den ersten Schwangerschaftswochen) gehört zu den häufigen Ereignissen in der gynäkologischen Routine. Von dieser Diagnose werden Frauen, die bereits von der Schwangerschaft wissen, zumeist vollkommen überrascht. Das Abortgeschehen wirft in den meisten Fällen unmittelbar existenzielle Fragen auf, die einfühlsam aufgefangen werden müssen. Die Schwierigkeit im Umgang mit Frauen, die einen Abort erlitten haben, besteht darin, dass die Reaktionen sehr unterschiedlich ausfallen können und dass in den meisten Fällen das Intervall zwischen aufgetretenen Beschwerden und definitiver Diagnose oft sehr kurz ist und manchmal nur wenige Minuten beträgt. Zudem wird die Diagnose Abort häufig im Nachtdienst bei im Vergleich zum Tagdienst reduzierten personellen Ressourcen gestellt.

Nicht selten kommt es in dieser Ausnahmesituation zu unüberlegten oder inadäquaten Äußerungen des überlasteten Personals, die sich der Patientin einprägen und unter Umständen große psychische Wunden hinterlassen. Fehler in der Kommunikation reichen von Bagatellisierung („nur ein kleiner Eingriff") bis zu Banalisierung („häufiges Ereignis"). Auch der Ausblick auf die Möglichkeit weiterer und dann mit großer Wahrscheinlichkeit unkomplizierter Schwangerschaften hilft meist nicht weiter! Besonders schwer wiegt auch, dass sich die Patientin während der Ultraschalluntersuchung, die regelhaft auf dem gynäkologischen Stuhl und in Steinschnittlage durchgeführt wird, oftmals selbst ein Bild vom Zustand ihres Kindes macht und sozusagen ‚mitbeurteilt', ob noch eine embryonale Herzaktion nachweisbar ist oder nicht. Sie antizipiert häufig das, was ihr der Arzt noch mitteilen möchte.

Erfahrungsgemäß bietet sich gerade in dieser Situation das Schema von Baile an. In jedem Fall sollte die Patientin vor weiterreichenden Erklärungen die Möglichkeit haben, sich wieder anzukleiden und dann eine Gesprächssituation zu schaffen, bei der jederzeit Blickkontakt zwischen Arzt und Patientin hergestellt werden kann. Zu keinem Zeitpunkt darf dabei bei der Patientin der Eindruck erweckt werden, dass es sich bei ihrem Abort um einen „weiteren Fall" handelte, der nun nach einem festen Schema möglichst rasch abgearbeitet werden muss. Vielmehr ist meist genug Zeit, um gegebenenfalls auch noch abzuwarten und dann in aller Ruhe zu entscheiden, wie weiter vorgegangen werden soll.

Für die Zeit nach der Diagnosestellung und nach den therapeutischen Maßnahmen haben zahlreiche Kliniken inzwischen standardisierte Vorgehensweisen erarbeitet, damit nichts vergessen wird. Hierzu gehört neben dem Angebot weiterer psychologischer oder seelsorgerischer Begleitung die mögliche Anbindung an Selbsthilfegruppen. Einige Kliniken haben diesbezüglich Informationsmappen erstellt, die selbstverständlich nicht kommentarlos an die Patientin weitergegeben werden sollen. Die meisten Themen, die hier angesprochen werden, bedürfen eingehender Erläuterung, und es muss die Möglichkeit zu Rückfragen angeboten werden.

Zusammenfassend sind wir der Überzeugung, dass bei entsprechendem Bewusstsein für adäquate Kommunikation mit einer Patientin in einer derartigen Ausnahmesituation auch bei Zeitmangel in der täglichen Routine oder im

Notdienst ein hoher Level an Versorgungsqualität und (langfristiger) Patientenzufriedenheit erreicht werden kann. Es bietet sich an, derartige Gesprächssituationen nicht durch „learning by doing", sondern im Rahmen strukturierter Fortbildungen und Workshops einzuüben.

Literatur

Baile W F, Buckman R, Lenzi R, Glober G, Beale E A, Kudelka A P (2000) SPIKES-A six-step protocol for delivering bad news: application to the patient with cancer. In: Oncologist, 5: 302–311.

Scheibler F, Janßen C, Pfaff H (2003) Shared decision making: ein Überblicksartikel. In: Soz.-Präventivmed, 48: 11–24 (http://www.uke.de/studierende/downloads/zg-studierende/scheibler_et_al_shared_decision_making.pdf, Zugriff am 07.03.2011).

14 Kommunikation mit Krebskranken

Monika Keller und Jelena Zwingmann

Aus der Behandlung von Krebserkrankungen ist die Chirurgie nicht wegzudenken. Den enormen Fortschritten, der stetigen Verfeinerung und Perfektionierung operativer Verfahren ist es zu verdanken, dass eine steigende Zahl von Tumorpatienten mit Heilung rechnen und zudem weitaus seltener mit irreversiblen Folgeschäden und funktionellen Beeinträchtigungen zurechtkommen muss, die früher ihre Lebensqualität nachhaltig beeinträchtigt haben (Wolf et al. 2011). Andererseits stellt sich die Chirurgie vermehrt neuen, teilweise gewagten Herausforderungen, etwa mit der chirurgischen Behandlung prognostisch ungünstiger, chirurgisch komplizierter Tumorerkrankungen, wozu Tumoren des Pankreas, der Gallenwege und einiger Sarkome, aber auch Metastasenchirurgie und Organtransplantationen zählen, und wo sich die großen Hoffnungen – von Chirurgen ebenso wie Patienten – nicht immer bestätigen. Schließlich sind Chirurgen alltäglich mit Grenzen und Machtlosigkeit konfrontiert, wo es um palliative Eingriffe am Lebensende und damit einhergehend um die Frage geht, ob der Nutzen für den Patienten sein zusätzliches Leiden aufwiegt.

Als Chirurg ist man also zwangsläufig nicht nur mit Tumoren, sondern mit kranken Menschen, mit ihrem Schicksal und dem ihrer Angehörigen konfrontiert, zumindest vorübergehend. Die existenzielle Bedrohung durch Tumorerkrankungen geht unvermeidlich mit starken Emotionen bei allen Beteiligten einher, mit Angst, Fassungslosigkeit, Verzweiflung, gelegentlich auch mit Vorwurf oder Wut. Im Kontakt mit Krebskranken bleibt davon kein Arzt, kein Chirurg verschont. Das erste Fallbeispiel im Verlauf dieses Beitrags wird dieses Thema vertieft aufgreifen.

Als Kehrseite ihrer erlebten Machtlosigkeit setzen Tumorpatienten große, nicht selten überhöhte Erwartungen in den Chirurgen, sein Können und seine Zuversicht. Im Kampf gegen den Krebs sind sie auf ihn als Verbündeten angewiesen. Erfahrene Chirurgen wissen, dass es kaum ein wirkungsvolleres Mittel gegen die Angst des Patienten gibt als die Aussicht auf Heilung durch eine Operation. Im Fall des ausbleibenden Erfolgs ist dies mit dem Risiko großer Fallhöhe verbunden: Maßlose Enttäuschung häufig maskiert als Vorwurf, Wut oder Entwertung ist die Konsequenz. Im zweiten Fallbeispiel dieses Beitrags wird dies eine Rolle spielen.

14.1 Chirurgen stehen vor komplexen kommunikativen Herausforderungen

Es gibt eine Fülle von komplexen kommunikativen Herausforderungen, mit denen es Chirurgen in ihrem Berufsalltag zu tun haben. Dass diese Herausforderungen nicht immer spurlos an Ärzten vorbeigehen, lässt sich zwar an der weiten

Verbreitung von „Burnout"-Symptomen bei etwa einem Drittel onkologisch tätiger Ärzte erkennen, ferner an Alkohol- und Medikamentenkonsum sowie einer geringen Arbeitszufriedenheit (Ramirez und Graham 1995; Taylor und Graham 2005), bleibt aber nach wie vor weitgehend tabuisiert. Vermutlich weil es mit persönlicher Schwäche assoziiert wird, verträgt sich das Eingeständnis eigener psychischer Beanspruchung nicht mit dem Selbstbild nahezu unbegrenzter Belastbarkeit und Leistungsfähigkeit, das vielleicht unter Chirurgen besonders langlebig, weil identitätsstiftend ist. Von der enormen emotionalen Beanspruchung angesichts katastrophaler Behandlungsverläufe erfährt man häufig eher im privaten als im professionellen Kontext.

Der Gedanke, dass professionelle Kommunikation eine der wichtigsten ärztlichen Interventionen ist, beginnt in Deutschland nur langsam Fuß zu fassen. Dabei belegt empirische Evidenz die positiven Effekte professioneller Kommunikation auf Patienten: beispielsweise in Form eines geringeren postoperativen Bedarfs an Analgetika, höherer Zufriedenheit der Patienten mit der Arzt-Patient-Interaktion (Arora 2003; Venetis und Robinson 2009) und geringerer psychischer Belastung (Fallowfield und Jenkins 2002; Razavi und Merckaert 2003). Dass die „heilsame" Arzt-Patient-Beziehung kein Mythos ist, wird durch neuere Ergebnisse der Placeboforschung zusätzlich untermauert: Patienten reagieren auf eine vertrauensvolle, zugewandte und einfühlende Haltung ihres Arztes mit endogener Opioidausschüttung und geringerer Schmerzwahrnehmung (Arora 2003).

Zwar werden die besonderen Herausforderungen der Arzt-Patient-Kommunikation in der Onkologie in anderen Ländern zunehmend erkannt und diskutiert (Fallowfield und Lipkin 1998; Maguire and Pitceathly 2002; Stiefel and Razavi 2006), in Deutschland existiert hingegen bisher weder ein angemessenes Problembewusstsein noch eine strukturierte Aus- und Weiterbildung für onkologisch tätige Ärzte.

Noch immer ist die Auffassung verbreitet, wonach einem die Befähigung zu effektiver Kommunikation entweder „in die Wiege gelegt" wird oder auch nicht, keinesfalls jedoch erlernbar ist. Inzwischen belegt eine Reihe methodisch aussagekräftiger Studien eindeutig, dass strukturierte Fortbildungsangebote die kommunikative Kompetenz von Onkologen fördern und verbessern können, und vor allem, dass Teilnehmer solchen Fortbildungen einen hohen persönlichen Gewinn und praktischen Nutzen im klinischen Alltag bescheinigen (Maguire 1990; Fallowfield und Lipkin 1998; Razavi und Merckaert 2003; Merckaert und Libert 2005; Stiefel und Razavi 2006; Back und Arnold 2007). Desgleichen äußern die Autoren eines Cochrane Reviews vorsichtig positiv, wonach intensive und qualifizierte Trainings das kommunikative Verhalten von Onkologen messbar verbessern können (Fellowes und Wilkinson 2004). Allerdings zeigt sich auch, dass die Effektivität solcher Trainings an hohe Voraussetzungen geknüpft ist, sowohl was den zeitlichen und finanziellen Aufwand als auch didaktische Methoden und Kompetenzen der Trainer betrifft. Kommunikationstraining als schneller „Crash-Kurs", der sich nicht an den spezifischen Anliegen onkologisch tätiger Ärzte orientiert, kann mehr schaden als nutzen (Parle und Maguire 1997; Fallowfield und Lipkin 1998).

Damit stellt sich die Frage nach den Voraussetzungen, die gegeben sein sollten, damit sich erfahrene Kliniker in Lernprozessen engagieren, die sie als persönlich bedeutsam und praxisrelevant ansehen.

Generelle Voraussetzung für Erwachsenen-Lernen ist, dass Lernende (hier: Ärzte) die Themen und Inhalte als persönlich relevant ansehen, dass sie ihre Lernziele selber definieren, dass sie ihre eigene Kompetenz einbringen und Lernprozesse aktiv mitgestalten.

Im Unterschied zu Faktenwissen sind die üblichen Formen einseitiger Wissensvermittlung – Vortrag, Frontalunterricht – wenig geeignet, um kommunikative Fähig- und Fertigkeiten zu lernen. Dazu sind persönliche und reflektierte Interaktionserfahrungen unabdingbar, um unter förderlichen Bedingungen die Motivation, Initiative und eigene Aktivität der Ärzte zu gewährleisten.

14.2 KoMPASS – Konzept und Methoden

Die zuvor genannten Voraussetzungen für effektive Lernprozesse von erfahrenen Klinikern bilden die Grundlage für die Entwicklung eines einheitlichen Kommunikationstrainings speziell für onkologisch tätige Ärzte (KoMPASS, gefördert durch die Deutsche Krebshilfe e. V.), das die besonderen Herausforderungen im Umgang mit Tumorpatienten aufgreift und die speziellen Anliegen der Ärzte berücksichtigt. Es orientiert sich ausdrücklich nicht an vermeintlichen Defiziten der Ärzte, sondern bezieht viel mehr deren Kompetenz und vielfältige Erfahrungen ein. Vorrangiges Ziel bei der Entwicklung von KoMPASS war es, anhand von Empfehlungen und Erfahrungen internationaler Experten ein Training zu konzipieren und zu erproben, das für onkologisch tätige Ärzte größtmöglichen persönlichen Gewinn und praktischen Nutzen im klinischen Alltag gewährleistet.

Der folgende Beitrag will die Arbeitsweise in KoMPASS-Trainings vorstellen und anhand von ausgewählten Fallbeispielen praxisnah verdeutlichen, wie die Arzt-Patient-Kommunikation trotz ihrer Komplexität verbessert werden kann.

14.2.1 Lernerzentrierter Ansatz in KoMPASS

Das Konzept ist gekennzeichnet durch strukturierte und fokussierte Arbeit in kleinen Gruppen mit maximal zehn Teilnehmern und zwei erfahrenen Trainern mit langjähriger onkologischer Feldkompetenz (Zwingmann und Buchholz 2011). Die Gruppe arbeitet während 2 ½ Tagen in störungsfreier Umgebung fernab des Klinikalltags. Insgesamt vier kurze Wissens-Inputs behandeln zentrale Themen wie ärztliche Gesprächsführung, Überbringen „schlechter Nachrichten", Umgang mit heftigen Emotionen und Sterben und Tod in der ärztlichen Kommunikation. Sie werden mit den Teilnehmern diskutiert und in Übungen vertieft.

Das Herzstück stellt die Bearbeitung von Anliegen der Teilnehmer dar, die sie anhand eigener Fallbeispiele einbringen. Jeder Teilnehmer berichtet in einer knappen Vignette von einem Kontakt mit einem Tumorpatienten bzw. Angehörigen, der ihn anhaltend beschäftigt oder der ihm im Gedächtnis geblieben ist. Während dieser Schilderungen entdecken die Teilnehmer je nach Setting, Fachgebiet und Berufserfahrung Unterschiede, viel mehr aber die Gemeinsamkeiten ihrer Erfahrungen, die sie im klinischen Alltag fast nie thematisieren oder mit Kollegen austauschen. Die Schilderungen erlauben zudem einen Blick hinter die Kulissen: in die enorme Beanspruchung der Ärzte angesichts alltäglicher Konfrontation mit Grenzen, Machtlosigkeit und Leiden, in die Komplexität kommunikativer Dilemmata, aber auch in ihre beachtliche Kompetenz und in das von hohem ärztlichen Anspruch gekennzeichnete Bemühen, Patienten mit Respekt und Einfühlung zu unterstützen.

Damit jeder Arzt die Gelegenheit hat, seinen Fall im Rollenspiel eingehend zu bearbeiten, erfolgt die Arbeit in Kleingruppen von vier bis fünf Ärzten mit einem Trainer. Es verlangt den Teilnehmern einige Bereitschaft ab, sich auf eine ungewohnte, potenziell unangenehme Situation im Rollenspiel einzulassen; deshalb ist es Aufgabe der Trainer, Experimentierfreude und Lernprozesse bestmöglich in einer geschützten und konstruktiven Arbeitsatmosphäre wertungs- und kränkungsfrei zu fördern. Weiter bestätigen die Ärzte einhellig, wie sehr es ihnen professionelle Schauspieler erleichtern, ihre Fallbeispiele szenisch umzusetzen und so das Rollenspiel als Experimentierbühne zu nutzen. Die Schauspieler gehen ad hoc in eine Patientenrolle; die Szene kann im „Time-out" vorübergehend eingefroren, wiederholt oder beliebig modifiziert werden. Zum anderen sind die Schauspieler ausgebildet, aus der Patientenrolle heraus authentisches Feedback zu geben, das durch die Rückmeldungen der Kollegen und Trainer ergänzt wird. Dieses Feedback aus verschiedenen Perspektiven, vor allem aus der Sicht der Patienten, ist im Berufsalltag der Teilnehmer ausgesprochen selten. Es bietet Raum für neue Erfahrungen in einem erweiterten Spektrum interaktioneller Möglichkeiten und kann in einem sicheren und geschützten Rahmen dazu verhelfen, bisher ungenutzte Potenziale zu entdecken.

Viele Teilnehmer berichten davon, zunächst innere Widerstände und Vorbehalte überwinden zu müssen, vor allem in Bezug auf Rollenspiele. Hinterher stellen sie fest, dass es sich dabei weit weniger um lediglich künstliche Inszenierungen handelt als ursprünglich befürchtet, und die Atmosphäre im Gespräch mit einem Schauspielpatienten überraschend realistisch ist.

Rollenspiele gehören zum festen Repertoire in den Trainings und haben sich als sehr wirkungs- und anspruchsvolle didaktische Methode bewährt. Schwierige und emotional beanspruchende Gesprächssequenzen können im Detail simuliert und variiert werden: Versucht sich der Arzt selbst ein zweites Mal in der von ihm beschriebenen Situation, übernimmt er die Rolle des Patienten, um dessen Perspektive einzunehmen oder beobachtet er einen Kollegen, der das Gespräch an seiner Stelle führt? Unerlässlich ist die Möglichkeit, die Szene jederzeit durch ein sogenanntes „Time-out" unterbrechen zu können, um sich Rat von Kollegen und Trainern einzuholen.

Im Rahmen der Qualitätssicherung der Trainings werden Evaluationen und Rückmeldungen der Teilnehmer zu den einzelnen Modulen eingeholt. Erfreulich ist, dass viele Teilnehmer davon berichten, dass sie in ihrer Berufspraxis von den Lernerfahrungen des Trainings konkret profitieren. Situationen wie Gesprächspausen oder momentane Ratlosigkeit werden im Umgang mit realen Patienten als weniger belastend empfunden, die Ärzte fühlen sich weniger unter Handlungsdruck oder es fällt leichter, Patienten schlechte Nachrichten zu überbringen.

14.2.2 Einblick in die Trainingspraxis

In den drei folgenden Fallbeispielen werden exemplarisch Themen geschildert, die zu den alltäglichen kommunikativen Herausforderungen onkologisch tätiger Ärzte bzw. Chirurgen gehören: das Überbringen „schlechter Nachrichten", der Umgang mit Vorwurf und Anklage von Patienten, und abschließend die nicht immer überbrückbare Kluft zwischen der Perspektive des Patienten am Lebensende und der Sicht des Arztes.

Überbringen schlechter Nachrichten
Das *erste Fallbeispiel* und seine Bearbeitung im Training sollen im Folgenden Einblick in die Rollenspielarbeit geben.

Ein onkologisch erfahrener Chirurg trifft in der Tumorsprechstunde einer Chirurgischen Uniklinik auf einen 19-jährigen Türken, der recht gut Deutsch spricht. Er ist begeisterter Fußballer in der Mannschaft seines Heimatortes. Überwiesen wurde er wegen einer seit längerem bestehenden Schwellung des rechten Oberschenkels. Die Probeexzision hat ein lokal ausgedehntes Osteosarkom ergeben; Staging-Untersuchungen ohne Anhalt auf Metastasen. Der Arzt sagt ihm, dass die Amputation des Beins unumgänglich ist. Daraufhin äußert der Patient, dass er lieber tot sein möchte als sein Bein herzugeben. Der Arzt ist ratlos und übergibt den Patienten an eine jüngere Kollegin, da er dringend in den OP müsse. Hinterher quält ihn sein schlechtes Gewissen, dass er sich gedrückt und die unangenehme Aufgabe der Kollegin überlassen hat.

Das Thema
Vordergründig geht es in diesem Beispiel um die nahezu alltägliche Aufgabe, schlechte Nachrichten zu überbringen, die auch erfahrene Chirurgen immer wieder beschäftigt. Zu der eigentlichen schlechten Nachricht – es handelt sich um einen aggressiven, prognostisch ungünstigen Tumor bei einem jungen Mann – kommt eine weitere Mitteilung, die für den Patienten katastrophal ist: Das Bein muss amputiert werden. Für den Chirurgen gestaltet sich die Situation als Dilemma, dem Patienten einen irreversibel verstümmelnden Eingriff als einzige Heilungschance zumuten zu müssen.

Dabei erschreckt und überfordert die heftige Reaktion des jungen Patienten den Arzt; in einer Kurzschlusshandlung entflieht er der Situation.

Einstieg in den Fall
Der Arzt ist einverstanden, im Rollenspiel die eigene Rolle zu übernehmen, während ein Schauspieler-Patient in die Rolle des Patienten geht.

Im Rollenspiel wird deutlich, dass das Gespräch in einer *bad news*-Situation in eine Sackgasse geraten ist: Arzt und Patient erleben die „schlechte Nachricht" der Amputation gleichermaßen als unannehmbar. Wie er in seinem Feedback verdeutlicht, fühlt der Arzt sich verantwortlich für die Botschaft, für das, was er dem Patienten zuzumuten glaubt; er fühlt sich „mies" und „schuftig". Mit diesem unterschwelligen Schuldgefühl zusammen mit zu großer Nähe zum Patienten ist ihm vorübergehend seine Fähigkeit abhanden gekommen, diesen in seinem subjektiven Erleben wahrzunehmen, während aus der Rückmeldung des Patienten deutlich wird, dass er mit seiner drastischen Formulierung in Form eines Appells den Arzt gerade zu erreichen versucht – und fühlt sich durch seinen Rückzug noch mehr im Stich gelassen.

Ergänzend fällt den Kollegen auf, dass er der naheliegenden Versuchung widerstanden hat, auf eine ärztlich-autoritäre Sachebene zu wechseln, indem er etwa auf der Notwendigkeit der Amputation besteht, mit Konsequenzen droht oder die Bedeutung der Amputation bagatellisiert.

Wie aus der Sackgasse herauskommen? – Beratung innerhalb der Gruppe
Als vorrangig sieht es die Gruppe an, dass der Arzt wieder zu einem handlungsfähigen Akteur wird. Das setzt voraus, dass er sich innerlich Raum verschafft, um seine emotionale Beteiligung und die Nähe zum Erleben des Patienten wahrzunehmen. Hat er als Überbringer der schlechten Nachricht wirklich Verantwortung, gar so etwas wie Schuld für das Schicksal des Patienten, für die drastische Behandlungsoption? Es entlastet ihn, dass die Kollegen dies klar verneinen.

Von den Kollegen wird das starke Mitgefühl des Arztes, entgegen seiner persönlichen Wahrnehmung, nicht als Schwäche, sondern als Fähigkeit und Ressource gesehen. Manchmal erlaubt nur das Gewahrwerden der eigenen emotionalen Reaktion Hinweise auf das Erleben, das der Patient augenblicklich nicht anders äußern kann. Gleichzeitig wird dem Arzt so die notwendige Differenzierung zum Erleben des Patienten möglich, die es ihm erlaubt, als Alternative zur Flucht den Appell des Patienten zu hören und im Kontakt zu bleiben.

Bei der *Wiederaufnahme des Rollenspiels* mit der vorigen Rollenverteilung bleibt der Arzt bei der Äußerung *„lieber wär' ich tot ..."* standhaft, präsent und in Kontakt mit dem Patienten. Er spiegelt dessen Erleben – „ja – das ist ganz unvorstellbar" und fügt hinzu „vielleicht würde es mir auch so gehen", woraufhin ihn der Patient interessiert anschaut.

Im Feedback stellt der Patient fest, wie er ruhiger geworden sei, weniger gehetzt. Er habe sich sicher gefühlt mit dem Arzt und bemerkt diese Veränderung mit Verwunderung, wo sich doch an der Realität des Tumors nichts geändert hat.

Eine gute Vorbereitung und Strukturierung des Gesprächs kann dabei helfen, Klarheit und Orientierung für sich selbst und das Gegenüber zu schaffen: Wie viel Zeit steht für das Gespräch zur Verfügung, in welchem Rahmen findet es statt, was sind die verschiedenen Anliegen und was könnte schwierig werden? Häufig wird vernachlässigt, dass die Aufnahmekapazität gerade in einer Ausnahmesituation begrenzt ist, dass möglicherweise nur Bruchstücke der vermittelten Information aufgenommen und verstanden werden. Wichtig ist deshalb, die Inhalte angepasst an das Tempo des Patienten auszurichten und diese in kleinen Portionen zu übermitteln. Sich in diesem Prozess fortwährend des Verständnisses des Patienten zu vergewissern, hilft, in Kontakt zu bleiben und das Tempo gegebenenfalls zu korrigieren. Nicht selten können so Eskalationen verhindert werden. Im dargestellten Fall ist es zudem wichtig, die verschiedenen schlechten Nachrichten – Tumordiagnose und anstehende Amputation – klar voneinander zu trennen. Wenn die Tumordiagnose noch nicht „angekommen" ist, kann die Amputation nicht anders als katastrophal erlebt werden. Mit den Variationen im Rollenspiel wurde deutlich, dass eine verständnis- und respektvolle Haltung des Arztes angesichts der schwierigen Situation des jungen Hobbyfußballers dazu beiträgt, ihn mit seinen starken Emotionen zu halten und aufzufangen. Entscheidend ist dabei weniger, was gesagt wird als vielmehr die Kongruenz zwischen der Haltung und dem Gesagten.

Mit vorwurfsvollen Patienten umgehen – was steckt hinter dem Vorwurf?
Das *zweite* Fallbeispiel gibt weiterführend Einblick in die Bearbeitung von persönlichen Fällen von Teilnehmern; auch diesmal geht es um den Umgang mit Emotionen. Im Vordergrund stehen diesmal Vorwurf und Anklage angesichts eines Tumorprogresses.

Ein 55-jähriger Steuerberater, an einem lokal fortgeschrittenen Magenkarzinom erkrankt, befindet sich seit einigen Monaten in neo-adjuvanter Chemotherapie mit dem Ziel einer späteren OP, ein ausreichendes Ansprechen auf die Behandlung vorausgesetzt. Bisher hatte er immer sehr gut mitgemacht, die Ärztin in der onkologischen Tagesklinik schildert ihn als angenehmen, kooperativen Patienten. Unter der Therapie hatte sich ein geringer Rückgang des Primärtumors und ein Progress (neu aufgetretene Lebermetastasen) gezeigt, was mit dem Patienten als „mixed response" besprochen wurde, und die Therapie weitergeführt wurde. Seitdem habe er sich „um 180 Grad" geändert, er sei aggressiv und vorwurfsvoll, unleidlich, nichts könne man ihm recht machen. Von seinen Äußerungen fühlt sich die Ärztin vor den Kopf gestoßen: „Heute hat es wieder eine Stunde gedauert, bis mir endlich Blut abgenommen wurde." und „Hier ist man ja nur eine Nummer, wenn ich die Schwester nicht erinnert hätte, hätte sie glatt das Rezept vergessen."

Das Thema
Ein anfangs als angenehm und kooperativ beschriebener Patient wird in der Interaktion von der Ärztin als vorwurfsvoll und unleidlich wahrgenommen, ohne dass sie sich dies erklären kann. Angesichts der ihr entgegengebrachten Vorwürfe ist sie ratlos, sie fühlt sich persönlich in Frage gestellt und angegriffen. Unterschwellig fragt sie sich, ob sie etwas falsch gemacht hat.

Einstieg in den Fall
Anhand der Schilderungen der Ärztin und der Reflexion mit Kollegen und Trainern wird deutlich: Die Spirale aus Vorwürfen seitens des Patienten mit entsprechenden Rechtfertigungen der Ärztin ist gut geeignet, zu einer Endlosschleife zu werden. Sie kann nur eskalieren oder sich tot laufen, wenn sie nicht aktiv unterbrochen wird. Solange die Ärztin in einer Rechtfertigungs- und Verteidigungshaltung steckt und sich gegen die Angriffe des Patienten wehren muss, ist sie als kompetente Ärztin kaum handlungsfähig. Mit eigenen Emotionen und Zweifeln beschäftigt hat sie nicht genug inneren Freiraum und Antennen, um die Signale des Patienten wahrzunehmen.

Wie kann sich die Ärztin Freiraum verschaffen? – Beratung innerhalb der Gruppe
Die „Pingpong-Vorwurfsdynamik" ist, auch im Alltagsleben, ein wohl vertrautes Beziehungsmuster und birgt erhebliches Potenzial, die dahinterliegenden, grundlegenderen Emotionen zu verdecken. Sie werden in der Spirale aus Vorwurf, sich anschließenden Verteidigungen und abermaligen Vorwürfen verlässlich maskiert.

Dies ist eine wichtige Erkenntnis der Ärztin nach dem ersten Rollenspiel. Sie hat ein besseres Gespür für die Vorwurfsspirale bekommen und wird zukünftig früher eigene Alarmsignale wie Gereiztheit und Unzufriedenheit, Ärger über den Patienten oder das Gefühl eigener Inkompetenz wahrnehmen und aufgreifen. Sie muss nicht alles wissen, schon gar nicht braucht sie ohne Weiteres zu verstehen, was im Patienten vor sich geht. Nicht zuletzt aufgrund des Feedbacks der Kollegen fühlt sie sich ermutigt, mit dem Patienten gemeinsam herauszufinden, was hinter dem Vorwurf steckt.

Für die *Wiederaufnahme des Rollenspiels* ist an dieser Stelle ein Perspektivenwechsel sinnvoll. Zwei verschiedene Varianten bieten sich an: Ein Wechsel in die Perspektive des Patienten mit dem Versuch, nachzuempfinden, wie er sich fühlt und was ihn beschäftigt. Alternativ ist ein Wechsel in die Zuschauer-Perspektive denkbar: Dabei sieht sich die Ärztin aus der Distanz die Szene an; sie entscheidet über Rollen-Besetzung und Thema.

Im Training entscheidet sich die Ärztin für die Zuschauer-Perspektive und beauftragt eine Kollegin, als Ärztin mit dem Schauspieler-Patienten nach einer Antwort auf ihre Fragen zu suchen: Wie konnte es dazu kommen, dass ein bisher angenehmer Patient plötzlich aggressiv und vorwurfsvoll wird? Was steckt hinter dem Vorwurf?

Als Einstieg benennt die Ärztin, dass sie die Unzufriedenheit des Patienten bemerkt hat, sich nach den Gründen fragt und den Patienten dabei um Mithilfe bittet.

Der Patient berichtet nun, wie sehr er sich bemüht hat, mitzumachen, er alles dafür tun wollte, dass die Therapie erfolgreich ist. Immer wieder hat er sich den Satz der Ärztin vorgesagt: „Wenn Sie mitmachen, dann schaffen wir es." Dann fällt die letzte Staging-Untersuchung jedoch nicht so aus, wie er gehofft habe. Er habe sich gefragt, ob alles umsonst gewesen sei. Dazu kommt sein Eindruck, dass seine Ärztin mit ihm nicht zufrieden ist; ob es vielleicht an ihm liegt, dass die Therapie nicht den erhofften Erfolg hat? Das alles macht ihm ziemlich zu schaffen, er ist verunsichert: Ob die Ärztin weiterhin daran glaubt, dass „wir es schaffen"?

Die Ärztin versucht im Training einen Rollenwechsel. Aus der Zuschauer-Rolle zurück in ihre ursprüngliche Rolle wendet sie sich an den Patienten: Sie habe jetzt verstanden, wie es zu dieser Irritation gekommen sei und habe große Achtung für ihn und seinen enormen Einsatz. Er habe zweifellos alles ihm Mögliche getan; nicht einen Augenblick sei sie auf den Gedanken gekommen, unzufrieden mit ihm zu sein. Sie könne seine Enttäuschung verstehen, dass die Behandlung nicht so angesprochen hat wie erhofft. Sie bedaure es selbst, dass es so gekommen ist und hätte ihm einen besseren Erfolg gewünscht. Auch wenn sie nicht vorhersagen könne, wie es weitergeht, möchte sie ihm versichern, dass sie weiter für ihn da ist.

Von diesem konkreten Beispiel abstrahierend lässt sich sagen, dass es in der Onkologie hinter dem Vorwurf von Patienten häufig um Enttäuschung über den begrenzten Erfolg medizinischer Behandlung geht; weniger offenkundig auch auf Seiten des Arztes. Für den Patienten spielt zudem möglicherweise die Angst eine Rolle, vom Arzt – als dem zentralen Hoffnungsträger – im Stich gelassen zu werden. Es lohnt sich, diese Hypothese im Hinterkopf zu behalten, wenn Vorwürfe in Interaktionen mit Patienten oder mit Angehörigen auftauchen.

Zwischen Anspruch auf Wahrhaftigkeit und Recht auf Verleugnung
Das *dritte Fallbeispiel* greift ein weiteres Thema auf, das onkologisch tätigen Ärzten im Berufsalltag häufig begegnet: der schmale Grat zwischen Wahrhaftigkeit und dem Patientenrecht auf Verleugnung.

Der 53-jährige Patient, Vater einer 15-jährigen Tochter und eines 13-jährigen Sohns, seit sechs Monaten an einem Pankreaskarzinom erkrankt, will sich nicht mit den begrenzten Therapiemöglichkeiten abfinden. Er hat eine experimentelle Behandlung seiner Lebermetastasen in einer anderen Klinik hinter sich und liegt jetzt in schlechtem körperlichen Zustand mit Subileus auf einer chirurgischen Station. Der Arzt möchte ihm die Möglichkeit geben, sich damit auseinanderzusetzen, dass er bald sterben wird, sodass er Vorsorge treffen kann für seine Familie. Er hat mehrmals versucht, mit ihm zu reden, aber der Patient reagiert durchgängig ausweichend und wiederholt: „Ja, aber erstmal muss ich auf die Beine kommen," Dem Arzt fällt es schwer, dies hinzunehmen, er fragt sich, wie er den Patienten doch erreichen kann. „Der Patient muss doch wissen, woran er ist!"

Das Thema
Der Arzt fühlt sich in der Verantwortung, den Patienten darüber aufzuklären, dass seine Lebensperspektive aus ärztlicher Sicht begrenzt ist. Mit dem Anspruch auf Wahrhaftigkeit dem Patienten gegenüber möchte er ihm nicht die – wohl

letzte – Möglichkeit vorenthalten, sich mit seinem Sterben auseinanderzusetzen, wichtige Angelegenheiten zu regeln und Abschied von seiner Familie zu nehmen. Dabei muss er feststellen, dass er den Patienten nicht erreicht.

Einstieg in den Fall
Aus seiner Schilderung und Wortwahl ist ein unterschwelliger Ärger des Arztes spürbar, dass der Patient ihn mit seinem Anliegen ignoriert. Er möchte ihm doch etwas Gutes tun und fühlt sich abgekanzelt, wenn der Patient ihn darauf hinweist, dass es für ihn momentan Wichtigeres gebe, als über sein Sterben zu sprechen.

Im Rollenspiel übernimmt der Arzt zunächst die eigene Rolle, der Schauspieler geht nach einem Briefing in die Patientenrolle. Die Szene entwickelt sich ähnlich wie vom Arzt geschildert. Der Arzt ist offenkundig bemüht, mit dem Patienten in Kontakt zu kommen, was der schwerkranke Patient jedoch kontinuierlich abweist. Er blockt jeden Versuch des Arztes, sich seiner Situation anzunähern, auf nahezu identische Weise ab, verharmlost auch seine Beschwerden. Auch explizit persönliche Angebote des Arztes, dass er ihm gerne helfen wolle, aber nicht so recht wisse wie, nimmt er kaum zur Kenntnis. Ähnliches gilt für patientenzentrierte Fragen nach seinen Wünschen und dem, was ihm wichtig ist.

Die Mauer des Patienten überwinden? – Beratung innerhalb der Gruppe
Aus dem Feedback des Schauspiel-Patienten wird erkennbar, dass sich die Vorstellung des Arztes, der Patient solle in sein Sterben einwilligen, diametral von der des Patienten unterscheidet. Der Patient ist z. T. aufgrund seines körperlichen Befindens psychisch stark eingeengt, wovon Kognitionen und Emotionen betroffen sind, eine organische Teilkomponente ist nicht auszuschließen. Auch mit den besten Modi patientenzentrierter Kommunikation ist er kaum zu erreichen. Dieser Patient braucht die Verleugnung, die ihn gegen eine für ihn unerträgliche Bedrohung und Angst schützt. Sie ist in seiner Situation fraglos zu respektieren, da sie für den Patienten quasi psychisch überlebensnotwendig ist. Nur in Ausnahmefällen, wie beispielsweise bei offensichtlicher Selbstgefährdung, sollte sie durchbrochen werden. Weiteren Aufschluss kann evtl. auch ein Gespräch mit Angehörigen bringen. Schließlich sind Veränderungen immer möglich; gerade dann, wenn sich der Patient in seiner Haltung respektiert weiß, sind plötzliche, unerwartete Änderungen, etwa eine Lockerung der Verleugnung, zu beobachten. Dann ist es wichtig, dass der Patient sich darauf verlassen kann, dass sich der Arzt nicht von ihm abwendet, sondern verfügbar ist.

Aus einer anderen Perspektive verdeutlicht dieses Fallbeispiel, dass idealtypische Vorstellungen von einer bewussten Auseinandersetzung und schließlich Akzeptanz des eigenen Sterbens (wie z. B. im Phasenmodell von Kübler-Ross angenommen) der individuellen Wirklichkeit von Patienten nicht immer entsprechen (Keller 2008).

Der Arzt nimmt aus der Bearbeitung seines Falls für sich mit, seinen Anspruch an unbedingte Wahrhaftigkeit zu relativieren und seine eigene Vorstellung von einem „richtigen Sterben" von der des Patienten zu unterscheiden und diese zu respektieren.

14.3 Kommunikation zwischen chirurgisch tätigen Onkologen

In diesem Beitrag geht es um die Potenziale von Kommunikationstrainings in der Onkologie und um viele positive Erfahrungen, die bislang 350 onkologisch tätige Ärzte deutschlandweit in KoMPASS-Trainings gesammelt haben. Diese Erfolgsgeschichte weist jedoch Begrenzungen auf: Die Teilnahme von Ärzten an den Trainings kostet mitunter viel Überzeugungsarbeit der Trainer und jener Kollegen, die bereits an den Trainings teilgenommen haben. Wie bereits erwähnt, passt die Vorstellung, sich im Bereich der Kommunikation mit Patienten sinnvoll fortbilden zu können, für manche Ärzte nach wie vor nicht in ihr Selbstverständnis. Zudem braucht es aktive Unterstützung der jeweiligen Vorgesetzten, ihre Mitarbeiter für ein solches Training zu motivieren und freizustellen. Noch ist es für die Mehrzahl der onkologisch tätigen Ärzte längst nicht selbstverständlich, sich mit ihren Kollegen über die tägliche Arbeit professionell auszutauschen, zu reflektieren und zu üben, was schwerfällt.

Können wir es uns wirklich leisten, diese Potenziale ungenutzt zu lassen?

Literatur

Arora N (2003) Interacting with cancer patients: the significance of physicians' communication behavior. In: Soc Sci Med, 57(5): 791–806.

Back A, Arnold R (2007) Efficacy of communication skills training for giving bad news and discussing transitions to palliative care. In: Arch Intern Med, 167: 453–460.

Fallowfield L, Jenkins V (2002) Efficacy of a Cancer Research UK communication skills training model for oncologists: a randomised controlled trial. In: Lancet, 359: 650–656.

Fallowfield L, Lipkin M (1998) Teaching senior oncologists communication skills: results from phase I of a comprehensive longitudinal program in the United Kingdom. In: J Clin Oncol, 16: 1961–1968.

Fellowes D, Wilkinson S (2004). Communication skills training for health care professionals working with cancer patients, their families and/or carers. Cochrane Database Syst Rev. (2) CD003751.

Keller M (2011) Psychosomatische Onkologie. In: Rudolf G, Henningsen (Hrsg.). Psychotherapeutische Medizin und Psychosomatik. Stuttgart: Thieme, 2008, 268–275.

Maguire P (1990) Can communication skills be taught? In: Br J Hosp Med, 43: 215–216.

Maguire P, Pitceathly C (2002) Key communication skills and how to acquire them. In: BMJ, 325: 697–700.

Merckaert I, Libert Y (2005) Communication skills training in cancer care: where are we and where are we going? In: Curr Opin Oncol,17: 319–330.

Parle M, Maguire P (1997) The development of a training model to improve health professionals skills, self-efficacy and outcome expectancies when communicating with cancer patients. In: Soc Sci Med, 44: 231–240.

Ramirez A, Graham J (1995). Burnout and psychiatric disorder among cancer clinicians. In: Br J Cancer, 71: 1263–1269.

Razavi D, Merckaert I (2003). How to optimize physicians' communication skills in cancer care: results of a randomized study assessing the usefulness of posttraining consolidation workshops. In: J Clin Oncol, 21(16): 3141–3149.

Stiefel F, Razavi D (2006) Informing about diagnosis, relapse and progression of disease – communication with the terminally ill cancer patient. In: Recent Results in Cancer Research, 168: 37–46.

Taylor C, Graham J (2005) Changes in mental health of UK hospital consultants since the mid-1990s. In: Lancet, 366: 742–744.

Venetis M, Robinson J (2009) An evidence base for patient-centered cancer care: a meta-analysis of studies of observed communication between cancer specialists and their patients. In: Patient Educ Couns,77: 379–383.

Wolf N, Kadmon M, Wolf R C, Brechtel A, Keller M (2011) Quality of life after restorative proctocolectomy and ileal pouch-anal anastomosis in patients with familial adenomatous polyposis: a matter of adjustment. Colorectal Diseases (in press).

Zwingmann, J, Buchholz A, Reuter K, Keller M (2011) Kommunikation in der Onkologie. Nervenheilkunde, 30 (3), 144-148.

Kontakt: www.Kompass-o.de

15 Gesprächsführung mit Kindern und deren Eltern unter besonderer Berücksichtigung der Eingriffsaufklärung zu medizinischen Maßnahmen

Felicitas Eckoldt

Einleitung

Basierend auf den im letzten Abschnitt vermerkten rechtlichen Grundlagen (s. Kap. 15.2) wird im Folgenden erläutert, wie in der täglichen Praxis entsprechende Gesprächssituationen anzulegen und zu bewältigen sind.

Voraussetzung ist zunächst die Anerkennung des kindlichen Patienten als eigenständiges Individuum mit einem eigenen Erlebnishorizont, individueller Erkenntnisfähigkeit und einer persönlichen Gefühlssituation. Diese Variablen ändern sich im Zuge der Entwicklung der Persönlichkeit. Stets bestehen bleibt jedoch die das gesamte Verhalten und das Verhältnis zur Umwelt bestimmende Eltern-Kind-Beziehung. Diese beeinflusst zu jedem Zeitpunkt auch die Dreierbeziehung zwischen kindlichem Patienten, Eltern und Arzt.

Jedes Kind kommt mit einem Potenzial an Urvertrauen auf die Welt. Dieses ist verbunden mit dem Gefühl absoluter Sicherheit und der Erfahrung, uneingeschränkt geliebt, akzeptiert und respektiert zu werden. Bereits in den ersten Lebensmonaten sammelt der Säugling Erfahrungen und Eindrücke, die sein Wesen und Denken beeinflussen. Erst mit zunehmender Fähigkeit der Kommunikation und Reflexion sind diese Einflüsse jedoch für den Menschen einzuordnen und zu werten. Aus dem Urvertrauen entsteht Selbstgewissheit und innere Stärke. Enttäuschung des Urvertrauens, Zurückweisung und nicht nachvollziehbare Kritik an per se arglosem Verhalten erschüttern das Vertrauen des Kindes in andere Menschen und schließlich auch in sich selbst.

15.1 Erklärungen unter Würdigung der Persönlichkeit

Es ist zu bedenken, dass jede stationäre Aufnahme, sei es zur Diagnostik, zur konservativen Behandlung einer Erkrankung oder zu einem operativen Eingriff, erklärungsbedürftig ist. Ebenso ist jede Art von Eingriff, auch die Blutentnahme oder das Legen eines Blasenkatheters, jede apparative Untersuchung und jede spezielle Exploration aufklärungspflichtig. In nahezu allen Kinderkliniken werden zu diesem Zweck bei stationärer Aufnahme „Einwilligungen zu kleinen Eingriffen" eingeholt. Diese sind jedoch keineswegs ein Freibrief für alle geplanten Maßnahmen. So haben die Eltern natürlich das Recht, über jeden speziellen Eingriff gesondert informiert zu werden. Aber auch das Kind muss seinem Alter entsprechend über die geplante Maßnahme, deren Sinnhaftigkeit und deren Umfang (Schmerz? Bettruhe? Fixierung?) informiert werden.

Der Respekt vor der kindlichen Persönlichkeit und die Anerkennung, der Schutz und schließlich auch die Nutzung des Urvertrauens sind Basis der Beziehung, die ein Kindermediziner zu seinen Patienten aufbauen sollte. Wie dies in verschiedenen Alltagssituationen und in verschiedenen Altersgruppen aussehen kann, wird anhand einiger Praxisbeispiele erläutert.

15.1.1 Gesprächssituationen mit Eltern und Kindern zu operativen Eingriffen

Grundsätzlich unterscheiden sich natürlich Situation und Gesprächsführung nach Art, Schwere und Planbarkeit des Eingriffs. Allen Situationen gemeinsam ist jedoch, dass die Eltern ihrem Schutzbefohlenen gegenüber in der Verantwortung stehen, eine sein Leben in mehr oder weniger starkem Maße beeinflussende Entscheidung für ihn zu treffen. Die Erziehungsberechtigten tragen hierbei die ihnen obliegende Pflicht und das Recht zur Sorge für das Kind. Anders als bei Erwachsenen sind es nicht die direkt Betroffenen selbst, die frei ihr Persönlichkeitsrecht wahrnehmen und zum Beispiel in Abwägung der vorhandenen Schmerzen oder Funktionsbeeinträchtigung nach Risikoaufklärung und Auswahl von Therapiealternativen in einen Eingriff einwilligen. Es erfolgt eine Entscheidung für den unmündigen Dritten.

Familiäre und soziale Prozesse beeinflussen diesen Vorgang nicht unwesentlich. Differente Wahrnehmungen der Elternteile, Sorgerechtsstreitigkeiten, sozioökologische Grundlagen und ggf. auch der kulturelle Hintergrund müssen in der Gesprächsführung Berücksichtigung finden. Bestandteil des Gesprächs ist aber auch und in vollem Bewusstsein das Kind selbst. Auch dieses hat – siehe oben – nicht nur das theoretische Recht auf Persönlichkeitsschutz und Integrität, es muss, auch wenn nicht einwilligungsfähig, zumindest als teilmündiger Patient betrachtet werden. Das Kind steht im Zentrum des Behandlungsprozesses.

Anhand mehrerer Beispiele soll nun das Vorgehen in unterschiedlichen Situationen detaillierter beleuchtet werden:

1. Akute Operation eines Frühgeborenen wegen einer nekrotisierenden Enterocolitis
2. Geplante stationäre Aufnahme eines dreijährigen Jungen zur Operation eines Leistenbruchs
3. Akute Aufnahme eines achtjährigen Mädchens zur operativen Versorgung einer Unterarmfraktur
4. Geplante Aufnahme eines vier Monate alten Säuglings zur Darmresektion bei Mrb. Hirschsprung
5. Geplante Aufnahme eines 16-jährigen Jungen zur operativen Versorgung einer Trichterbrust

Grundsätzlich muss jedes Gespräch mit der für den Laien verständlichen Erläuterung der Diagnose beginnen. Daraus ergibt sich die Information über die Notwendigkeit und die Dringlichkeit einer Behandlung, einschließlich der Erläuterung der Folgen ausbleibender Behandlung. Im Weiteren sind bestehende Therapieoptionen mit ihren Vor- und Nachteilen zu erläutern. Gemeinsam mit dem Kind, dessen Eltern und dem Arzt ist eine Entscheidung herbeizuführen. Es folgt dann die eigentliche Eingriffsaufklärung, die das prinzipielle Vorgehen, die Risiken und den zu erwartenden Verlauf einbeziehen muss. Diese sollte möglichst durch den Operateur selbst erfolgen. Ist dies im Klinikalltag nicht möglich, kann das Gespräch auch vertretend durch einen ärztlichen Kollegen vorgenommen werden, der diesen Eingriff selbst ausführen könnte. Dies setzt eine dem Eingriff entsprechende Fachkenntnis voraus. Die Verwendung standardisierter Einwilligungsbögen ist sinnvoll und wünschenswert. Sie kann jedoch das ärztliche Gespräch nicht ersetzen und ist durch entsprechende, die Gesprächssituation dokumentierende handschriftliche Notizen und Ergänzungen zu vervollständigen. Der Patient respektive die Erziehungsberechtigten müssen, zumindest bei geplanten Eingriffen, ausreichend Zeit zum Überdenken der Entscheidung haben. So wird ein Mindestzeitraum von 24 Stunden zwischen der Aufklärung und dem Eingriff festgelegt. Letztlich signalisiert der Patient/signalisieren die Erziehungsberechtigten mit der Unterschrift, dass alle Fragen ausreichend erörtert und das Gesagte verstanden wurde, sowie dass das Vorgehen in der abgesprochenen Weise vonstattengehen soll.

15.1.2 Gesprächssituation in der Neonatologie

Die operative Versorgung entsprechend erkrankter Früh- und Neugeborener ist die wesentlichste Aufgabe eines Kinderchirurgen. Der spezielle Umgang mit einer solchen Akutsituation wird immer an einen erfahrenen Kinderchirurgen gebunden sein. Dieser wird, gemeinsam mit dem zuständigen Neugeborenenarzt, die medizinische Versorgung des Frühgeborenen wie auch die Gesprächssituation planen. Der Neonatologe als Behandlungsführer wird den Eltern bereits von der kritischen Situation des Kindes berichtet haben. Es ist davon auszugehen, dass Eltern neugeborener Kinder und ganz besonders zu früh geborener Kinder in einer psychischen Ausnahmesituation stehen. Dies betrifft nicht nur die Mutter, welche durch die heftige hormonelle Umstellung zum Teil erheblich in ihrer psychoemotionalen Stimmung beeinträchtigt ist. Die naturgegebene Zentrierung auf das Neugeborene schafft eine Umorientierung der kognitiven Leistung, die in einigen Fällen erhebliche Ausmaße annehmen kann. Dazu kommen bei Müttern Frühgeborener nicht selten Schuldgefühle dem Kind (dem Partner, der Familie) gegenüber, die in der vermeintlichen Unfähigkeit fußen, das Kind bis zur vollen Reife austragen zu können. Doch auch die Väter befinden sich zumeist in einer emotional angespannten Situation, die auf den Schutz des Neugeborenen gerichtet ist. Der ein entsprechendes Gespräch führende Arzt bedarf eines besonders hohen Maßes von Einfühlungsvermögen, um die Eltern mit auf den notwendigen Weg der Behandlung ihres Kindes zu nehmen.

Eine ruhige, ungestörte und konzentrierte Gesprächsatmosphäre ist Voraussetzung für einen positiven Verlauf des Gesprächs. Die Anwesenheit beider Elternteile ist wünschenswert und aus emotionaler Sicht auch wichtig. Es ist immer günstig, dieses Gespräch mit einer positiven Aussage zum Kind zu beginnen:

A: „Ihre Tochter heißt Leonie. Das ist ein schöner Name, der ihr sicher noch viel Kraft verleihen wird."

Die Eltern werden unter Umständen sehr angespannt und ängstlich sein, möglicherweise sogar weinen, was auch Vätern zugestanden werden muss.

A: „Ich kann Ihre Sorge um Ihre Tochter sehr gut verstehen. Sie ist im Moment in einem sehr kritischen Zustand. Wir müssen ihr sehr schnell und intensiv helfen."

Da wir auch in dieser angespannten Situation wollen, dass die Eltern unser Handeln verstehen und die Möglichkeit haben, ihren Schutzreflexen für das Kind nachzugehen, müssen wir über die Diagnose reden.

A: „Es handelt sich um eine schwere Entzündung der Darmwand, bei der Bakterien in diese wandern und sie an einigen Stellen zerstören. Das führt dann zu einer Bauchfellentzündung. Trotz der intensiven Behandlung mit mehreren hochwirksamen Antibiotika ist die Krankheit soweit fortgeschritten, dass wir jetzt unbedingt operieren müssen."
E: „Hat unsere Kleine Schmerzen?"
A: „Diese Erkrankung und die Bauchfellentzündung sind sicher sehr schmerzhaft. Deshalb bekommt Ihr Kind über die Vene hochwirksame Schmerzmedikamente. Da sie jetzt durch einen Luftröhrenschlauch beatmet wird, müssen wir auf deren Wirkung auf das Atemzentrum keine Rücksicht nehmen, so dass sie wahrscheinlich kaum Schmerzen erdulden muss."
E: „Warum bekommt unser Kind nun auch noch eine solche Erkrankung?"
A: „Bei dieser schweren Darmerkrankung, die man Nekrotisierende Enterocolitis nennt, ist der eigentliche Auslöser nicht wirklich bekannt. Wir wissen, dass sehr häufig kleine Frühgeborene, Neugeborene mit Herzfehlern und Frühgeborene mit keinem so guten Start in das Leben gehen. Warum das nun ausgerechnet Ihre Tochter bekommen hat, kann man im Einzelfall nicht sagen."
E: „Wird sie das überleben?"
A: „Davon gehen wir ganz fest aus. Sie wissen, dass im Moment eine sehr kritische Situation für ihr Kind besteht. Die Neugeborenenärzte, unsere Kinderanästhesisten und wir werden alles tun, Ihrem Kind zu helfen. Durch die notwendige Operation wollen wir den betroffenen Darmabschnitt entlasten – das heißt, den Darminhalt über einen Kunstafter nach außen leiten, damit die Entzündung besser ausheilen kann und der Körper ihrer Tochter weniger mit Bakterien überschwemmt wird. Zusätzlich kann es notwenig sein, völlig zerstörte Darmabschnitte zu entfernen."

Wichtig in dieser Situation ist es, einerseits keine leeren Versprechungen zu machen („Ach, das ist doch kein Problem!") und andererseits aber auch das Prinzip Hoffnung zu verfolgen. So ehrlich wie möglich, ohne die Last unseres Fachwissens um Prognosen und Statistik über die Eltern zu stülpen – das sollte die Orientierung sein. Letztlich sollte sich der Arzt in der geschilderten Situation der Tatsache bewusst sein, dass auch er keine konkrete Aussage über den Einzelfall treffen kann, sondern nur Wahrscheinlichkeiten und Erfahrungswerte zur Verfügung hat.

E: „Können wir etwas tun?"

A: „Im Moment nicht sehr viel. Gehen Sie aber noch mal zu Ihrer Tochter, sprechen Sie mit ihr, beruhigen Sie sie und streicheln sie ein wenig. Sie wird das gewiss spüren. Weiterhin ist es sehr wichtig, dass Sie die Muttermilch sammeln und von den Schwestern einfrieren lassen. Denn wenn der Darm wieder gesund wird, ist es sehr gut für ihr Kind, wenn die Ernährung mit Muttermilch begonnen werden kann."

Damit gibt der Arzt den Eltern eine Handlungsrichtung vor, die ihnen ermöglicht, sich nicht sinn- und nutzlos zu fühlen, sondern aktiv zum Heilungsprozess des Kindes beitragen zu können.

Das Gespräch, welches in der Unterschrift der Eltern auf dem Aufklärungsbogen über Laparotomie, Darmresektion und Anlage eines Anus praeter gipfeln sollte, muss auch mit einem versöhnlichen Ausblick enden. Der Arzt sollte Zuversicht vermitteln, ohne ein Versprechen abzugeben: „Wir wollen auch, dass Ihre kleine Maus das schafft und werden ihr alle dabei helfen." Diese oder ähnliche Sätze, ggf. unterstrichen von einer tröstenden Geste, verfehlen ihre Wirkung nicht.

15.1.3 Geplante stationäre Aufnahme eines dreijährigen Jungen zur Operation eines Leistenbruchs

Sprechstundensituation. Es besteht eine ruhige und freundliche Atmosphäre. Für das Kind stehen Spielsachen bereit. Medizinisches Assistenzpersonal steht zur Verfügung. Wir haben uns zunächst mit den Eltern und dem Kind bekannt gemacht. Nach eingehender Befragung über die Symptome und Umstände im Sinne einer aktuellen und einer Eigenanamnese erfolgt zunächst die fachkundige Untersuchung des Kindes. Diese ergibt die Diagnose: Leistenbruch rechts.

Das Kind wird aus der Untersuchungssituation entlassen und darf spielen oder kuscheln. Nun wird den begleitenden Eltern die Diagnose in einer für diese verständlichen Sprache erläutert. Optimal bedient man sich dazu eines konfektionierten Formulars, welches Zeichnungen enthält. Zum Beispiel:

A: „Ihr Kind hat einen sogenannten Leistenbruch auf der rechten Seite (Einzeichnen in der Skizze). Das ist eine angeborene dünne Stelle an der unteren Bauchwand, etwa dort, wo der Hoden aus dem Bauchraum in das Säckchen gewandert ist. Dabei nimmt der Hoden immer etwas Bauchfell mit, das dann zumeist verklebt und den Kanal verschließt. Manchmal verschließt er sich nicht und eine größere Lücke in der Bauchwand (innere Bruchpforte) verbleibt. Durch diese kann sich Darm hervorwölben. Das nennt man dann Leistenbruch."

E: „Hat er zu schwer gehoben oder zu viel geweint?"

A: „Nein, das ist einfach eine nicht ganz vollständig abgelaufenen normale Entwicklung. Diese Form hat nichts mit den sogenannten erworbenen Brüchen des Erwachsenen zu tun."

E: „Ist das schlimm?"

A: „Es handelt sich hier um eine sehr häufige und operativ gut behandelbare Erkrankung des Kindes. Der Bruch an sich ist nicht schlimm oder gefährlich. Anders die Komplikationen. Das Herauspressen des Darms kann für ihr Kind schmerzhaft sein. Wir empfehlen die operative Behandlung, wenn ein solcher Bruch erkannt wird. Der Grund dafür sind mögliche Komplikationen, die auftreten können, wenn man den Bruch nicht verschließt."

E: „Was kann da passieren?"

A: „Probleme können entstehen, wenn der Darm aus dem Bauchraum in den Leistenbruch hineinrutscht und dort einklemmt. Er schwillt an und die Blutzufuhr zu der eingeklemmten Darmschlinge wird gedrosselt. Das führt im schlimmsten und nicht erkannten Fall zum Darmverschluss und zum Absterben des betroffenen Darmabschnitts. Dies ist dann eine lebensgefährliche Erkrankung. Eine solche hat Ihr Kind nicht, aber solange es den Bruch trägt, muss man darauf Acht geben. Beim Austreten des Bruchs muss man diesen von Hand zurück in den Bauchraum schieben, so wie ich das eben gemacht habe. Wenn der Darm sich zu lange außerhalb des Bauchraums befindet, steigt die Gefahr einer solchen Beeinträchtigung der Durchblutung und manchmal gelingt dann auch dem Arzt das Zurückschieben nicht. In einem solchen Fall muss akut operiert werden. Das ist natürlich nie so gut wie eine geplante Operation, auf die sich alle einstellen können. Aus diesem Grunde empfehlen wir die geplante Operation."

E: „Wie wird operiert?"

A: „Wir operieren die Leistenbrüche des Kindes ...."

Es folgt die ausführliche Beschreibung der Operation. Dabei geht der Arzt auf das geplante Vorgehen ein. Das Erwähnen von Alternativen zu dem geplanten Vorgehen ist wichtig. Dabei führt der Arzt den Patienten natürlich durch die Begründung seiner Empfehlung zu dem von ihm für sinnvoll erachteten Entscheidungsbereich. Der Laie kann mit der Formulierung: „es gibt Technik A, B und C – also was wollen Sie nun?" zumeist nicht viel anfangen. Er wird verunsichert darauf warten, dass der Arzt ihm erläutert, warum er Methode A den anderen vorzieht. Treffen wir heute zunehmend auf via Internet vorinformierte

Patienten, so müssen wir doch davon ausgehen, dass diese Informationsflut ungewichtet und häufig von Problemfällen inspiriert auf die Patienten einströmt. Im Gesprächsverlauf muss diese Informationsflut gesichtet, eingeschätzt und sortiert werden.

Zunächst interessiert der geplante Schnitt, dessen Größe und die zu erwartende Narbenbildung. Der Operationsvorgang wird so beschrieben, dass die Eltern verstehen, wie operiert wird. Dabei geht es nicht darum, die Laien theoretisch in die Lage zu versetzen, selbst die Operation auszuführen. Zu detaillierte Beschreibungen verängstigen. Es ist folglich wichtig, auf die Reaktion der Eltern zu achten – wie viel Details wollen sie überhaupt erfahren? Es sollte die Gelegenheit bestehen, den Satz: „So genau will ich das gar nicht wissen." auszusprechen. Dies ist dann auch in der Aufklärungsnotiz zu vermerken. Entscheidend ist jedoch, auf den Vorgang und die zu erwartenden häufigen Risiken einzugehen. Die Verwendung der standardisierten Bögen kann dabei sehr hilfreich sein, denn sie enthalten die entsprechenden Ergänzungen zur Häufigkeit der einzelnen aufgeführten Komplikationen. Das Besprochene ist darauf handschriftlich zu notieren. Es bietet sich an, die Komplikationsaufklärung in die Beschreibung des einzelnen Operationsverfahrens mit aufzunehmen. Inwieweit das Kind – hier der Dreijährige – in diesen Vorgang eingebunden werden sollte, hängt vom Kind ab. Es sollte jedoch auch mit drei Jahren ernst genommen und in seinem Angstpotential beachtet werden. Das dreijährige Kind will zumeist nichts von Schnitt und Blut wissen. Seine Sorgen liegen auf ganz anderem Gebiet:

- Aufnahme in eine fremde Umgebung
- Trennung von den Bezugspersonen
- Umgang mit einer großen Anzahl fremder Personen
- Zufügung von Schmerzen
- Freiheitsentzug
- Verletzung der körperlichen Integrität

Darauf muss reflektiert werden. Es hilft, wenn das Kind weiß:

- So sieht die Kinderstation aus, ein bisschen wie der Kindergarten.
- Seine Mama wird bei ihm sein.
- Es kann sein Kuscheltier mitbringen.
- Es gibt Mittel, wenn ihm etwas wehtut.
- Wie lange muss es bleiben (üblicherweise erfolgt die Zeitangabe in Nächten).
- Man wird von der Narbe bald kaum mehr etwas sehen.
- Die Eltern finden das, was da kommt, wichtig und ungefährlich und lassen es nicht allein.

In diesem Gespräch müssen auch die Fragen zur Nachbetreuung, Schmerztherapie, Dauer der Belastungseinschränkung und dem Zeitpunkt der voraussichtlichen Wiederaufnahme des Kindergartenbesuchs mit den Eltern besprochen werden.

Am Ende des Gesprächs versichert man sich des gegenseitigen Verständnisses, findet nochmals Worte, die Mut machen, holt die Unterschrift ein und trifft eine konkrete terminliche Vereinbarung.

15.1.4 Akute Aufnahme eines achtjährigen Mädchens zur operativen Versorgung einer Unterarmfraktur

Diese Situation ist in vielen Variablen anders als die oben beschriebene. Es handelt sich hier um eine akute Verletzung, die unerwartet und schmerzhaft das schon bedingt einsichtsfähige Kind betrifft. Die gesamte Familie ist aus der Alltagssituation gerissen. Die ärztliche Handlungsebene ist vorgeschrieben. Es gibt keine sinnvollen Alternativen. Um auch hier eine schnelle und sichere Vertrauensbasis zu schaffen, beginnt unser Handeln zunächst mit einer suffizienten Schmerztherapie. Das Kind wird uns sofort zugetan sein, wenn wir ihm die vielleicht noch nie erlebten Schmerzen nehmen. Diese Reaktion schafft sofort auch Vertrauen der Eltern in die behandelnden Personen. Nun kann der Arzt die Verletzung erläutern. Das Zeigen von Röntgenbildern ist hier hilfreich. Die Erklärung der vorgesehenen Operation umfasst wiederum die Möglichkeiten und Notwendigkeiten, das Vorgehen, Alternativen, und die Begründung des zu wählenden Verfahrens. Hier ist es sinnvoll, die Achtjährige in das Gespräch mit einzubeziehen. Sie kennt bereits den elementaren Köperbau und die natürlichen Vorgänge. Sie hat kindliche und je nach Persönlichkeitsstruktur und Umfeld spezielle Sorgen und Ängste, auf die eingegangen werden muss. Diese können sich beziehen auf:

- Verletzung der körperlichen Integrität,
- Störung des eigenen Körperbildes und die Angst vor Entstellung,
- Unterbrechung des gewohnten Tagesplans,
- Schmerz,
- Trennung von gewohnter Umgebung, Bezugspersonen und Freunden.

Das Grundprinzip der Beruhigung muss in diesem Gespräch also sowohl auf das Kind als auch auf seine Eltern ausgerichtet sein. Hier kann das Kind durchaus erster Ansprechpartner sein. Die Eltern werden zusätzlich wissen wollen, wie lange die Störung des geplanten Lebensablaufs dauern wird, welche zeitlichen Ressourcen sie einsetzen müssen, inwieweit sie sich in den Behandlungsablauf einbringen können und müssen. Natürlich wollen die interessierten Eltern auch verstehen, welche Folgen die Verletzung für die weitere Lebensplanung des Kindes haben wird – wird sie die Berufswahl einschränken, kann der Sport wieder ausgeübt werden, wird man später noch etwas davon sehen? Insbesondere bei kindlichen Knochenbrüchen sollte hier auf den voraussichtlichen Heilverlauf, einschließlich möglicher Deformationen und Bewegungseinschränkungen und deren Ausgleich im Zeitverlauf, eingegangen werden.

Bei dieser Gesprächssituation sollte der Arzt beachten, dass der Vorgang für ihn wohl Routine sein mag, für das Kind und seine Eltern ist es jedoch ein erstmaliger und überraschender Vorgang. Zudem bringt die Notfallsituation immer einen gewissen Zeitdruck mit sich. Die Akutversorgung richtet sich nach den Notwendigkeiten und Möglichkeiten des Krankenhauses. In der aktuellen Krankenhauslandschaft wird es aufgrund der Verknappung personeller Ressourcen so sein, dass mehrere operative Fachabteilungen auf einen Pool an Operationsraumpersonal zugreifen müssen. Eine entsprechende Triage erfolgt, und je nach Tagessituation werden wir unsere junge Patientin nach einer mehr oder weniger langen Wartezeit versorgen können. Dies ist kaum vorherzusagen und kann sich sehr kurzfristig ändern. Diese Situation ist dem Laien meist nicht bekannt. Außerdem sehen die Eltern ihr Liebstes verletzt und können sich aus diesem Blickwinkel keine schlimmere und wichtigere Operation vorstellen. Darauf sollte der aufklärende Arzt eingehen und bedenken, dass im Fall einer schnellen Versorgung Fragen zum Verlauf gelegentlich unbeantwortet bleiben und im Nachgang noch besprochen werden wollen. Sollte sich die Wartezeit ausdehnen, so führt das schnell zu erneuter Unsicherheit, Aufschaukeln von Angst und Unzufriedenheit, gefolgt von nicht unerheblicher Stressreaktion. Hier ist es wichtig, dass das ärztliche wie das Assistenzpersonal diese Situation bedenkt und erklärend und besänftigend eingreift.

15.1.5 Geplante Aufnahme eines vier Monate alten Säuglings zur Darmresektion bei Mrb. Hirschsprung

Die Besonderheiten dieser Gesprächssituation ergeben sich aus:

- der angeborenen schweren Erkrankung,
- der Möglichkeit eines chronischen Verlaufs,
- dem Alter des Kindes,
- der Schwere und Größe der geplanten Operation,
- dem Ausmaß der präoperativen Vorbereitung,
- der Länge der postoperativen Betreuung.

Zumeist hat die ambulante oder ggf. auch stationäre Diagnostik bereits eine Arzt-Eltern-Bindung hergestellt. Der ambulante Verlauf ist hier bereits von chronischer Behandlung und oft auch von Akutsituationen geprägt. In unterschiedlichem Maß sind die Eltern auf die operative Behandlung eingestellt. Einerseits haben sie gesehen, dass ihr Kind trotz aufwändiger Bemühungen und Medikamentengaben nicht gesund ist und wird. Andererseits ist es noch „heil" und lebt. Damit wird das Angstpotenzial deutlich moduliert. Oft haben sie sich mit der Diagnose, der Therapie und den eine entsprechende Behandlung anbietenden Kliniken befasst. Je ausgedehnter der geplante Eingriff ist, desto wichtiger ist für die Eltern eine personengebundene Behandlung. Es ist sehr empfehlenswert, dass die Zusammenfassung der Diagnosestellung und die Indikationsstellung zur Operation, wie auch die präoperativen Informationen und das letztendliche Aufklärungsgespräch vom Operateur vorgenommen werden. In jedem Fall ist der Grundsatz, dass ein Arzt nur über Operationen oder Eingriffe aufklären darf, die er (zumindest potenziell) auch ausführen kann, umso wesentlicher, je ausgedehnter der Eingriff wird.

Der Arzt wird also in einer ruhigen Gesprächssituation die Diagnose erläutern. Dieses beinhaltet auch eine Erklärung der betroffenen Körperstruktur (hier Dickdarm) und die bei einer Nichtbehandlung absehbaren Komplikation an weiteren Organen (Dünndarm) und für die Gesamtentwicklung (mangelndes Gedeihen, immer schwieriger konservativ zu behandelnde Exazerbationen, Akutsituationen und schließlich auch Lebensgefährdung durch Darmverschluss und Perforation). Das Ausmaß der Schilderung der Bedrohungssituation richtet sich dabei nach der grundlegenden Diagnose und objektiven Gefährdung und der bereits vorhandenen Ängstigung der Eltern. Es ist nicht sinnvoll, Horrorszenarien zu entwerfen. Gerade wenn die Eltern ohnehin die operative Behandlung lieber heute als morgen wünschen, müssen die Gefährdungen bei nicht erfolgender Operation nicht so sehr betont werden. Ist der Arzt hingegen der medizinischen Überzeugung, dass die operative Versorgung zeitnah erforderlich ist, während die Eltern wünschen, das Kind weiterhin konservativ zu behandeln, muss der Arzt intensiver auf die zu erwartenden Komplikationen des konservativen Weges eingehen und das eventuell später größere Ausmaß der Operation darlegen. Da es zur Versorgung des Morbus Hirschsprung mehrere Techniken der operativen Dickdarmresektion mit unterschiedlichen Risiken und Verläufen gibt, ist der Behandler gezwungen, Operationsalternativen zu erwähnen. Allerdings hat jede Einrichtung (und Krankheitsstadium) bevorzugte Techniken, die der aufklärende Arzt mit ihren Vorzügen hervorheben wird. Entsprechend der Vordiagnostik und des Zustands des Kindes ist abzuschätzen, wie ausgedehnt die Dickdarmresektion sein wird und ob die temporäre Anlage eines Kunstafters erforderlich sein wird. Allerdings bringt die präoperative Diagnostik keine sichere Bestimmung der Resektionsgrenze. Diese kann erst intraoperativ anhand einer histologischen Sofortbeurteilung erfolgen. Entsprechend muss das Aufklärungsgespräch Optionen enthalten, die dem Operateur die Möglichkeit situativer Entscheidungen offen lassen. Für dieses Vorgehen muss bei den Eltern Verständnis und Vertrauen hergestellt werden. Schließlich geben sie ihr Kind in eine nicht bis zum letzten Punkt abgesprochene Situation in die Hände eines Fremden. Eine detaillierte schriftliche Fixierung dieses Entscheidungsprozesses ist von rechtsrelevanter Bedeutung. Die Vertrauensbildung hat die Ebene der Empathie und die des Wissens, welche in ihrer Kombination die ärztliche Persönlichkeit prägen. Der behandelnde Arzt, dem die Eltern ihr höchstes Gut für so schwerwiegende Entscheidungen übergeben, muss vertrauenswürdig sein. Er muss nicht nur über tiefes Wissen zum Thema verfügen, er muss dieses auch glaubhaft vermitteln. Er lässt die Eltern an seinem Wissen und seiner Erfahrung teilhaben, ohne Arroganz, jedoch mit angemessener Autorität. Dabei hat der in Fremdworten und mit Zahlen brillierende Theoretiker weniger Zugang als der Ruhe und Zuversicht ausstrahlende, die Fragen in entsprechendem Niveau beantwortende Praktiker. Ungünstig sind Unsicherheit, Unruhe, fehlende Zentrierung, Ungeduld und die Einbeziehung zu vieler „wenn und aber".

„Ich werde während der ganzen Behandlung Ihres Kindes bei Ihnen sein, wir werden alle Schritte besprechen, und ich werde Ihnen nach der Operation ausführlich den Befund und die getroffene Entscheidung erläutern." – Dies ist ein Versprechen, das erwartet werden kann und nicht gebrochen werden darf.

Ein weiterer wichtiger Faktor beim Vertrauenserwerb für einen Kinderchirurgen ist, soweit im Praxisalltag möglich, der Beweis manueller Fähigkeit und der gute Kontakt zum Kind. Letzterer sollte jedem Kindermediziner wesenseigen werden. Der Umgang mit Säuglingen und Kindern ist an der Universität kaum zu erlernen. Sicher gibt es charakterliche Eigenschaften wie Offenheit, Wahrhaftigkeit, Warmherzigkeit, Freundlichkeit, die für den Umgang mit Kindern prädestinieren. Liebe und Respekt sollten grundsätzliche ärztliche Eigenschaften sein. Für den Säugling sind warme Hände, eine ruhige Stimme und die direkte Zuwendung mit offenem Blick wichtige Kommunikationsaspekte. Diese Umgangsformen können junge Ärzte nicht nur von erfahrenen Kollegen erlernen, sie können sie sich auch von erfahrenen Kinderkrankenschwestern abschauen. Eine Offenheit für diesen Lernprozess ist Voraussetzung. Niemals ist es sinnvoll, den Säugling dem Arm der Mutter zu entreißen um zu zeigen, wie lieb der Behandelnde ist (das Kind wird sofort weinen). Der erfahrene Arzt wird den Säugling jedoch freundlich anblicken und mit ihm reden. Niemand sollte einen Säugling unnötig und nur mit emotionaler Genehmigung der Mutter berühren. Bei der körperlichen Untersuchung achte man auf bestimmte Grundsätze: Die Umgebung ist warm (kein offenes Fenster), die Unterlage ist frisch desinfiziert oder neu, das Unterlegen einer eigenen Decke ist zu erlauben, die Hände sind gewaschen, für die Eltern erkennbar frisch desinfiziert, warm und tragen keinen Schmuck. Die Fingernägel sind sauber und nicht zu lang. Nachdem der Arzt der Mutter erklärt hat, was er tun wird, beginnt er, mit dem Kind zu reden. Es wird auf die Stimme reagieren. Es ist sinnvoll, erst mit den erfahrungsgemäß weniger Protest hervorrufenden Untersuchungen zu beginnen. Man kann zunächst auskultieren, die Ohrspiegelung und das Beschauen des Rachenraums beenden zumeist die Untersuchung. Gelingt die körperliche Untersuchung des Säuglings, ohne dessen erheblichen Protest hervorzurufen, hat der Arzt einen großen Vertrauensvorschuss bei der Mutter erwirkt. Ebenso verhält es sich mit ggf. erforderlichen Blutentnahmen. Hier werden uns die Eltern immer ganz intensiv auf die Hände schauen. Unsteriles, unsauberes, unsortiertes Vorgehen, ein deutlicher Tremor, verschüttete Blutstropfen und grobes Anpacken des Kindes wirken nicht vertrauensbildend. Erfahrenes Assistenzpersonal kann das Gelingen dieses Vorgangs erheblich beeinflussen.

In der Regel wird in zertifizierten kindermedizinischen Einrichtungen zumindest ein Elternteil im Rooming-in bei dem Kind bleiben. Während des gesamten stationären Aufenthalts sind die oben angeführten Grundsätze durch alle Mitarbeiter zu berücksichtigen. Dabei spielt die qualifizierte Kinderkrankenpflege eine ganz wesentliche Rolle. Der ärztliche Kollege tut gut daran, auf die Einschätzung und den Rat der Kinderkrankenschwester zu hören. Oft wird nochmaliges Gesprächsbedürfnis der Eltern über die Pflege signalisiert. Entscheidend für den Vertrauenserhalt ist auch die Teambildung des gesamten am Betreuungsprozess beteiligten Personals. So müssen die Mitarbeiter der Pflege über das Krankheitsbild, das geplante Vorgehen, die üblichen Verläufe und den konkreten Fall informiert sein. Sie sind wesentlicher Mediator zwischen Arzt und Eltern während des gesamten Verlaufs.

15.1.6 Geplante Aufnahme eines 16-jährigen Jungen zur operativen Versorgung einer Trichterbrust

Die Besonderheiten dieser Situation ergeben sich aus

- der Einwilligungsfähigkeit des Patienten,
- dem in hohem Maße psychologisch begründeten Leidensdruck des Patienten,
- der Relativität der Operationsindikation,
- dem nicht unbeträchtlichen Risiko des Eingriffs.

Dieser Behandlungsgang wird zunächst dominiert von mehreren ambulanten Konsultationen, die helfen, den absoluten Behandlungswillen des Patienten herauszuarbeiten. Zunächst ist die Diagnose eine Blickdiagnose. Doch die Einschätzung des Behandlers, „das ist doch wirklich nicht schlimm", wird den Patienten nicht zufrieden stellen. Im Erstkontakt werden die Motivation, die Beschwerdesituation und die psychische Konstellation eruiert. Ausführungen zu therapeutischen Möglichkeiten und Grenzen, die das gesamte Spektrum konsolidierender konservativer Therapie umfasst, werden dem Patienten und den begleitenden Eltern dargestellt. Neben dem kosmetischen Aspekt liegt möglicherweise eine Angstsituation vor, die sich auf die Leistungsfähigkeit, die Sorge um die Beeinträchtigung von Herz und Lunge bezieht. Eine Basisdiagnostik, die die volle Funktionstüchtigkeit dieser Organe bestätigt, ist Bestandteil der Sorgfaltspflicht und konkretisiert die Operationsindikation. Ein zweites Gespräch nach erfolgter Diagnostik wird nun die Situation zusammenfassen und das Operationsbegehren beleuchten. Die therapeutischen Optionen werden wiederum unterbreitet. Möglichkeiten und Grenzen werden aufgezeigt. Bei bestehendem Operationswillen wird nun die operative Therapie erklärt. Bekannte Techniken werden mit ihrem Für und Wider ausgeführt und die in der Einrichtung übliche Technik genau beschrieben. Wichtig ist hier, da es sich um eine relative Operationsindikation mit nicht unerheblichem Risiko handelt, genau auf die möglichen Komplikationen und ihre Häufigkeit sowie die Folgen einzugehen. Dabei wird das operative Vorgehen erklärt. Hinzuweisen ist auf postoperative Schmerzen und deren Behandlungsmöglichkeit, die Dauer des stationären Aufenthalts, der Immobilisierung und die Zeit bis zum Erlangen der vollen Belastbarkeit. Ebenfalls ist auf die ggf. eingesetzten Implantate und ihre speziellen Risiken einzugehen. Auch dieses Gespräch sollte noch nicht mit einem Operationstermin beendet werden. Die Informationsmaterialien sind mitzugeben und dem Patienten und seinen Eltern sollte ein angemessener Überlegenszeitraum eingeräumt werden. Beim dritten Gesprächstermin wird dann der gesamte Aufklärungsvorgang wiederholt, nochmals auf Therapiealternativen und mögliche Komplikationen eingegangen, bevor die Operationseinwilligung unterschrieben und ein Termin vereinbart wird. Neben der Unterschrift (beider) Eltern ist die Unterschrift des Patienten obligat. Eine Einigung aller Parteien ist Voraussetzung für eine wirklich rechtssichere Eingriffseinwilligung.

Zusammenfassung

Bei Aufklärungsgesprächen in der Kindermedizin hat der Arzt immer zwei Partner zu berücksichtigen. Auch im nicht einwilligungsfähigen Alter ist die Persönlichkeit des Kindes mit Respekt zu behandeln. Auf seine speziellen Ängste und Nöte muss eingegangen werden. Auch im jüngsten Alter darf der kindliche Patient nicht zum Behandlungsobjekt degradiert werden. Basis jeder Behandlung ist das Vertrauensverhältnis zwischen Kind, Eltern und Arzt. Das Vertrauen des Kindes zu erwerben ist ein guter Zugang zum Vertrauen der Eltern. Diese werden in adäquater Weise über den geplanten Weg der Behandlung aufgeklärt. Grundlage des Behandlungsvertrags ist auch in der Kindermedizin der „informed consent", der nur nach Erwerb des Wissens um Diagnose, Therapie, Alternativen, Komplikationen und Verlauf unterzeichnet werden kann.

Die Verantwortung für die Entscheidung, die für das Schutzbefohlene lebensentscheidend sein kann, ist für die Eltern eine hohe Belastung. So, wie das Kind im Mittelpunkt der ärztlichen Bemühungen steht, muss auch auf die Persönlichkeitsstruktur der Eltern als Sorgeberechtigte und -pflichtige eingegangen werden. Andererseits müssen auch die Zwänge und Nöte der Eltern, etwa um die erforderliche Betreuung des Geschwisterkindes, die Angst vor Ausfall auf der Arbeitsstelle oder deren eigene Ängste und Neurotisierungen, Eingang in die Gesprächsführung finden.

Das Handeln eines jeden in der Kindermedizin tätigen Arztes wird ganz wesentlich von der Fähigkeit zur Gestaltung dieser Dreierbeziehung geprägt werden.

15.2 Rechtliche Grundlagen

Verschiedene rechtliche Aspekte sind zu berücksichtigen. *Cum granusalis* ist die rechtliche Grundlage der Einwilligungserklärung zu einem ärztlichen Eingriff im Detail geregelt. Es gelten hierzu als Gesetzengrundlage:

Art.1 I GG – die Menschenwürde
Art. 2 I GG – Selbstbestimmung
Art. 2 II GG – Grundrecht auf Leben und körperliche Unversehrtheit
Art. 6 GG – elterliches Erziehungsrecht
§ 1616 BGB – Personensorge
§ 1629 Abs. 1 BGB – Aufklärung der Eltern
§ 1627 BGB – Kindeswohl
§ 1666 BGB – Familiengericht
§ 1626 Abs. 1 BGB – Personensorge, Grundsätze

BGH – Urteil vom 10.10.2006 – VI ZR 74/ 05; OLG München: Vetorecht des Minderjährigen
- geistige und sittliche Reife des Minderjährigen

Rn 361 ff – Verbot der Verknüpfung von Einwilligungsfähigkeit an Geschäftsfähigkeit

In der konkreten Anwendung können daraus zunächst einige Grundsätze für die Aufklärung und Einwilligung zu medizinischen Eingriffen bei Minderjährigen formuliert werden.

1. Kann ein Minderjähriger seine verfassungsmäßigen Grundrechte auf Menschenwürde und Selbstbestimmung nicht wahrnehmen, werden diese Rechte stellvertretend für ihn von seinen gesetzlichen Vertretern im Rahmen der Personensorge wahrgenommen.

2. Dabei ist die Entscheidung der Eltern fest an die Garantie des Kindeswohls gebunden. Diese beinhaltet den Sorgerechtsmissbrauch im Sinne des Versagens der Einwilligung in einen ärztlichen Heileingriff (Impfschutz bei Reisen in seuchengefährdete Gebiete, positive Weigerung, eine Bluttransfusion vornehmen zu lassen, Uneinsichtigkeit bei der Befolgung einer ärztlich angeordneten Medikation). In diesem Fall kann das Familiengericht die erforderliche Entscheidung anstelle der Eltern treffen.

3. Andererseits ist auch der Kreis der Maßnahmen, in welche der gesetzliche Vertreter einwilligen kann, durch die Garantie des Kindeswohls eingeschränkt. Es kommen ausschließlich medizinisch indizierte Eingriffe in Betracht. Eltern können in medizinisch nicht indizierte Eingriffe (Schönheitsoperationen) oder rein fremdnützige Eingriffe (Organspenden) nicht einwilligen.

4. Dabei konkurrieren Artikel 1 und 2 des Grundgesetzes miteinander insoweit, als ein Minderjähriger sein Grundrecht auf Selbstbestimmung eigenständig ausüben können muss, soweit er die erforderliche Einsichtsfähigkeit und Reife besitzt. Besitzt er diese nicht, gebietet Artikel 2 Abs. 2 des GG, dass die Sorgeberechtigten als gesetzliche Vertreter über die Vornahme des Eingriffs zum Wohle der körperlichen Gesundheit des Kindes entscheiden. Es ist also im Sinne der praktischen Konkordanz, derart zu entscheiden, dass beide Grundrechte zur optimalen Wirksamkeit gelangen. Im Sinne der körperlichen Unversehrtheit ist es erforderlich, dass nicht der Minderjährige, sondern dessen Eltern über den notwendigen Eingriff entscheiden. Darüber hinaus ist es jedoch nicht zulässig, das Selbstbestimmungsrecht des Minderjährigen völlig außer Kraft zu setzen. Vielmehr ist gefordert, dass der Minderjährige eine seinem Alter und seiner Einsichtsfähigkeit angepasste Aufklärung erhält.

5. Der Arzt hat also den Minderjährigen über Krankheit, Zustand, Art und Dauer der vorgesehenen Behandlung und das Behandlungsziel angemessen zu informieren. Auch ist der Minderjährige auf eventuelle Nebenwirkungen hinzuweisen. Selbst ein einwilligungsunfähiger Minderjähriger hat ein Recht darauf, in angemessener Weise zu erfahren, was ihm fehlt, und was mit

ihm geschehen wird. Eine vollständige Aufklärung einschließlich der Behandlungsalternativen als Grundlage für den „informed consent" erhalten hingegen die Eltern, da diese die Einwilligungsbefugnis tragen.

6. Die Eltern haben gemäß ihres Sorgerechts die Pflicht zu versuchen, eine einvernehmliche Entscheidung mit ihrem Kind herbeizuführen, auch wenn sie die letztendliche Entscheidungsgewalt tragen. Es gilt das Prinzip des Vorranges des elterlichen Willens. Andererseits hat der Minderjährige ein Vetorecht gegen die elterliche Entscheidung. Aber auch die Eltern können ihre Einwilligung zu einem von dem Minderjährigen gewünschten Eingriff versagen.

7. Der BGH bezieht sich in seinem Urteil vom 10.10.2006 auf dieses Vetorecht des Minderjährigen, allerdings hier nur auf „relativ indizierte Eingriffe mit der Möglichkeit erheblicher Folgen für die Lebensgestaltung des Minderjährigen". Inwieweit im Konfliktfall die Entscheidung des einwilligungsfähigen Minderjährigen über dem Einwilligungsrecht der Eltern steht, ist weiterhin Bestandteil juristischer Auslegungen.

8. Entscheidend für die Rechtslage ist die Einwilligungsfähigkeit des Minderjährigen. Hier besteht keine gesetzlich festgelegte Altersgrenze. Im Einzelfall ist die Einwilligungsfähigkeit des Minderjährigen anhand seiner Verstandesreife zu prüfen. Weiterhin bestehen Meinungen, dass eine abgestufte Einwilligungsfähigkeit je nach Schwere des Eingriffes bei 12–15-Jährigen anzusetzen sei. Der BGH verweist des Weiteren auf die Einschätzung des Eingriffes als „nicht ganz unwichtig".

9. Dem behandelnden Arzt obliegt es, die Einsichtsfähigkeit und die Reife des Minderjährigen in Hinblick auf die Einwilligungsfähigkeit zu beurteilen. Dazu sei er auf Grund seiner Berufserfahrung, der besonderen Nähe und des Vertrauensverhältnisses zu seinem Patienten besonders befähigt. Er muss sich in jedem Einzelfall über die Reife des Minderjährigen im Klaren sein und sein Aufklärungsgespräch dem individuellen Horizont anpassen. Hierbei ist der aktuelle Wertemaßstab des Minderjährigen anzurechnen. Es kommt also einerseits darauf an, dass er „vernünftig" – also entsprechend objektiv und rational denkend – handelt. Andererseits kann ihm nicht die Einwilligungsfähigkeit aberkannt werden, weil er eine Entscheidung trifft, die der Präferenz der Allgemeinheit widerspricht. Die Schwierigkeit besteht also beispielsweise im Falle einer Ablehnung einer lebensverlängernden Chemotherapie darin, zu entscheiden, ob diese Ablehnung Ausdruck der selbst bestimmten Autonomie des Minderjährigen ist oder aber auf seiner verstandesmäßigen Unreife beruht.

10. Voraussetzung für eine vernünftige Beurteilung der Fakten ist also zunächst, dass der Minderjährige die Fähigkeit hat, diese objektiv richtig zu erfassen. Er muss objektiv Vor- und Nachteile einer Behandlung oder Nichtbehandlung abschätzen können. Er muss also über das erforderliche Wissen verfügen und dieses auf den konkreten Fall anwenden können. Dass er dieses Wissen im Rahmen des ärztlichen Aufklärungsgespräches erlangt, ist gültige Praxis. Dieses Wissen ist Voraussetzung, die künftige Entwicklung objektiv zu beurteilen. Schließlich muss er jedoch auch über

die Fähigkeit verfügen, die gewonnenen Erkenntnisse in entsprechendes Verhalten umsetzen zu können. Dies setzt zwingend die selbstreflektorische Fähigkeit voraus, Furcht und Frustration einschätzen zu können. Diese können bei jedem Menschen in der Lage sein, die Handlungsentscheidung der jeweiligen Person wesentlich und entgegen der zuvor gewonnenen objektiven Erkenntnis gegenteilig zu beeinflussen.

Verkürzt dargestellt sieht die derzeitige rechtliche Lage vor, dass für nicht einwilligungsfähige Minderjährige die sorgeberechtigten Eltern unter Wahrung des Rechts des Kindes auf körperliche Integrität nach entsprechender umfassender Aufklärung die Entscheidung über einen ärztlichen Eingriff tragen. Hierbei darf jedoch auch das Kind nicht zum Behandlungsobjekt degradiert werden, sondern muss angemessen über das Geschehen informiert werden. Außerdem ist das Einwilligungsrecht der Eltern auf medizinisch indizierte Eingriffe beschränkt. Eingriffe mit reinem Fremdzweck (wie Lebendspenden parenchymatöser Organe) an nicht einwilligungsfähigen Patienten sind abzulehnen. Sicher besteht hier eine Grauzone der Interpretation insofern, als dass Blut- oder Knochenmarkspenden als lebensrettende Maßnahme für Geschwisterkinder wohl im denkbaren Bereich liegen.

Mit zunehmendem Alter und sittlicher Reife des Minderjährigen ist er, gemäß der Schwere, Dringlichkeit sowie der zu erwartenden Folgen des geplanten Eingriffs zunehmend in die Eingriffseinwilligung mit einzubeziehen. Ab dem 12.–16. Lebensjahr ist von einer zunehmenden Fähigkeit zur Selbstbestimmung im Sinne des Persönlichkeitsrechtes auszugehen. Ziel des Gesprächs mit den Eltern und dem Minderjährigen sollte es folglich sein, Einstimmigkeit über die Entscheidung herzustellen. Das Vetorecht des Jugendlichen sowie die Notwendigkeit der elterlichen Zustimmung sind zu beachten. Es obliegt dem Arzt, sich ein Bild von der Einwilligungsfähigkeit des Patienten zu machen. Dieses Können resultiert nicht zuletzt aus der Berufserfahrung des Arztes.

Literatur

Heinrich M, Schäffer K, v. Schweinitz (2008) Kinderchirurgie: Basiswissen und Praxis. München: Zuckschwerdt.
Lexetius com. Die Datenbank für höchstrichterliche Rechtsprechung (http://lexetius.com/, Zugriff am 04.03.2011).
Deutsches Ärzteblatt 2007, 104(9): A-576.

16 Ein Kommunikationskonzept im Interesse kranker Kinder – der Verein Li-La e. V.

Lutz von Laer, Ralf Kraus und Wolfgang E. Linhart

Die Autorin des vorangegangenen Beitrags, Frau Prof. Dr. Felicitas Eckoldt, ist Direktorin der Kinderchirurgie am Universitätsklinikum Jena. Die Klinik gehört zu den Partnerkliniken der Initiative „Licht und Lachen für kranke Kinder. Effizienz in der Medizin e. V.". Im Folgenden wird ausführlich auf grundlegende Überlegungen zur Kommunikation zwischen Chirurgen, Kindern und ihren Eltern eingegangen und dabei häufig zu beobachtende Fehler werden thematisiert. Im Anschluss sollen Ziele und Umsetzungsstrategien des Vereins Erwähnung finden.

16.1 Ärzte und Patient (samt Eltern) in der Kommunikation

Die häufigsten kommunikativen Fehler und damit verbundenen Komplikationen finden sich aufgrund kommunikativen Fehlverhaltens zwischen Arzt und Patient samt Eltern. Mangelhafte Kommunikation in diesem Bereich kann eine ganze Reihe von unterschiedlichen Komplikationen auslösen: somatische Komplikationen, psychosomatische, psychosoziale (Schlichtungsverfahren, Haftpflichtprozesse etc.) sowie wirtschaftliche Komplikationen (Überdiagnostik, Übertherapie). Es gibt zwei grundlegende Fehler, die dabei am häufigsten begangen werden:

- Das Nichtberücksichtigen der Ermahnung von Matthias Claudius an seinen Sohn: *„Sage nicht immer, was Du weißt, aber wisse immer, was Du sagst."* Und die folgende Einsicht:
- *Der gut informierte Patient betrachtet eine Komplikation als einen Teil des normalen Verlaufs und der schlecht informierte Patient betrachtet den normalen Verlauf als eine endlose Reihe von Komplikationen.*

Um diese Komplikationen zu vermeiden, die auf kommunikativen Fehlern beruhen (Girard und Scheidegger 2007; Langewitz et al. 2002; von Laer und Kraus 2009), müssen folgende Einsichten umgesetzt werden:

Die Fähigkeit zur gezielten und beherrschten verbalen Kommunikation wird einem nicht in die Wiege gelegt, sondern muss erworben werden (Scheidegger 2005; Wilson et al. 2005). Kommunikation ist erlernbar, wie jede andere (z. B. handwerkliche) Fertigkeit auch. Es gibt inzwischen zahlreiche Institute und Personen, die entsprechende Lernmöglichkeiten anbieten.

Für das Gespräch mit dem Patient und dessen Eltern sind wichtige Prinzipien zu beachten (Langewitz 2002; von Laer 2007). In erster Linie müssen Patient und Eltern sich ernst genommen fühlen.

- Das bedeutet, dass der Arzt sich die notwendige Zeit für das Gespräch nimmt, ohne bspw. zu signalisieren, dass er im Stress ist.
- Das bedeutet, dass er sich einen Raum sucht, in dem man sich zu dem Gespräch niedersetzen kann und in dem kein Telefon ist, durch das das Gespräch gestört werden könnte.
- Das bedeutet, dass der Arzt auch in seiner Kleidung keinen Stress signalisieren darf (grüne Operationskleidung evtl. kaum verdeckt durch einen weißen Kittel etc.). Patient und Eltern müssen das Gefühl haben, dass man ihnen zuhört. Dies sollte der Arzt an erster Stelle tun: Zuerst den Patienten ansprechen, und wenn er darauf eingeht, sprechen lassen. Wenn dies nicht der Fall ist oder nachdem das Gespräch mit dem Patienten abgeschlossen ist, sich an die Eltern werden. Es muss klar werden, welches Therapieziel sich der Patient und dessen Eltern vorstellen. Erst danach wird der Arzt seinen Anteil am Gespräch beisteuern, wenn er seine Gesprächspartner darüber informiert, ob und in welchem Umfang und mit welchen Mitteln diese Zielvorstellungen umgesetzt werden können.
- Alles, was besprochen wurde, muss so dokumentiert werden, dass es durch eine einen anderen Kollegen jederzeit nachvollzogen und wiedergegeben werden kann, ohne den Inhalt und die Zielsetzung des Gesprächs zu verändern.
- Man muss sich bewusst sein, dass Patienten im Stress – und dies ist nahezu bei allen Primärkontakten gegeben – weit über die Hälfte des Gesprächsinhalts vergessen oder verdrängen. Sie sind darauf angewiesen, dass derartige Gesprächsinhalte so oft an sie herangetragen werden, bis sie sie im vollen Umfang begriffen haben. Die Bestätigung darüber, dass das Gesagte verstanden wurde, muss sich der Arzt einholen.

In **Tabelle 16.1** sind die Prinzipien der wichtigsten Informationen im Verlauf eines Unfalls/einer Krankheit dargestellt.

Tab. 16.1: Informationen, deren Häufigkeit und Inhalt während der Akut- und Heilungsphase nach Unfall und Krankheit

Zeitpunkt (nach Unfall bzw. Krankheitsbeginn)	Situation	Inhalt	Wiederholung
Primärkontakt	• Unfall oder Krankheit • Bei Bedarf Schmerzmedikation vor einer Diagnostik	• Information über Möglichkeit, Notwendigkeit und Art der vorgesehenen Diagnostik	Beim nächsten Kontakt

Zeitpunkt (nach Unfall bzw. Krankheitsbeginn)	Situation	Inhalt	Wiederholung
Wenige Stunden, Folgetag	• Postprimär • Nach abgeschlossener (Primär-) Diagnostik	• Information über die Diagnose, • Erfragen des Therapieziels des Patienten, Information über die medizinischen Umsetzungsmöglichkeiten, Risiken und Komplikationsmöglichkeiten, • Vereinbarung über das weitere therapeutische Vorgehen	Beim nächsten Kontakt
Wenige Stunden, Folgetag	• Postprimär • Nach begonnener bzw. durchgeführter Therapie	• Konnte das vereinbarte Vorgehen eingehalten, das Therapieziel erreicht werden? Sind Komplikationen aufgetreten und wenn ja, wie können sie beherrscht werden? • Kursorische Informationen über den kurzfristigen weiteren Verlauf: ambulant/stationär? Evtl. Dauer eines stationären Aufenthaltes? Dauer eines Schulausfalles/Sportausfalles etc.	
2–3 bis zu 8 Tagen	• Postprimär • Nach Therapiebeginn bzw abgeschlossener Therapie	• Wiederholen sämtlicher zuvor abgegebenen Informationen • Dauer der Heilungszeit	
(2–) 3–4 (–6) Wochen	• Abgeschlossene Heilung	• Wiederholen sämtlicher zuvor abgegebenen Informationen • Voraussichtlicher Funktionsaufbau, Belastungsaufbau • Voraussichtlicher Beginn der Sportfähigkeit etc. • Wachstumsprognose, weitere Kontrollen, wann, wie und durch wen?	Zur nächsten Kontrolle (Funktionskontrolle)
4–12 Wochen	• Ca. 3–4 Wochen nach Heilung • Funktionskontrolle • Klinische Kontrolle, Vorbereitung der Entlassung in den Alltag	• Wiederholen sämtlicher zuvor abgegebener Informationen, v. a. über die Wachstumsprognose • Bestätigung des erreichten Therapieziels • Evtl. aufgetretene Komplikationen und deren Management • Notwendigkeit weiterer Kontrollen, evtl. Abschluss der Behandlung	

Zeitpunkt (nach Unfall bzw. Krankheitsbeginn)	Situation	Inhalt	Wiederholung
12–16 Wochen	• Ca. 3–4 Wochen nach Wiederaufnahme der alltäglichen schulischen und sportliche Belastung	• Wiederholen sämtlicher zuvor abgegebenen Informationen, v. a. über die Wachstumsprognose • Bestätigung des erreichten Therapieziels • Evtl. aufgetretene Komplikationen und deren Management • Notwendigkeit weiterer Wachstumskontrollen • Vorläufiger oder definitiver Abschluss	Zur nächsten Kontrolle (Wachstumskontrolle)
3–24 Monate (evtl. bis Wachstumsabschluss)	• Wachstumskontrolle Untersuchung, Informationsaustausch	• Verwirklicht sich das Risiko von Spätkomplikationen. Ggf. Abschluss	Untersuchung und Gespräch, Zusicherung weiterer Kontaktmöglichkeit.

16.1.1 Typische Fehler

Eine wichtige Grundvoraussetzung der Kommunikation in der kindertraumatologischen Behandlung ist das Bewusstsein des Arztes, dass das verletzte Kind sein Patient ist, dessen Behandlung aber in der Regel ohne die Eltern nicht möglich ist. So ist auch der erste Kommunikationspartner das verletzte Kind und nicht das begleitende Elternteil. Das sollte der Arzt auch Kind und Eltern in seiner verbalen und nonverbalen Gesprächsführung klar machen. Dem sind natürlich Altersgrenzen gesetzt, die aber niedriger liegen, als gemeinhin angenommen wird; spätestens ein sechsjähriges Schulkind sollte in der Lage sein, ein adäquates Gespräch über seinen aktuellen Gesundheitszustand führen zu können. Das Verhalten des Arztes mit einem Hinwenden zum verletzten Kind signalisiert dabei Wertschätzung und ein Ernstnehmen. Nachfolgend drei alltägliche Beispiele für Gesprächseinstiege, wie man sie immer wieder beobachten und erleben kann, bei denen dieses Grundprinzip missachtet wird und die Kommunikation in der Folge in falsche Bahnen läuft.

Setting: 12-jähriger Junge, acht Wochen nach Sprunggelenkfraktur (Wachstumsfugenlösung). Ziel der Kontrolluntersuchung ist die Feststellung der Sportfähigkeit.

A)

Mutter und Sohn warten im Untersuchungsraum, den der Arzt betritt. Er geht auf die Mutter zu und reicht ihr die Hand. Er nimmt keinen Kontakt mit seinem Patienten auf.
Arzt: „Guten Tag Frau Müller, na wie geht's dem jungen Mann?"
Mutter: „Na ja, ganz gut, er sagt ja nicht, wenn er Schmerzen hat."
Arzt: „Hinkt er denn noch?"
Mutter: „Ja, schon manchmal, vor allem wenn er aus der Schule kommt."
usw.

Der Arzt hält fälschlicherweise die Mutter, nicht den Sohn, für seinen Gesprächspartner. Die Mutter macht den Fehler leider mit. Wenn sich der Arzt zur Untersuchung zwangsläufig dem Sohn zuwendet, wird er kaum noch eine Mitarbeit erwarten können.

B)

Mutter und Sohn warten im Untersuchungsraum, den der Arzt betritt. Er geht zuerst auf den Sohn zu, reicht ihm die Hand, dann zur Mutter. Er spricht seinen Patienten an.
Arzt: „Guten Tag Tom, na wie geht's Dir?"
Tom: „Also, eigentlich gut."
Mutter (unterbricht ihn): „Er läuft ganz schlecht."
Arzt (zum Sohn): „Wirklich? Warum denn das?"
Tom: „Ach, naja, ich kann aber schon wieder Fußball spielen."
Mutter (zum Sohn): „Aber danach hinkst Du doch."
usw.

Hier muss der Arzt schnell die Mutter, die das Gespräch an sich reißt, bremsen, ohne sie zu düpieren, denn offensichtlich ist sie ja im Gegensatz zu ihrem Sohn nicht mit dem Heilungsverlauf zufrieden. Und offenbar wird er auch zwischen Mutter und Sohn vermitteln müssen. Die Mutter kann später ins Gespräch einbezogen werden, indem man fragt, ob sich die Aussagen des Sohnes mit ihren eigenen Beobachtungen decken.

C)

Mutter und Sohn warten im Untersuchungsraum, den der Arzt betritt. Er geht auf zuerst auf den Sohn zu, reicht ihm die Hand, dann zur Mutter. Er spricht zuerst seinen Patienten an.
Arzt: „Guten Tag Tom, na wie geht's Dir?"
Tom (schaut seine Mutter an): „…"
Mutter (zum Sohn): „Ja, <u>ich</u> weiß es nicht!"

Arzt: „Wie lange läufst Du denn schon ohne Stöcke.“
Tom (schaut seine Mutter an): „....“
Mutter (zum Sohn): „Ja, Du musst dem Doktor schon antworten.“
usw.

Hier liegt eine besonders schwierige Situation vor: Der Junge ist offenbar entweder überfordert oder hat kein Vertrauen zum Arzt. Die Mutter spitzt die Situation noch zu, indem sie ihrem Sohn nicht zur Hilfe kommt.

Während im ersten Fall der Arzt seinen Patienten nicht adäquat einbezieht und er den vermeintlich einfacheren Kommunikationsweg über die Erziehungsberechtigte wählt, trifft er in Beispiel B und C auf vorbestehende Kommunikationsprobleme bei seinem Patienten bzw. in der Interaktion zwischen Mutter und Patient. Der in der kindermedizinischen Kommunikation erfahrene Arzt muss den Fehler des ersten Beispiels vermeiden und Lösungswege für die Beispiele B und C parat haben. In allen Fällen muss das Kommunikationsziel sein, den Patienten in den Mittelpunkt zu stellen, um ihm zu ermöglichen, seine Bedürfnisse und Erfahrungen adäquat zu Gehör bringen zu können.

16.2 Zielsetzung des Vereins

Das vornehmliche Ziel des gemeinnützigen Vereins Li-La e. V. besteht darin, eine flächendeckende Kompetenz in der Grundversorgung kranker Kinder im ambulanten und stationären Bereich (Pädiatrie/Allgemeinmedizin/Unfallchirurgie/Orthopädie/Gynäkologie/Anästhesie etc.) zu etablieren.

Grundversorgung umfasst sämtliche häufig auftretenden Erkrankungen und Verletzungen, die mit einfachen diagnostischen und therapeutischen Maßnahmen diagnostiziert und behandelt werden können. Die Definition der Grundversorgung ist ein dynamischer Prozess, der noch im Fluss ist und für die verschiedenen Sparten – vor allem auch der Kindermedizin – noch erstellt werden muss.

Medizinische Grundversorgung im Wachstumsalter sind alle diagnostischen und therapeutischen Maßnahmen, die am kindlichen und jugendlichen Patienten in dessen unmittelbarer Nähe sowohl ambulant als auch stationär durchgeführt werden können und müssen. Die dazu notwendige Infrastruktur muss flächendeckend gewährleistet sein. Demgegenüber ist spezial- und spitzenmedizinische Versorgung auf Zentren konzentriert, zu denen sich das Kind bzw. seine Eltern begeben müssen und die – aus ökonomischen, personellen und apparativen Gründen – nicht überall verfügbar sind und somit nicht zum Kind gebracht werden können.

Es gibt – im Gegensatz zum Erwachsenen – für die medizinische Grundversorgung von Kindern kein Fortbildungscurriculum wie z. B. beim Erwachsenen die jährlichen Fortbildungsveranstaltungen der Allgemeinmediziner. Diese Lücke versucht der Verein Li-La zu schließen.

Es soll in Kursen durch Diskussion und intensive Auseinandersetzung mit dem Thema diese Grenze zwischen Grundversorgung und Spezialistenmedizin in den wichtigsten medizinischen Bereichen zunehmend klarer herausgearbeitet werden, um eine flächendeckende Akzeptanz dafür zu erreichen. Es gilt dabei aber auch zu verhindern, dass – aus existenziellen Gründen – Grundversorgung als Spezialistenmedizin deklariert wird, z. B. um gewisse Fachgebiete überhaupt am Leben zu erhalten. Wie man sich denken kann, bedeutet diese Zielsetzung eine große kommunikative Herausforderung!

16.3 Umsetzung

Zur Erreichung seiner Ziele hat der Verein einige Strategien festgelegt. Dazu gehören:

* *Wissensvermehrung* (multizentrische Studien)
  Das Hauptanliegen des Vereins ist es eine flächendeckende hohe Qualität in der Grundversorgung zu gewährleisten. Dabei gilt es zum einen durch die Erhebung evidenzbasierter, fundierter Daten zur klinischen Behandlung zur Wissensvermehrung und zum anderen durch Publikationen und Fortbildungsangebote zur Wissensvermittlung beizutragen. Bislang hatte sich der Verein im wissenschaftlichen Bereich vorwiegend der Kindertraumatologie gewidmet. Andere Zweige der Medizin am Kind und Jugendlichen sollen folgen. Zur Wissensvermehrung trägt Li-La e. V. durch die Durchführung von Studienprojekten bei.
* *Wissensvermittlung* (Pädiatrie/Unfallchirurgie/Orthopädie/Anästhesie/ Psychologie und Psychiatrie etc.)
  Der Wissenszuwachs soll sich in der Wissensvermittlung niederschlagen. Dies ist das zweite Standbein des Vereins: die Kurse. Es wird dabei ein dreiteiliges Kurskonzept verfolgt: Indikationskurse, Komplikationskurse und technische Kurse.
  – *Indikationskurse*
    Indikationskurse sollen die Fähigkeit zu kindorientierter und kindgerechter Indikationsstellung in Form von Vorträgen, praktischen Übungen und Falldiskussionen vermitteln. Dabei ist das Gesprächs- und Kommunikationstraining ein Basisbestandteil dieser Kurse. Die erarbeiteten Indikationen sollen sich nicht nach den gewohnten wirtschaftlichen Aspekten richten, sondern ausschließlich medizinischen und patientenorientierten Argumenten folgen.
  – *Komplikationskurse, Komplikationsmanagement (Flaatten 2005; Reinertsen 2000), vermeidbare / unvermeidbare Komplikationen* (von Laer 2007)
    Komplikationskurse behandeln die Erkennung, Vermeidung und Behandlung von Komplikationen bislang auf den Gebieten der Kindertraumatologie und Kinderorthopädie. Gerade in diesen Kursen soll im Disput mit den Teilnehmern die Grenze zwischen Grundversorgung und Spezialisten-

medizin herausgearbeitet werden. So bilden sie im Li-La-Kursprogramm das Bindeglied zwischen Grundversorgungs- und Spezialistenmedizin. Gleichzeitig sollen aber auch die Unterschiede zwischen vermeidbaren und unvermeidbaren Komplikationen herausgearbeitet und ein Qualitätsmanagement zur Vermeidung der möglichen Komplikationen vorgeschlagen werden. Essenzielle Themen, denen sich der Verein widmet, sind *Kindesmisshandlung* und *Kindesmissbrauch*. Hier soll es nicht um die administrative, psychische und medizinische Behandlung als solche gehen, sondern darum, die Komplikation der Verdrängung der Diagnose zu vermeiden.

– *Technische Kurse (chirurgische, internistische und kommunikative Techniken)*
Im Rahmen technischer Kurse werden kindbezogene Behandlungstechniken vorgestellt und erläutert. Die Kursteilnehmer haben sowohl im operativen, aber vor allem auch im Bereich der konservativen Behandlung die Möglichkeit, die Techniken unter Anleitung anzuwenden und zu üben. Obwohl die kommunikativen Techniken meist im Rahmen der indikations- und Komplikationskurse mit abgehandelt werden, sollen auch reine Kommunikationskurse in das Kursprogramm etabliert werden.

Der Verein Li-La e. V. ist sich der grundlegenden Bedeutung der Kommunikation – sowohl bezüglich der Entstehung als auch der Vermeidung von Komplikationen – sehr bewusst. Daher versucht er, die Kommunikationsfähigkeit auf sämtlichen Ebenen zu fördern und sich der Kraft der Kommunikation zu bedienen.

Literatur

Flaatten H (2005) How to learn from adverse events? In: Acta Anaesthesiol Scand, 49: 889–890.
Girard T, Scheidegger D (2007) Fehlermanagement in der Medizin. In: Von Laer L (Hrsg.) (2007). Das verletzte Kind. Stuttgart: Thieme. S. 33–37
Kraus R, Linhart W E, von Laer L (2008) Kindertraumatologie. Vortrag anlässlich des Repetitorium Unfallchirurgie Banz (RUB) der Akademie Deutscher Orthopäden, Staffelstein, 22.06.2008.
Langewitz W, Conen D, Nubling M, Weber H (2002) Kommunikation ist wesentlich – Defizite der Betreuung im Krankenhaus aus der Sicht von Patietnten und Patientinnen. In: Psychother Psychosom Med Psychol, 52: 348–354.
Marzi I (Hrsg.) (2010) Kindertraumatologie. 2. Aufl. Berlin: Springer
Reinertsen J L (2000) Let's talk about error. In: BMJ, 320: 730.
Scheidegger D (2005) Kritische Zwischenfälle. In: Ther Umschau, 62: 169–174.
Schier F, Schwar B, Strauss B (2003) Kinderchirurgie. In: Hontschik B (2003) Psychosomatisches Kompendium der Chirurgie. München: Hans Marseille Verlag. S. 201 –215.
Von Laer L (2007) Komplikationen durch Kommunikationsfehler. In: von Laer L (Hrsg.). Das verletzte Kind. Stuttgart: Thieme. S. 16–21.
Von Laer L, Kraus R, Linhart W E (2007) Frakturen und Luxationen im Wachstumsalter. 5. Aufl. Stuttgart: Thieme.

Von Laer L, Kraus R (2009) Komplikationen bei der Behandlung von Verletzungen im Wachstumsalter. In: Wirth C J, Mutschler W, Bierhoff H-P, Plüschmann H, Neu J (Hrsg.) Komplikationen in Orthopädie und Unfallchirurgie. Stuttgart: Thieme. S. 514–552.
Weinberg A M, Tscherne H (Hrsg.) Unfallchirurgie im Kindesalter. Berlin: Springer.
Wilson K A, Burke C S, Priest H A, Salas E (2005) Promoting health care safety through training
high reliability teams. In: Qual Saf Health Care, 14: 303–309.

17 Das Gespräch mit dem alten Patienten der Chirurgie

Linus S. Geisler

Das Alter entwickelt sich höchst unterschiedlich; Altern erfolgt heute differenziell: Menschen gleichen Jahrgangs sind unterschiedlich alt. Junge Alte, alte Alte und Hochbetagte bilden ein heterogenes Kollektiv. Es gibt jedoch, was Gesundheit und Krankheit angeht, eine Reihe von typischen Verhaltens- und Reaktionsmustern im Alter, derer man sich als Arzt bewusst sein sollte.

17.1 Verhängnisvolle Zirkularität

Eine „Alterssprache" im engeren Sinne lässt sich ebenfalls nicht beschreiben. Sprache im Alter ist also kein Soziolekt, d. h. ein Sprachsystem einer sozial definierten Gruppe. Dies schließt allerdings nicht aus, dass es im Alter wiederkehrende sprachliche Verhaltensweisen gibt. Sie werden häufiger als angenommen durch externe Faktoren, sprich durch Kommunikationspartner, mitbestimmt (Fiehler und Thimm 1998). Ältere Menschen passen ihr Gesprächsverhalten oft den vermuteten Erwartungen ihrer Umgebung an, beispielsweise, dass ältere Menschen langsamer sprechen, schwerer begreifen oder einen reduzierten Sprachschatz haben. Auch kann man immer wieder beobachten, dass Unterhaltungen zwischen jüngeren Pflegekräften und älteren Patienten sich kaum von Unterhaltungen zwischen Erwachsenen und zweijährigen Kindern unterscheiden, unabhängig von den kognitiven Fähigkeiten der Patienten (Schirrmacher 2004). Dieses Kommunikationsverhalten entspricht dann einer „sekundären Babysprache". Aus dieser sprachlichen Überanpassung kann sich ein Teufelskreis entwickeln, der zu einer sprachlichen Entmündigung führt.

Hier wird ein Grundprinzip der Kommunikation deutlich: Wenn Kommunikation im weitesten Sinne bedeutet, sich zu verhalten und auf andere einzuwirken, so heißt dies zwangsläufig auch, dass die Kommunikation des einen Kommunikationspartners die des anderen beeinflusst und dessen Kommunikationsverhalten wieder auf den einen zurückwirkt (Watzlawick 2000). Die Qualität der Kommunikation ist daher von großer Bedeutung für die Befindlichkeit der Beteiligten und die Qualität der ärztlichen Arbeit (Geisler 2004).

17.2 Vorurteile bestimmen die Wahrnehmung

Eine voreingenommene Beurteilung des Verhaltens älterer Menschen kann dazu führen, dass insbesondere jüngere Menschen die Verhaltensweisen Älterer selektiv wahrnehmen: Sie reagieren nur auf solche, die mit ihren Erwartungen übereinstimmen, und ignorieren die, die nicht zu ihren Erwartungen passen. So kann das weit verbreitete Vorurteil, dass ältere Menschen weniger kompetent sind, zur Folge haben, dass Jüngere das Verhalten Älterer als durchgehend defizitär einstufen und sinnvolle Handlungsweisen gar nicht erst wahrnehmen.

Gesprächsgrundlagen
Das Gespräch mit älteren Menschen basiert auf einigen wichtigen Grunderkenntnissen:

- Die Lebensgeschichte ist ein wesentlicher Schlüssel zum Verständnis des Krankheitserlebnisses und der Krankheitsauslegung. Der Philosoph Odo Marquard schreibt: „Denn die Menschen: das sind ihre Geschichten. Geschichten aber muss man erzählen [...] und je mehr versachlicht wird, desto mehr – kompensatorisch – muss erzählt werden: sonst sterben die Menschen an narrativer Atrophie" (Schernus 1997, S. 96).
- Im Alter gelten besondere diagnostische und therapeutische Grenzen. Sie sind am besten durch das Gespräch auszuloten.
- Der Arzt ist nicht selten der einzige, und manchmal auch der letzte soziale Kontakt des alten Menschen. Daher sollte er dessen soziale Belange kennen.

17.3 Spezifische Herausforderungen in der Chirurgie

Anders als zum Beispiel in der Inneren Medizin müssen in der Chirurgie häufig unmittelbar Entscheidungen getroffen werden, bei denen kaum längere Zeit für den Aufbau einer Arzt-Patient-Beziehung bleibt. Es geht also darum, möglichst rasch eine tragfähige Beziehung zu entwickeln. Dies kann am besten durch eine offene, freundliche Zuwendung, Signalisieren von echtem Interesse und Vermeiden von Angstauslösern erreicht werden, vor allem aber durch intensives aktives Zuhören. Meist sind die ersten Minuten entscheidend für die gesamte weitere Arzt-Patient-Beziehung! Hier gilt das Goethe-Wort: „Wer das erste Knopfloch verfehlt, kommt mit dem Zuknöpfen kaum mehr zu Rande."

Im Hintergrund steht immer das als bedrohlich empfundene Wissen, dass kurative Handlungen in der Chirurgie nicht ohne Verletzung der körperlichen Integrität möglich sind. Als Gegengewicht sollten daher insbesondere die positiven Effekte des geplanten Eingriffs herausgestellt werden.

Es gibt eine Reihe typischer Ängste und Vorurteile, die bei alten Menschen oft besonders stark ausgeprägt sind:

- Angst, aus der Narkose nicht mehr aufzuwachen oder während des Eingriffs Schmerzen zu verspüren
- Angst, „zu alt" für den geplanten Eingriff zu sein
- Befürchtung von Verwechslungen (der Person oder des zu operierenden Organs)
- Angst vor bleibender Verstümmelung

Es ist wichtig, auf diese Einwände von vornherein gut eingestellt zu sein, um pauschale Beschwichtigungen ohne große Wirkung („es wird schon gut gehen") zu vermeiden. Viele Menschen sind dabei eher auf der emotionalen Ebene zu erreichen als durch rational noch so gut begründete Argumente (Statistiken, Erfolgszahlen, etc.).

Einem befreundeten Anästhesisten gelang es beispielsweise häufig recht gut, ältere Menschen mit Narkoseangst durch ein positives Bild zu beruhigen, anstatt statistische Zahlen über die Seltenheit von Narkosezwischenfällen zu bemühen: „In der Narkose wird es Ihnen so gut gehen wie schon lange nicht mehr", pflegte er zu sagen. „Endlich werden Sie tief und friedlich schlafen, und alle Menschen um Sie herum haben nur ein Ziel: Ihr persönliches Wohl!"

Natürlich muss auch hier differenziert werden. Wahrscheinlich wird eine mütterliche alte Dame eher durch eine emotionale Ansprache zu erreichen sein als der ehemalige Studienrat für Mathematik, den statistische Zahlen vielleicht eher zu überzeugen vermögen.

Alles in allem sind Ängste aber besser auf der Beziehungsebene angehbar als auf streng rationaler Basis. Wichtig ist es im Zeitalter einer für den Kranken häufig wenig durchschaubaren technisierten Medizin nicht noch zusätzliche, eigentlich vermeidbare Ängste zu schüren.

Obwohl immer noch viele ältere Menschen ein gewisses Grundvertrauen zum Arzt haben, ist präoperative Aufklärung unverzichtbar – allerdings nach der Devise: nicht weiter, als es der Patient wünscht. Gerade jüngere, vom eigenen Wissen beseelte Kollegen neigen zu unnötiger Detailliebe und angsterzeugender Informationsüberlastung. Der Satz: „Der Eingriff ist relativ unblutig und der Blutverlust beträgt meist weniger als 100–200 ml" ist wenig zu Beruhigung geeignet. Die meisten Patienten hören nur „Blutverlust" und assoziieren damit blutreiche Manipulationen, denn wie viel 100 ml Blut sind und ob dies bei einer Operation viel oder wenig bedeutet, können sie nicht einschätzen.

17.4 Diskriminierung durch Ageismus

Kommunikationsdefizite und -störungen vollziehen sich – meist unbewusst – auch vor dem Hintergrund einer noch relativ jungen Form von Diskriminierung, die mit dem Begriff des „Ageismus" beschrieben wird (Illhardt 1995). Sie äußert sich folgendermaßen:

- Schwierigkeiten, die Perspektive von alten Menschen einzunehmen. Daraus resultiert eine realitätsferne Wahrnehmung der Lebenssituation alter Menschen und
- das Wirksamwerden verdeckter Aversionen und Aggressionen gegen alte Menschen (Misshandlungen in Altenheimen!).

Eine solche Haltung muss sich zwangsläufig auf die Einfühlung in die Lebenswelt alter Menschen auswirken und kann so indirekt auch Entscheidungen über notwendige medizinische Maßnahmen verfälschen.

17.5   Patronisierende Kommunikation

Einfühlung, *Respekt* und *Fürsorge* bilden die Matrix einer gelungenen Kommunikation mit älteren Menschen. Mangelnde Einfühlung und fehlender Respekt äußern sich in einer Handlungsweise, die als *Patronisierung* bezeichnet wird (Ryan 1995). „Patronizing" bedeutet im Englischen gönnerhaftes, herablassendes Verhalten. Patronisierung spiegelt sich in typischen sprachlichen Merkmalen wider. Die Auflistung dieser Merkmale bildet gleichzeitig den Katalog der kommunikativen „Todsünden" und gravierenden Verstöße im Gespräch mit älteren Menschen (s. **Tab. 17.1**). Sie betreffen Vokabular, Grammatik, Themenwahl sowie vokale und nonverbale Merkmale der Kommunikation.

Tab. 17.1: Sprachliche Merkmale einer patronisierenden Kommunikation

Vokabular	• Vereinfacht • Vermeiden mehrsilbiger Wörter • Kindliche Begriffe („Baby-Talk") • Verkleinerungen (z. B. bisschen, wenig, halt nur)
Grammatik	• Vereinfachte Konstruktionen und Sätze • Unnötig häufige Wiederholungen • Imperative Sprechweise • Fragmentarische Satzbildungen
Themensteuerung	• Eingeschränkte Themenwahl (z. B. Schwerpunkt auf der Vergangenheit, nur oberflächliche Inhalte) • Unterbrechungen • Ignorieren der Themen des Patienten
Anredeformen	• Übertrieben familiär („Oma", „Opa") • Vornamen, Spitznamen oder Koseformen (z. B. „meine Liebe") • Kinderbezeichnungen (z. B. „gutes Mädchen", „böser Junge") • Über den Patienten in der dritten Person sprechen, statt mit ihm zu sprechen
Vokale Merkmale patronisierender Kommunikation	• Hohe Stimmlage • Übertriebene Intonation • Zu lautes Sprechen • Übertriebene Betonung • Überzogen langsames Sprechen
Negative nonverbale Verhaltensweisen	• Sich vom Patienten abwenden • Belächeln • Hände in die Hüften stemmen • Arme verschränken • Abrupte Bewegungen

17.5.1 Folgen der Patronisierung

Patronisierende Kommunikation führt zu einer Reihe typischer fehlerhafter Verhaltensweisen:

- Entmündigungsstrategien, die sich in Herablassung, infantilisierenden Redewendungen und Verwendung des „Pluralis majestatis" ausdrücken („Waren wir heute schon auf dem Töpfchen?"). Sie verstärken das Gefühl der Hilflosigkeit und Unselbstständigkeit und fördern regressive Tendenzen.
- Verharmlosung und Bagatellisierung: Beliebte Satzhülsen wie „… das ist halb so schlimm", „… es wird schon wieder werden", „… das kriegt fast jeder ältere Mensch" usw. zeugen von mangelnder Empathie und verhindern in aller Regel eine tragfähige Arzt-Patient-Beziehung.
- Formulierungen, die dem alten Menschen seine Gedächtnis- und Merkfähigkeitsprobleme vor Augen führen („… das haben Sie mir schon ein paar Mal erzählt", „… es ist immer wieder das Gleiche, worüber Sie klagen", „… Sie müssen sich doch erinnern, ob Sie diese Tabletten gestern eingenommen haben oder nicht").
- Pädagogische Zurechtweisungen („Alte Leute weinen nicht!")

17.5.2 Patronisierung erkennen und strikt vermeiden

Das konsequente Vermeiden von patronisierender Kommunikation ist das A und O für ein einfühlendes und erfolgreiches Gespräch mit älteren Patienten. Allerdings ist ein patronisierender Gesprächsstil häufig tief eingefahren und läuft für den Sprechenden weitgehend unbemerkt ab. Die beste Abwehrmaßnahme besteht darin, sich selbst immer wieder kontrollierend zuzuhören und dabei genau auf typische patronisierende Gesprächsmerkmale zu achten.

17.6 Altersspezifische Gesprächshindernisse: Depression und Demenz

Wortfindungsprobleme, Gedächtnisstörungen, sprachliche Verlangsamung und Verarmung sowie Störungen der Kognition können vor allem im höheren Alter schwierige Gesprächshürden bilden. Sie werden nicht selten undifferenziert und zu rasch als Folgen einer Demenz klassifiziert. Dabei wird übersehen, dass die im Alter häufigen Depressionen zu ähnlichen Kommunikationsproblemen wie Demenzen führen können. Da Depressionen gut therapierbar sind, ist bei solchen Patienten auch die Chance einer Verbesserung der Gesprächsfähigkeit gegeben.

Eine saubere Differenzierung zwischen Altersdepression und Demenz ist daher unerlässlich, ganz abgesehen von der deutlich erhöhten Suizidalität älterer depressiver Menschen (s. **Tab. 17.2**). Typische sprachliche Frühzeichen von *Demenz* sind (Schecker 1998):

- Wortfindungsstörungen, die auch durch äußere Hilfsangebote kaum deblockierbar sind.
- Schwierigkeiten, eine Kette von zusammenhängenden Ideen und Vorstellungen zu entwickeln oder ihnen zu folgen („roter Faden" geht verloren).
- Das Dialogthema wird abrupt „vergessen" oder gewechselt.
- Schwierigkeiten, bildhafte Ausdrücke richtig zu deuten oder Humor und Ironie als solche zu erkennen.
- Perseverationen („Hängenbleiben" an einem Gedanken oder einer sprachlichen Äußerung ohne Rücksicht auf den Fortgang des Gesprächs)

17.7 Kommunikation mit Alzheimer-Kranken

Für das Gespräch mit Patienten, die an Alzheimer-Demenz leiden, hat sich folgendes Vorgehen bewährt (nach Füsgen 2001):

- Verständnisvolle Grundhaltung
- Geduld! Zeit geben für Reaktionen oder Entgegnungen
- Klare Anweisungen in einfachen, kurzen Sätzen
- Deutliche und bestimmte Sprache
- Konkrete Angaben wie Zeit, Datum, Ort und Namen bieten Erinnerungshilfen
- Wichtige Informationen bei Bedarf wiederholen
- Nicht diskutieren, Anschuldigungen überhören
- Statt auf der eigenen Meinung zu beharren, ablenken und einlenken
- Lob bei richtigem Reagieren durch Worte, Berühren, Lächeln oder Ähnliches

17.7.1 Positives Gesprächsverhalten

Für ein gutes Gespräch – übrigens nicht nur – mit alten Patienten sind folgende *nonverbale Verhaltensweisen* förderlich:

- Augenkontakt (unverzichtbar!)
- Lächeln
- Nicken
- Sich zum Patienten herunterbeugen (z. B. zum Rollstuhl der Älteren)
- Sanfte Bewegungen

17.7.2 Aktives Zuhören

Aktives Zuhören ist eine der wichtigsten Gesprächstechniken. Dies gilt in besonderem Maße für das Gespräch mit älteren Menschen. Aktives Zuhören ist an drei Voraussetzungen gebunden:

- Authentisches und nicht nur „professionelles" Interesse am Gesprächspartner
- Fähigkeit und Bereitschaft zuzuhören
- Völlige (auch mentale!) Präsenz

Aktives Zuhören bedeutet „aufnahmebereite Zuwendung". Es ermöglicht nicht nur, das Gesprochene zu erfassen, sondern auch, ein Ohr für Hintergründe, Unausgesprochenes und Zwischentöne zu entwickeln. Aktives Zuhören ist das komplementäre Element zum Sprechen. Beide Einzelelemente sind Komponenten, die für sich alleine kein vollwertiges Gespräch ausmachen. Erst die Verflechtung von aktivem Zuhören und Sprechen ermöglicht ein erfolgreiches Gespräch (Geisler 2002).

Tab. 17.2: Differenzierung zwischen Depression und Alzheimer-Demenz (mod. n. Kasper 2002)

Kriterien	Depression	Demenz
Krankheitsbeginn	Meist schnell	Schleichend
Merkfähigkeits- und Gedächtnisstörungen	Leicht, klingen mit der Depression ab	Progrediente Störungen des Kurzzeitgedächtnisses
Formales Denken	Verlangsamt, gehemmt	Umständlich, weitschweifig
Inhaltliches Denken	Verarmt, Schuldgefühle, Hypochondrie	Verfolgungsgedanken
Auffassungsstörungen	Meist keine	Ausgeprägt
Affekt	Morgentief, Hoffnungslosigkeit	Affektlabil, affektarm, ratlos, Leistungen abends meist schlechter
Schlafstörungen	Früherwachen	Umkehr des Schlaf-Wachrhythmus, nächtliche Verwirrung
Antriebs- und psychomotorische Störungen	Antriebsarm, gehemmt	Motorisch unruhig, zielloses Wandern („Demenzschleife")
Therapieerfolg mit Antidepressiva	Besserung oder Abklingen der Symptomatik	Besserung der depressiven Symptome, nicht aber der kognitiven Störungen

17.7.3 Die Technik des „Spiegelns"

Das Prinzip des Spiegelns beruht darauf, dass der Arzt dem Patienten gegenüber sprachlich wiedergibt, was er gehört und verstanden hat bzw. glaubt verstanden zu haben. Schon bei Sigmund Freud (1912, S. 384) heißt es: „Der Arzt [...] soll wie eine Spiegelplatte nichts anderes zeigen, als was ihm gezeigt wird." Beim Spiegeln geht es darum, in Worte zu fassen, was der Gesprächspartner nicht richtig ausdrücken kann und/oder worüber er sich selbst noch nicht im Klaren ist. Das Spiegeln fördert das Gefühl des Verstanden- und Angenommenwerdens. Sein wesentlicher Effekt liegt darin, dass es dem Patienten dazu verhilft, mehr Klarheit über seine Erlebniswelt, seine Gefühle, Einstellungen, Wünsche, Werte und Ziele zu gewinnen. Gutes Spiegeln muss systematisch erlernt werden, am besten unter Supervision (Weber 2006).

17.8 Zeitsparen durch gekonnte Kommunikation

Ärzte sind fast immer bereit, den hohen Stellenwert eines qualifizierten Arzt-Patient-Gesprächs anzuerkennen, beklagen aber ebenso regelhaft, dass dafür im ärztlichen Alltag nicht genügend Zeit vorhanden sei. Dabei ist erwiesen, dass sich eine ausreichende Zeitinvestition, vor allem im Erst-Interview, „rechnet" und per saldo zeitsparend, zumindest aber zeitneutral ist (Lalouschek 2002):

- Es entfallen viele zusätzliche Kurzgespräche.
- Eine patientengerechtere und gezieltere Behandlung wird möglich.
- Diagnostische und therapeutische Umwege und Sackgassen können vermieden werden (verkürzte Verweildauer).
- Die beruflichen Anforderungen werden reduziert.
- Kosten im Gesundheitswesen werden gesenkt.

17.9 Ein dankbares Feld

Die Dialogfähigkeit alter Menschen hängt nicht nur von ihrem verbliebenen psychophysischen Potenzial ab, sondern auch davon, wie ihre Kommunikationspartner sie wahrnehmen. Diese Wahrnehmung ist nicht selten durch Altersvoreingenommenheit beeinflusst. Das zu erkennen und zu überwinden ist wesentliche Grundlage für das Gespräch mit alten Menschen.

Das gute Gespräch mit alten Menschen setzt Respekt, Einfühlung und Fürsorge voraus. Mangelnder Respekt ist die Hauptursache für eine „patronisierende Kommunikation", die durch infantilisierende Merkmale geprägt ist und nonverbal Desinteresse und Geringschätzung signalisiert. Sie zu vermeiden, ist für das erfolgreiche Gespräch mit alten Patienten unabdingbar!

Der gelungene Dialog mit alten Menschen kann für Ärzte und Pflegekräfte von großer Befriedigung sein. Sie haben die Chance, besonders dankbare Patienten zu erleben, weil diese sich in ihren physischen, psychischen und sozialen Bedürfnissen verstanden und angenommen fühlen.

Literatur

Fiehler R, Thimm C (1998) Sprache und Kommunikation im Alter. Wiesbaden: Opladen.

Freud S (1912) Ratschläge für den Arzt bei der psychoanalytischen Behandlung. In: Gesammelte Schriften, Band 8. Leipzig: Psychoanalytischer Verlag. S. 376–387

Füsgen I (2001) Demenz. Praktischer Umgang mit der Hirnleistungsstörung. Heidelberg (Springer-Gruppe): Urban & Vogel.

Geisler L (2002) Arzt und Patient – Begegnung im Gespräch. Frankfurt a. M.: pmi-Verlag

Geisler L (2004) Vortrag.(http://www.linus-geisler.de/vortraege/0406arzt-patient-gespraech_qualitaetssicherung.html, Zugriff am 07.03.2011)

Illhardt F J (1995) Ageismus im Umgang mit alten Menschen. In: ZfPG, 8: 9–16.

Kasper S (2002) Depression. Diagnose und Pharmakotherapie. Stuttgart: Thieme.

Lalouschek J (2002) Ärztliche Gesprächsausbildung. Radolfzell: Verlag für Gesprächsforschung.

Ryan E B (1995) Communication predicaments of aging. In: J Lang Soc Psychol, 14: 144–166.

Schecker M (1998) Sprache und Demenz. In: Fiehler R, Thimm C (Hrsg.) (1998) Sprache und Kommunikation im Alter. Opladen/Wiesbaden: Verlag für Sozialwissenschaften. S. 278–292

Schernus R (1997) Abschied von der Kunst des Indirekten. In: Blume J, Bremer F, Meier J (Hrsg.) (1997) Ökonomie ohne Menschen? Neumünster: Paranus. S. 96

Schirrmacher F (2004) Das Methusalem-Komplott. München: Blessing. S. 164.

Watzlawick P, Beavin J H, Jackson D D (2000) Menschliche Kommunikation. Bern: Huber.

Weber W (2006) Wege zum helfenden Gespräch. München: Reinhardt.

18   Kommunikation mit älteren Menschen

Stefanie Becker

Einführung

Alle *sprechen* vom demografischen Wandel und dem kontinuierlich wachsenden Anteil älterer Menschen an unserer Gesellschaft – aber *wer* und vor allem *wie* wird mit diesen älteren Menschen gesprochen? Ein Blick auf diejenigen wissenschaftlichen Disziplinen, die sich mit dem Sprechen, der Sprache und der Kommunikation beschäftigen, macht deutlich, dass sich weder in der (deutschsprachigen) sprachwissenschaftlichen noch in der sozialwissenschaftlichen Forschung zu den Themen „Alter und Sprache" bzw. „Sprache und Sprechen im Alter" eine wirklich substanzielle Anzahl wissenschaftlicher Aufsätze oder Publikationen finden lassen. Bereits 1997 hat Fiehler festgestellt, dass es sich bei diesem Forschungsgebiet um ein „sträflich vernachlässigtes (...) Feld" handelt (Fiehler 1997, S. 345). An diesem Zustand hat sich bis heute kaum etwas verändert. Alterssprache oder Sprache und Kommunikation im Alter und vor allem *mit* alten Menschen wird noch am häufigsten im Vergleich mit Jugendsprache thematisiert, welche selbst ein überaus intensiv bearbeitetes Forschungsgebiet ist, zu dem es zwischenzeitlich sogar mehrere *Duden*-Publikationen gibt. Dies scheint umso erstaunlicher, als unsere Alltagserfahrung uns immer wieder lehrt, dass die Kommunikation von und mit älteren Menschen eigene Besonderheiten aufweist, welche vor allem die Arzt-Patient-Beziehung in besonderer Weise beeinflussen können.

Der vorliegende Beitrag beleuchtet wesentliche Aspekte des kommunikativen Kontexts, die für eine bestmögliche Gestaltung der Kommunikation mit älteren Patienten hilfreich sein können. Es werden zunächst die altersbezogenen Merkmale des Erlebens und Verarbeitens von Krankheit im Alter sowie die sprachlichen Besonderheiten von Kommunikation mit älteren Menschen dargestellt, um daraus abgeleitet Hinweise für eine beziehungsorientierte Kommunikation in einem für Ältere – bei gegebenem Bedarf – essenziellen Lebensbezug, dem medizinischen Kontext, zu geben.

18.1   Kommunikation: das Miteinander zum gegenseitigen Verständnis

Kommunikation geschieht vor dem Hintergrund, dass der Mensch ein soziales Wesen ist und unser gesellschaftliches Zusammenleben (im großen wie im kleinen Rahmen) im Wesentlichen aus dem Austausch bzw. der Weitergabe von Informationen und Erfahrungen besteht. Dieser Austausch funktioniert üblicherweise mit dem gemeinsamen Ziel eines *gegenseitigen* Verstehens und Verstanden-Werdens. Somit wird deutlich, dass Kommunikation kein einseitiges

Phänomen sein kann, sondern immer durch mindestens zwei Personen (*communis* – lat. gemeinsam) gestaltet wird und auch, dass Kommunikation immer ein Ziel verfolgt – implizit oder explizit. Der Erfolg eines Arzt-Patient-Gesprächs ist damit nicht allein auf der sachlich-medizinischen, sondern vielmehr auch auf der beziehungsbezogenen Ebene zu suchen. Dies gilt zunächst für alle Patienten, bekommt aber mit dem Wissen um die Multimorbidität sowie die Heterogenität älterer Patienten besondere Bedeutung. Kommunikation und das miteinander Sprechen ist somit ein komplexer Vorgang, dessen gründliches Verständnis gerade in schwierigen Gesprächssituationen wie bspw. Arzt-Patient-Gesprächen zu einem für beide Kommunikationspartner zufriedenstellenden Ergebnis führen kann. Kommunikation im medizinisch-pflegerischen Kontext muss dabei aber generell als besondere Herausforderung betrachtet werden, da sie sich durch vielfältige Asymmetrien in der Situation auszeichnet (Arzt-Patient; Experte-Laie; gesund-krank, selbstständig-abhängig). Ist der Patient zusätzlich ein älterer Mensch, so spielt die soziale Kategorie „Alter" ebenfalls eine wesentliche Rolle und ergänzt diese Asymmetrien um eine weitere (jung-alt), welche ebenfalls als wichtige Determinante der Kommunikation bzw. des Arzt-Patient-Gesprächs betrachtet werden muss.

Der Begriff der *Human*medizin im Sinne eines ganzheitlich verstandenen diagnostischen und therapeutischen Ansatzes, der neben den fachlich-medizinischen Fakten immer auch die individuellen Merkmale der Lebenssituation des Patienten berücksichtigt, muss somit in besonderer Weise für die adäquate Behandlung älterer Patienten gelten.

Selbstverständlich kann bei den vielfältigen Determinanten der menschlichen Kommunikation kaum ein allgemein gültiges Patentrezept für das Gelingen der Arzt-Patient-Kommunikation gegeben werden. Was sollte denn auch das „objektive" Erfolgskriterium eines gelungenen Aufklärungsgesprächs bspw. über eine Krebsdiagnose sein? Dass der Patient leichten Mutes und hoffnungsvoll die Praxis verlässt? Dass er keinerlei Beschwerden vorbringt, wenn tatsächlich alle besprochenen Komplikationen eingetreten sind? Tatsache bleibt leider, auch bei optimalem Verlauf des Aufklärungsgesprächs ist der Patient krank, vielleicht sogar lebensbedrohlich. Die Kommunikation mit dem Patienten sollte daher das wichtigste Mittel sein, um in erster Linie ein *Vertrauensverhältnis herzustellen*. Dies ermöglicht, die optimale Therapiemöglichkeit zu finden, die neben den medizinischen Notwendigkeiten jedoch auch die Bedürfnisse, Wünsche und Ängste des Patienten in angemessener Weise berücksichtigt. Aber die Frage bleibt: Wie soll das gehen? Hierzu sollen die im folgenden Abschnitt erläuterten Aspekte der Lebenssituation alter Menschen eine wichtige Hintergrundinformation für die notwendige einzunehmende Gesprächshaltung des Arztes bieten, bevor anschließend auf spezifische kommunikative Hürden bzw. deren Beachtung eingegangen wird.

Merke:
Kommunikation im Arzt-Patient-Kontext hat nicht nur die Aufgabe der Informationsvermittlung, sondern insbesondere das Ziel der Herstellung eines Vertrauensverhältnisses.

18.2 Gesundheit im Alter: Vulnerabilität bei hoher Heterogenität

Das „klassische", d. h. pessimistische, defizitorientierte Bild vom Alter, nach dem Altern ausschließlich mit Verlusten, Abbau und Einbußen assoziiert wurde, ist in der modernen Alternsforschung (Gerontologie) längst überholt und durch ein Bild ersetzt worden, das sowohl Gewinne, Lern- und Entwicklungsfähigkeit als auch Kompetenzen bis ins hohe Lebensalter betont und in den Vordergrund stellt (vgl. Baltes 1996, Baltes und Baltes 1990). Diese Erkenntnis wird auch durch Daten des deutschen Alterssurveys gestützt, nach denen mit einer höheren Lebenserwartung bedingt durch den demografischen Wandel durchaus auch mehr Jahre in guter Gesundheit verbunden sind. Dieses Bild wird zwischenzeitlich auch durch den demografischen Wandel unserer Gesellschaft deutlich erkennbar, als sich die Altersgruppe 65+ und selbst hochaltrige Menschen (85+) durch eine hohe Heterogenität der körperlichen Erscheinung und damit auch bezüglich ihres gesundheitlichen Zustands sowie ihrer Lebenserwartung und ihren Lebensumständen auszeichnet. Aber nicht nur die gesundheitsbezogenen Einschränkungen, sondern insbesondere auch das individuelle Leistungsvermögen älterer Menschen hat sich im letzten Jahrhundert enorm gewandelt, so dass heute in der Gerontologie der Begriff der *Individualität* bzw. *Heterogenität im Alter* als entscheidend für das Verständnis von differenziellen Alternsprozessen bewertet wird. Entsprechend hat sich auch das Verständnis einer adäquaten medizinischen Behandlung verändert. So ist die Lebenssituation eines älteren Patienten heute kaum mehr mit einem standardisierten (Therapie- oder Kommunikations-)Raster zu betrachten, sondern erfordert gerade in einer medizinischen Anamnese besondere Aufmerksamkeit, um den individuellen Möglichkeiten der Gesundheitssorge und Compliance (die Befolgung ärztlicher Therapieanweisungen) des Einzelnen gerecht zu werden und eine auf seine Lebenssituation passende (und nicht nur auf seinen Gesundheitszustand bezogene) Therapie zu empfehlen.

In dieser Konstellation ist es im Unterschied zu jüngeren Patienten wichtig, nicht nur die Risikofaktoren, sondern insbesondere die Ressourcen und Möglichkeiten des selbstbestimmten Lebens des Patienten zu erkennen und zu fördern. Entsprechend ist heute vom Arzt (unabhängig von der Fachrichtung), neben seinem Fachwissen in Diagnose, Pharmakologie und Therapie, eine Vielfalt psychosozialer Kompetenzen gefordert, zu denen in besonderem Maße auch die kommunikative Kompetenz gehört. Diese umfasst jedoch nicht nur das aktive Sprechen bzw. das wörtliche Aufnehmen des vom Patienten Gesagten, sondern auch das „Hören zwischen den Zeilen" bzw. das Verstehen der Hinweise aus der nonverbalen Kommunikation des Patienten (Gestik, Mimik, Körperhaltung).

Merke:
Aktuelle Modelle vom Altern betonen die Möglichkeiten der selbstbestimmten Gestaltung des Lebens als wichtige Ressource für das Gesundheitsverhalten älterer Menschen. Sie sollten in der Arzt-Patient-Kommunikation im Vordergrund stehen.

18.3 Krankheit und subjektives Gesundheitserleben im Alter

Welche Bedeutung hat nun der objektive medizinische Befund für den älteren Patienten? Üblicherweise wird das subjektive Gesundheitserleben auch stark von den objektiven Aspekten der Gesundheit bzw. Krankheit eines Menschen bestimmt. Mit zunehmendem Alter scheint sich jedoch diese Beziehung zu verschieben. So ist die Beurteilung der Lebensqualität oder gar der noch verbleibenden Lebenszeit älterer Patienten weitaus mehr von der subjektiven Einschätzung ihres Gesundheitszustands abhängig als von objektiven medizinischen Befunden. Frauen weisen dabei meist etwas geringere Zufriedenheitswerte auf als Männer, ebenso wie Personen mit niedrigerem Bildungsniveau im Gegensatz zu solchen mit höheren Bildungsabschlüssen und höherem sozio-ökonomischen Status. Dabei sind ältere Personen von fast allen Krankheitsgruppen stärker betroffen als jüngere Erwachsene. Trotz diesen Tatsachen bleibt jedoch die Einschätzung des Gesundheitszustands selbst bei wachsenden gesundheitlichen Problemen gleich. Ist auch bei den über 70-Jährigen aus medizinischer (d. h. objektiver) Perspektive ein Großteil als krank einzuschätzen (wenn auch nicht gleich lebensbedrohlich), ist dies aus der subjektiven Sicht der betroffenen Älteren selbst nicht zwangsläufig gleichbedeutend mit dem *Gefühl* des Krankseins. Häufig ziehen medizinisch diagnostizierte Erkrankungen wie z. B. Bluthochdruck oder Diabetes zwar Behandlungsbedarf im Sinne einer engmaschigen Arztkonsultation und/oder langfristiger Medikamenteneinnahme nach sich. Sie sind aber nicht unbedingt mit stärkeren subjektiven Beschwerden verbunden. Hinzu kommt, dass viele der körperlichen Erscheinungen im Sinne einer „Selbststereotypisierung" bezüglich des Alters von den Betroffenen als „normal" für ihr Alter bewertet werden.

Psychologisch betrachtet stellt dieses auch in anderen Lebensbereichen als *Zufriedenheitsparadoxon* beschriebene Phänomen jedoch keine Verkennung der „objektiv richtigen" Lebenssituation dar, sondern muss als mehr oder weniger aktiv-bewusste Bewältigungsstrategie im Umgang mit den erlebten gesundheitlichen Einschränkungen verstanden werden. Dieser Tatsache gilt es besonderes Augenmerk im Umgang mit älteren Patienten zu schenken, da Menschen, die ihren Gesundheitszustand subjektiv als schlecht einschätzen, einem deutlich erhöhten Sterblichkeitsrisiko ausgesetzt sind. Dies konnten zahlreiche internationale Studien zeigen (vgl. Schwarzer und Knoll 2001). Dieses erhöhte Sterberisiko lässt sich nicht durch die ärztlich diagnostizierten, objektiven Befunde oder durch soziodemografische und erfassungsspezifische Einflüsse erklären. Vielmehr scheinen die psychosoziale Lebenssituation und die subjektive Befindlichkeit des älteren Patienten hierbei eine wesentliche Bedeutung zuzukommen.

Ob nun eine medizinische Diagnose oder die Auseinandersetzung mit einer chronischen Krankheit, wie z. B. Funktionseinschränkungen bis hin zu erlebten Einbußen durch ein krankes Organ, zu einem zentralen Daseinsthema wird oder nicht, wie der betroffene Patient damit umzugehen lernt und ob trotz der erlebten Krankheitssymptome die bestmögliche Lebensqualität für ihn erreicht

werden kann, kann wesentlich durch ein vertrauensvolles Arzt-Patient-Verhältnis mitbestimmt werden. Hierfür sind eine aufmerksame Kommunikation und
eine entsprechende offene Gesprächshaltung des Behandlers von wesentlicher
Bedeutung. Im Folgenden sollen nun einige Kommunikationsmodelle erläutert
werden, die ein vertieftes Verständnis derjenigen Prozesse möglich machen, die
auf beiden Seiten der Kommunikation (Sprecher und Hörer, Arzt und Patient)
wesentlich sind und insbesondere in einem Gespräch mit älteren Patienten
Bedeutung haben können.

Merke:
*Nicht allein der objektive Gesundheitszustand, sondern dessen subjektive Ein-
schätzung ist bei älteren Patienten eine wesentliche Variable für Lebensqualität
und Sterberisiko.*

18.4 Modelle sozialer Kommunikation: Kommunikations-
fallen erkennen

Soziale Kommunikation, d. h. Kommunikation mit einem spezifischen Gegenüber, in einem spezifischen Kontext und möglicherweise noch mit einem
spezifischen Ziel, vollzieht sich normalerweise auf unterschiedlichen Ebenen:
der Sach- bzw. Inhaltsebene und einer Beziehungsebene. Auf der Sachebene
wird in der Arzt-Patient-Kommunikation sicherlich Professionalität im Sinne
fachlicher Kompetenz, objektive Informationsvermittlung sowie das Ausschal-
ten persönlicher Präferenzen erwartet. Die (Sach-)Aufgabe ist es, einen Befund
zu erheben, angemessene therapeutisch-pharmakologische Maßnahmen zu
bestimmen, diese umzusetzen und ihren Erfolg zu kontrollieren. Die Sachebene
bezieht sich dabei rein auf den (objektiven) Inhalt der ausgetauschten Informationen. Die eigentliche Botschaft des Gesprächs ist jedoch nicht immer auf
der Sachebene zu finden, sondern menschliche Kommunikation zeichnet sich
insbesondere dadurch aus, dass auch „zwischen den Zeilen" gelesen werden
kann und oft sogar muss. Die dort gegebenen Informationen, die dann eher auf
der Beziehungsebene verortet sind, rahmen die Art des Miteinanders während
des Informationsaustauschs. Da jeder Umgang zwischen zwei Menschen (im
privaten wie im beruflichen Umfeld) immer stark von unbewussten Gefühlen,
Fantasien, Ängsten und Erwartungen *beider* Gesprächspartner geprägt ist,
beeinflussen diese gerade auch die Beziehungsebene der Kommunikation. Das
bedeutet, dass sprachliche Aussagen nicht unbedingt ausschließlich wörtlich
gemeint sind oder auch so verstanden werden, sondern dass zusätzlich (bewusst
oder unbewusst) indirekte Information dabei mitschwingen bzw. herausgehört
werden kann. Ob dies vom Sprecher selbst ausgelöst wird oder auch durch
den Hörer in bestimmter Weise interpretiert wird, kann das Miteinander im
Gespräch zu einer Aneinanderreihung von Missverständnissen und unausgesprochenen Erwartungen und Wünschen machen, das in dem Gefühl, vom
jeweils anderen nicht ernst genommen oder verstanden zu werden, enden kann.

Merke:
Nicht nur der Sprechende selbst, sondern immer auch der Gesprächspartner mit samt seiner individuellen Eigenarten bestimmt die Art und Weise sowie die Muster, denen der Verlauf der Kommunikation folgt.

Alle Nachrichten können dabei grundsätzlich entweder explizit oder implizit ausgedrückt werden. Explizite Aussage können meist eindeutig auf der Sachebene eingeordnet werden. Komplizierter wird es allerdings, die impliziten Aussagen richtig zu verstehen. Friedemann Schulz von Thun (1989 und 2000) unterscheidet bezogen auf diese indirekte Kommunikation neben der Sachebene drei weitere Ebenen (s. **Abb. 18.1**).

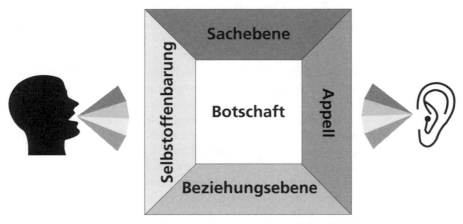

Abb. 18.1: Das Vier-Ohren-Modell (Schulz v. Thun, 1989, 2000)

Die Bedeutung dieses (allgemeinen) Kommunikationsmodells für das Arzt-Patient-Gespräch sei an einem Beispiel kurz erläutert:

Der Patient sagt: „Ich habe Schmerzen". Diese Botschaft kann nun ganz Unterschiedliches bedeuten, je nach dem auf welcher der vier kommunikativen Ebenen der Patient sich befindet:

- Auf der *Sachebene* handelt es sich in diesem Fall um die (sachliche), explizite, direkte Feststellung des körperlichen Zustands des Patienten.
- Auf der *Beziehungsebene* wird das Verhältnis zwischen Arzt und Patient aus Sicht des Patienten formuliert. Er teilt dem Arzt mit, dass er sich Hilfe von ihm erwartet, da die Arzt-Patient-Kommunikation durch eine Asymmetrie (Experte-Laie) zwischen den beiden Beteiligten gekennzeichnet ist. Mit dieser Aussage zeigt der Patient auch an, dass er diese ungleiche Beziehung akzeptiert. Eine explizite Aussage für diese Botschaft könnte sein: „Sie sind der Experte."

- Direkt damit in Verbindung steht die *Appell-Ebene*. Die Aussage des Patienten fordert eine Reaktion bzw. eine Handlung beim Empfänger, in diesem Fall beim Arzt. Hier wird auf der Appellebene die Erwartung an eine Hilfeleistung im Sinne von „hilf mir, meine Schmerzen zu lindern" vom Patienten an den Arzt gerichtet.
- Auf der Ebene der *Selbstoffenbarung* geht die Botschaft am weitesten über den eigentlich mitgeteilten Sachinhalt einer gegebenen Schmerzempfindung hinaus und liefert eine Aussage darüber, was möglicherweise noch zusätzlich oder sogar ganz besonders im Patienten vorgeht. Sie kann somit die eigentliche Information für die weitere Gestaltung der Beziehung und den Aufbau einer tragenden Vertrauensbeziehung zwischen Arzt und Patient enthalten. So könnte der Patient (implizit) mit dieser Aussage seine Hilflosigkeit oder auch seine Angst ausdrücken. Explizit könnte eine entsprechende Aussage lauten: „Ich habe Angst, dass es etwas Schlimmes ist!"

Die eigentliche Herausforderung für den behandelnden Arzt liegt nun darin, das richtige Gespür dafür zu entwickeln, auf welcher der genannten Gesprächsebenen der Patient sich an ihn wendet. Unglücklicherweise können nun aber auf Seiten des Arztes selbst einige Aspekte zu Kommunikationshindernissen und damit zu Verständnisbarrieren werden. Ist man sich dieser jedoch bewusst, so können sie mit wachsender Erfahrung erkannt werden und die Kommunikation, insbesondere mit älteren Patienten, die auch häufig dazu tendieren, die Verantwortung komplett an den Arzt abzugeben oder sich nicht trauen, Unklarheiten auszudrücken, ganz entscheidend verbessert werden.

Für das Verständnis dieser Hindernisse kann ein weiteres Modell der Kommunikation, diesmal aus dem Bereich der Sprachwissenschaften, zur Erklärung herangezogen werden.

Das Modell der *kommunikativen Anpassung* (Coupland et al. 1991; Fiehler 2009) beschreibt, wie Kommunikationspartner ihr Gesprächsverhalten an unterschiedliche Partner anpassen bzw. partnerorientiert modifizieren, um einerseits eine möglichst hohe Effizienz des Gesprächs, andererseits aber auch ein möglichst großes Maß an Verstehen und Verstanden werden zu erreichen. Beispielsweise sprechen wir alle mit unserem Lieblingsbäcker an der Ecke anders als mit dem Polizisten, der uns gerade einen Strafzettel an die Windschutzscheibe klemmt; wir wählen unsere Worte und Inhalte anders, wenn wir unserem Partner, unseren Kindern oder unseren Kollegen von unseren Erlebnissen des Tages erzählen. Auch bestimmt unser momentaner Gefühlszustand, wie weit bzw. wie gut wir uns auf eine Kommunikation mit einem Gegenüber einlassen können.

In dem Versuch, sich auf das Gegenüber möglichst gut einzustellen, werden dabei alle in der jeweiligen Situation verfügbaren Informationen über den Kommunikationspartner herangezogen. Im einfachsten Fall (v. a. wenn man das Gegenüber noch nicht kennt) sind es sichtbare, sofort erkennbare

Merkmale *sozialer Kategorien*[1] wie Geschlecht, Alter oder Berufszugehörigkeit (z. B. weißer Kittel, Uniform), die zur (unbewussten) Steuerung der Kommunikation beitragen. So ist die Tatsache, dass dem Arzt ein alter und kranker Mensch gegenübersitzt, eine wesentliche Information, die zu weiterführenden Assoziationen des jeweils subjektiven Bildes des Arztes über ältere Patienten im Allgemeinen und damit ihres (möglicherweise) zu erwartenden Denkens und Verhaltens führt.

Aus diesem (allgemeinen) Modell der kommunikativen Anpassung hat sich – speziell zur Beschreibung der Kommunikation mit älteren Menschen – das Modell der *kommunikativen Präjudizierung des Alters* entwickelt (Ryan und Kwong See 2003; vgl. **Abb. 18.2**). Es greift die besondere Form der Anpassung der Kommunikation auf, die auf der Grundlage vorurteilsbehafteter bzw. stereotyper Annahmen hinsichtlich altersbezogener Defizite und Inkompetenzen älterer Kommunikationspartner (entsprechend dem Defizitmodell des Alters, vgl. Lehr 2008) beruhen. Dies ist besonders bedeutsam, da gerade in medizinisch-pflegerischen Berufen die *negative* Erwartungshaltung älteren Menschen gegenüber besonders ausgeprägt ist, was vor allem mit der (berufsbedingten) täglichen Erfahrung mit alten, kranken und pflegebedürftigen Menschen im Zusammenhang steht. Entsprechend kann eine auf solchen einseitigen Annahmen bestehende kommunikative Anpassung zur vorurteilsgeleiteten Wahrnehmung auch im Sinne einer selbsterfüllenden Prophezeiung einen substanziellen Einfluss auf die Arzt-Patient-Kommunikation ausüben.

Solche defizitorientierten Vorannahmen (Präjudizen) unterstützen damit stereotypes Verhalten beim Gesprächspartner und wirken sich dadurch behindernd auf den Kommunikationsprozess aus. Eine effektive Kommunikation, über die ein *tragendes Vertrauensverhältnis* hergestellt werden könnte, wird damit (fast) unmöglich.

Der Zusammenhang ist einfach: Eine dem negativen Stereotyp des Alters entsprechende Erwartungshaltung (bezogen auf die Kompetenzen älterer Patienten) führt dazu, dass sich die Sprecher (in diesem Fall der Arzt) entsprechend verhalten bzw. kommunizieren. Eine typische Form dieses altersdiskriminierenden Sprechens ist die *patronisierende Kommunikation,* bei der z. B. „baby talk" (hohe Stimme, besonders einfache Satzkonstruktion, verniedlichende Ausdrücke, etc.) gebraucht wird, nicht direkt mit dem Gesprächspartner gesprochen wird, sondern mit einer dritten anwesenden Person, oder auch lauter gesprochen wird, weil automatisch davon ausgegangen wird, dass ältere Menschen schlecht hören (vgl. Ryan und Kwong See 2003; Maier 2003).

---

[1] Soziale Kategorie meint eine (meist unbewusste) Form der Wissensstrukturierung in einem sozialen Ordnungsgefüge (z. B. Gesellschaft). Ihre Folge ist ein Zuordnungsprozess von Personen bzw. Personengruppen gemäß (sozialen) Merkmalen wie z. B. Geschlecht, Alter oder Beruf. Sie kann als Eigenidentifizierung („ich bin Mutter") oder als Fremdkategorisierung („er ist Richter") erfolgen und ist assoziiert mit bestimmten Eigenschaften und Handlungserwartungen der jeweiligen sozialen Kategorie.

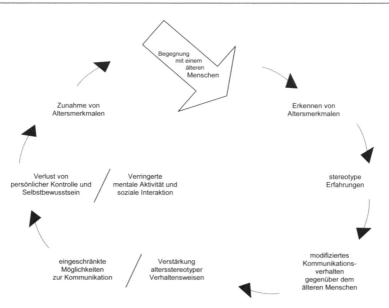

Abb. 18.2: Modell der kommunikativen Präjudizierung des Alters (Ryan und Kwong See, S. 61)

Allerdings können auch die älteren Menschen selbst zur Entstehung solcher Kommunikationsmuster beitragen, indem sie ihr Gesprächsverhalten, quasi im vorauseilenden Gehorsam, den vermuteten Erwartungen anpassen. Unabhängig von ihren eigentlichen (kognitiven) Kompetenzen greifen Sie dann z. B. auf einen reduzierten Wortschatz zurück, fragen nicht nach oder vermeiden den Blickkontakt. Eine solche mögliche Überanpassung kann zu einem Teufelskreis führen, der letztlich zur sprachlichen Entmündigung des Patienten und damit einer misslungenen Kommunikation führt.

Merke:
Gute Kommunikation mit älteren Menschen hängt in entscheidendem Maß davon ab, wie vorurteilsbehaftet diese von ihren Kommunikationspartner wahrgenommen werden.

Die hierfür notwendige kommunikative Grundhaltung auf Seiten des Arztes als Grundlage einer vertrauensbildenden Kommunikation sei im Folgenden noch etwas näher in den Blick genommen.

18.5 Vertrauensvolle Kommunikation mit älteren Patienten: Die Grundhaltung entscheidet

An dieser Stelle sei zunächst einmal ein Plädoyer für eine gewisse Leichtigkeit im Umgang mit diesen Kommunikationshindernissen ausgesprochen. Die sachliche Feststellung, dass diese vorurteilsbehaftete Kommunikation gerade mit älteren

Patienten eine durchaus häufig zu findende, wenn auch meist unbewusste Realität in der Arzt-Patient-Kommunikation darstellt, bedeutet noch lange nicht, dass es nicht möglich wäre, diese mit entsprechender Aufmerksamkeit und einem gewissen Maß an Übung mit der Zeit immer besser zu erkennen. Nur indem eine offene Kommunikation überhaupt zugelassen wird, ergibt sich die Chance, dass Missverständnisse aufgedeckt und möglicherweise bestehende Vorurteile ausgeräumt werden können. Es wird dabei nicht mit jedem Patienten einfach sein, dies jeweils herauszufinden, aber schon die Tatsache, dass man sich bei jedem neuen Patienten, jeder sich neu ergebenden Gesprächssituation auch hinsichtlich der eigenen Vorannahmen hinterfragt, bietet die Möglichkeit für die Weiterentwicklung des eigenen Kommunikationsverhaltens – auf das Ziel des gemeinsamen Verständnisses gerichtet.

Eine sowohl auf medizinischer als auch auf menschlicher Ebene erfolgreiche Zusammenarbeit mit dem Patienten im Sinne der Diagnosestellung und Therapieauswahl kann nur dann erfolgenden, wenn der Arzt die tatsächliche Befindlichkeit des Patienten *einfühlend versteht*. Deshalb ist es entscheidend, sich als Arzt immer wieder über die oben beschriebenen Zusammenhänge klar zu werden und eine *offene, möglichst vorurteilsfreie Grundhaltung* älteren Patienten gegenüber zu entwickeln. Nur so kann eine reflektierte, vertrauenstiftende Kommunikation stattfinden, in der es möglich wird, die verbalen sowie die nonverbalen Signale gerade älterer Patienten zu empfangen und richtig zu deuten. Es ist dabei sicherlich eine Herausforderung an die Menschenkenntnis und Sensibilität des Arztes, nicht nur die äußere oder rein körperliche, sondern gerade auch die innerliche Befindlichkeit des Patienten im Sinne einer ganzheitlich praktizierten Humanmedizin in den Blick zunehmen. Diese Grundhaltung ist Voraussetzung einer *partizipativen Entscheidungsfindung* (vgl. Bergelt und Härter 2010), die auf die Übereinstimmung beider Gesprächspartner bezüglich möglicher Therapiepläne zielt. Gelingt dies jedoch, so fühlt sich der Patient wahr- und erstgenommen, baut Vertrauen zum Arzt auf und ist in der Folge auch bereit, das vorgeschlagene Therapieverfahren mit hoher Compliance anzunehmen (vgl. auch Geisler 2002). Dies ist einerseits ökonomisch von Bedeutung (Ausgaben für verordnete, abgesetzte oder nicht eingenommene Medikamente), andererseits können durch Information und Beteiligung von Patienten die Behandlungsqualität erhöht und die Therapie-Effekte günstig beeinflusst werden. Die Bedeutung einer solchen Gesprächshaltung wird vielleicht durch ein tradiertes Zitat von Johann Kaspar Lavater, einem Schweizer Dichter (1741–1801) noch deutlicher:

„Findest Du einen Menschen, der ruhig ist, ohne Affektion, der mit der Gegenwart des Geistes, mit wahrer Teilnehmung, mit stillem Bedürfnis hören kann, der Dich nicht leicht unterbricht, der nicht zwei Fragen auf einmal tut, die Antwort auf eine gelassen abwartet und ganz auffasst, der nicht vorwärts-, nicht zurückgreift, dessen Blick Dich nicht geflissentlich fixiert und niederschlägt, dessen Blick dem Deinigen nicht geflissentlich ausweicht, der nicht in die Höhe und nicht in die Tiefe zielt, der in demselben Grade unnachlässig und angespannt ist, so denke, einen Schatz im Acker, eine Perle gefunden zu haben" (mamaku.de).

18.6 Praxishelfer für den täglichen Gebrauch

Zum Abschluss sollen hier noch einige Anregungen darstellt werden, die das Einnehmen einer solchen offenen und vorurteilsfreien Grundhaltung erleichtern und im Praxisalltag zum Aufbau der Erfahrung vertrauensbildender Kommunikation zwischen Arzt und älteren Patienten verhelfen können.

1. Empowerment:
Die Tatsache, dass mit dem Alter bei zunehmender Morbidität die subjektive Einschätzung der Lebensqualität und -zufriedenheit relativ stabil bleibt, gibt dem behandelnden Arzt die Möglichkeit, gerade dies zu nutzen, um einerseits die notwendige Vertrauensbasis aufzubauen und andererseits den Patienten in seiner Selbständigkeit und seinen verbliebenen Kompetenzen zu fördern und so die Rekonvaleszenz zu verbessern. Konkret bedeutet dies, sich im Arzt-Patient-Gespräch nicht länger als nötig an der Aufzählung und Erläuterung der Diagnose, der Laborwerte oder der Nebenwirkungen aufzuhalten, sondern das Gespräch vielmehr dazu zu nutzen, dem Patienten die eigenen Kompetenzen aufzuzeigen, diese anzuerkennen und ihm so zu einer optimistisch-angemessenen Beurteilung seiner Gesamtsituation zu verhelfen. Eine solche Haltung und Ausrichtung der Gesprächsinhalte zeigt dem Patienten, dass er Anerkennung und Bestätigung findet (und das in einer sonst asymmetrisch-umgekehrten Gesprächssituation!). Dies fördert sein Selbstbewusstsein und seinen Willen, gesund zu werden.

Beispiel
Eine 77-jährige Frau wurde nach einem operierten Oberschenkelhalsbruch mit 3 Wochen Akutkrankenhausaufenthalt und nach vier Wochen Rehabilitation sehr deprimiert in ein Pflegeheim verlegt. Ihre emotionale Lage war jedoch nicht nur der Tatsache zu schulden, dass ihr Zustand es nicht zuließ, dass sie nach Hause konnte, sondern wurde auch zusätzlich von der Sorge um ihren zu Hause nun „hilflos" lebenden Ehemann getragen. Anstatt nun sie davon zu überzeugen, dass sie diese Lebenssituation eben akzeptieren müsse, erklärte ihr der Hausarzt, dass er eine Entlassung nach Hause befürworte, sobald sich ihr körperlicher Zustand so weit bessere, dass sie sich selbstständig in ihrem Haushalt bewegen und den unterstützenden Gebrauch einer Gehhilfe erlernt habe. Nach zwei Monaten zog sie wieder bei Ihrem Ehemann ein.

Diese Form der Gesprächführung mit bzw. -haltung gegenüber dem älteren Patienten wird mit *Empowerment* bezeichnet. Empowerment meint die Stärkung von Autonomie, Selbstbestimmung und Förderung von Selbstbefähigung. Ziel ist es, einer resignativen Haltung älterer Patienten entgegenzuwirken, indem sie auf ihre – trotz der Erkrankung – gegebenen Ressourcen, verbliebenen Handlungs- und Durchsetzungsmöglichkeiten und -fähigkeiten aufmerksam gemacht werden. Empowerment im Umfeld der ärztlichen Beratung steht dabei für einen Prozess, in dem die Patienten ihre Gesundheit bzw. ihre Lebensgestaltung *trotz* Erkrankung selbst in die Hand nehmen, sich dabei ihrer eigenen

Fähigkeiten bewusst werden, eigene Kräfte entwickeln und vorhandene soziale oder professionelle Ressourcen nutzen. Leitperspektive ist dabei immer die selbstbestimmte Bewältigung und Gestaltung des eigenen Lebens.

Wie?

- Befund und Diagnose sind zwar wichtige Inhalte des Arzt-Patient-Gesprächs aber *nur ein Teil* der gesamten Lebenssituation des Patienten.
- Versuchen Sie *Ressourcen und eigenständige Handlungsmöglichkeiten* zu eruieren und diese in den Mittelpunkt des Gesprächs zu stellen.
- *Bestärken* Sie den Patienten in seinen Möglichkeiten der selbstbestimmten Lebensgestaltung auch mit der Erkrankung bzw. Einschränkung seiner Gesundheit.

2. Die Gesprächstechnik des „Spiegelns":
Eine Grundvoraussetzung für diese Gesprächstechnik ist das *aktive Zuhören*. Das bedeutet, sich auf den Gesprächspartner einzulassen und mit Empathie wohlwollend zuzuhören. Es geht darum, den Gesprächspartner *wirklich* zu verstehen, egal ob man selbst seine Ausführungen teilt oder nicht. Wer eine solche Haltung einnimmt, vermittelt seinem Gesprächspartner Wertschätzung, die Vertrauen und ein für beide Seiten gewinnbringendes Gespräch fördert. Das Prinzip des Spiegelns beruht darauf, dass der Arzt durch *Wiederholung des Gesagten in seinen eigenen* Worten kurz dem Patienten gegenüber (sprachlich) wiedergibt, was er gehört und verstanden hat bzw. glaubt (gerade auch zwischen den Zeilen) verstanden zu haben.

Beispiel 1:
> *Patient: „Die letzte Nacht mit diesen Erstickungsanfällen, Herr Doktor, diesen Horror, den möchte ich nicht wieder erleben."*
> *Arzt: „Die letzte Nacht, das war schlimm und beängstigend für Sie."*

Beispiel 2:
Ein Patient nach mehrfacher Chemotherapie sagt: *„Ich weiß nicht, ob ich das schaffen kann."*
> *Arzt: „Sie haben Angst, es könnte Ihnen über den Kopf wachsen?"*

Der wesentliche Effekt der Spiegeltechnik liegt darin, dass sie die Selbstexploration des Patienten fördert und ihm dazu verhilft, mehr Klarheit über seine Erlebniswelt, seine Gefühle, Bedürfnisse und Ziele zu gewinnen. Durch eine solche Gesprächsführungstechnik wird für beide Gesprächspartner sichergestellt, dass alle Informationen richtig und vollständig verstanden wurden. Es gibt sowohl dem Arzt als auch dem Patienten eine Rückmeldung, die (bei Bedarf) korrigiert werden kann. Beide Kommunikationspartner sprechen somit von der gleichen „Sache". Dies schafft das Gefühl des Verstandenwerdens auf der Seite des Patienten, denn das Spiegeln/Paraphrasieren zeigt dem Gegenüber, dass ihm wirklich mit Interesse (aktiv) zugehört wurde. Formulierungen wie

„Ich frage mich, was das für Sie bedeutet", *„Es beschäftigt mich, was da in Ihnen vorgeht"*, oder *„Sie haben das Gefühl, dass ..."*, *„Sie wünschen sich, dass ..."* können dem gegenseitigen Verstehen helfen.

Dem Arzt gibt dieses Vorgehen die Sicherheit, sein Verstehen zu signalisieren und in Worte zu fassen, ohne jedoch gleich in die Gefahr des Interpretierens zu geraten. Zudem erhält er so eine gute, auf echtem Verständnis beruhende Basis für einen adäquaten, individuellen patientenorientierten Therapievorschlag. Ist sich der Arzt unsicher im Verstehen der Schilderungen des Patienten, so kann er dies ebenfalls mit Formulierungen wie *„Hab ich Sie jetzt damit richtig verstanden..."*, *„Gerne würde ich Sie diesbezüglich noch etwas besser verstehen"* oder auch *„Mögen Sie mir das vielleicht noch etwas genauer schildern?"* vom Patienten erfragen.

Wie?

- *Blickkontakt* fördert das aktive Zuhören (wenig hilfreich ist es während der Anamnese nur den Computerbildschirm anzuschauen).
- Wenden Sie sich ihrem Patienten auch mit Ihrer *Körperhaltung* voll zu.
- Geben Sie dem Patienten durch *nonverbale Zeichen* Hinweise auf Ihre aktive Zugewandtheit (z. B. Kopfnicken, „mhm" etc.).
- Sprechen Sie immer zuerst mit dem Patienten *direkt* bevor Sie mögliche Begleitpersonen mit einbeziehen.
- In kritischen Behandlungssituationen (z. B. vor einem operativen Eingriff) kann die Kombination von *zugewandter Körperhaltung, Blickkontakt und evtl. auch einer Berührung* sehr hilfreich sein und Angst reduzieren.

Schluss: Soviel Zeit muss sein!

Zuletzt sei hier noch ein von Patientenseite häufig beklagter und von Arztseite ebenso häufig als Erklärung angeführter Punkt benannt, wenn es um Missverständnisse und nicht zufriedenstellende Kommunikation geht: der Zeitdruck (aus ökonomischen Gründen). (Gesprächs-)Zeit beim Patienten möglichst knapp zu halten, um die anderen alle im Wartezimmer möglichst schnell „bedienen" zu können, bringt zwar hohe Fallzahlen (ein wichtiger ökonomischer Faktor vor allem bei niedergelassenen Ärzten), allerdings sind damit auch negative Effekte auf die Behandlungsqualität verbunden. So äußert sich die geringere Intensität der Kommunikation nachweislich in einer mangelhaften Qualität der Behandlung (Geisler 2004). Dabei sind Ärzte aller Fachrichtungen im Normalfall durchaus bereit, den hohen Stellenwert eines qualifizierten Arzt-Patient-Gesprächs anzuerkennen. Die Klage über den budget-bedingten Zeitmangel im ärztlichen Alltag ist dabei allerdings das häufigste „Ja, aber". Mit Blick auf den wahrgenommen Zeitdruck greifen die Ärzte (und das ist ein durchaus menschliches Phänomen der Ökonomisierung des Handelns) zu einer – aus ihrer Sicht – Vereinfachung des Gesprächsablaufs und nutzen wohlbekannte Schemata. Dies bedeutet, dass sie sich „der Einfachheit halber" auf die medizinisch genau definierten Symptome, Diagnosen und der lege artis zu empfehlenden therapeutischen Möglichkeiten konzentrieren. Vor dem Hintergrund der zum Thema Empowerment ausgeführten Überlegungen ist dieser (vermeintlich) kostensparende Effekt nur für die – dann kurze – Dauer des Gesprächs gültig, aber mittel- und langfristig für die Patientenmotivation sogar kontraproduktiv. Es gilt mittlerweile als erwiesen, dass sich eine ausreichende Zeitinvestition, vor allem im Erstgespräch, durchaus „rechnet" (gerade auch ökonomisch betrachtet) und in der Essenz zeitsparend, zumindest aber zeitneutral ist. Eine patienten- bzw. bedürfnisgerechtere und damit gezieltere Behandlung wird dadurch möglich, wodurch zusätzliche notwendige (dann weniger einträgliche und das Budget belastende) Kurzkonsultationen entfallen, da diagnostische und therapeutische Umwege und Sackgassen vermieden werden können.

Merke:
Zeitliches Investment beim Erstgespräch zahlt sich aus – und spricht sich herum.

Zusammenfassend sei gesagt, dass eine partnerschaftliche, vorbehaltlose Kommunikation im Arzt-Patient-Gespräch zwar als sogenannte „soft skill" zählen mag, über den medizinischen Therapieerfolg entscheiden sie aber in ganz wesentlichem Maße mit. Kommunikation ist somit eine „Investition", die sich insbesondere bei älteren Patienten sowohl für sie als auch für den behandelnden Arzt lohnt.

Literatur

Baltes MM (1996) Produktives Leben im Alter: Die vielen Gesichter des Alters In: Baltes MM, Montada L (Hrsg.) Produktives Leben im Alter. Frankfurt: Campus, S. 393–408.

Baltes PB, Baltes MM (1990). Psychological perspectives on successful aging: The model of selective optimization with compensation. In: Baltes PB, Baltes MM (Eds.) (1990) Successful Aging: Perspectives from the Behavioral Sciences. New York: Cambridge University Press: S. 1–33.

Bergelt C, Härter M (2010) Partizipative Entscheidungsfindung. Shared Decision Making: Der Patient als Partner. Best Practice Onkologie, 5: 49–55.

Bundesministerium für Familie, Senioren, Frauen und Jugend (2010) Deutscher Alterssurvey: Die zweite Lebenshälfte (DEAS). Deutsches Zentrum für Altersfragen Berlin (http://www.bmfsfj.de/BMFSFJ/aeltere-menschen,did=129486.html, Zugriff am 07.03.2011).

Coupland N, Coupland J, Giles H (1991) Language, society and the elderly: Discourse, identity and ageing. Oxford: Cambridge Mass.

Fiehler R (2009) Die Generationen im Gespräch? Kommunikative Zugänglichkeit im Alter. In: Antos G, Beetz M, Dyck J, Neuber W, Oesterreich P, Uedin G (Hrsg.) Rhetorik und Verständlichkeit. Rhetorik Jahrbuch. Berlin: deGruyter: S. 34–45.

Fiehler R (2003) Modelle zur Beschreibung und Erklärung altersspezifischer Kommunikation. In: Fiehler R, Thimm C (Hrsg.) Sprache im Alter. Radolfzell: Verlag für Gesprächsforschung: S. 38–56.

Fiehler R (1997) Kommunikation im Alter und ihre sprachwissenschaftliche Analyse. Gibt es einen Kommunikationsstil des Alters? In: Selting M, Sandig V (Hrsg.) Sprech- und Gesprächsstile. Berlin/New York: de Cruyter: S. 345–370.

Geisler L (2004) Das Arzt Patienten Gespräch als Instrument der Qualitätssicherung. Vortrag vom 26. Juni 2004 anlässlich des 2. Kongresses „Qualitätssicherung in ärztlicher Hand zum Wohle der Patienten" in Düsseldorf.

Geisler L (2002) Arzt und Patient – Begegnung im Gespräch. Frankfurt/Main: pmi AG Verlag.

Kuhlmey A (2006) Gesund Altern – Geht das? In: GGW 1, 6 JG.: 10: 1–14.

Lalouschek J (2002) Ärztliche Gesprächsausbildung. Radolfzell: Verlag für Gesprächsforschung.

Lehr U (2000) Psychologie des Alterns. 9. Aufl. Heidelberg: Quelle & Meyer.

Maier S (2003). Der Einfluss von Altersstereotypen auf sprachliche Instruktionen. In: Fiehler R, Thimm C (Hrsg.) Sprache im Alter. Radolfzell: Verlag für Gesprächsforschung: S. 195–213.

Ryan E, Giles H, Bartolucci G, Henwood K (1986). Psycholinguistic and social psychological components of communication by and with the eldery. Language and communication 6: 1–24.

Ryan E, Kwong See S T (2003). Sprache, Kommunikation und Altern. In: Fiehler R, Thimm C (Hrsg.) Sprache im Alter. Radolfzell: Verlag für Gesprächsforschung: S. 57–71.

Schulz von Thun (1989) Miteinander reden 2, Stile, Werte und Persönlichkeitsentwicklung. Reinbek bei Hamburg: Rowohlt Taschenbuchverlag.

Schwarzer R, Knoll N (2001) Personale Ressourcen im Alter. In: Deutsches Zentrum für Altersfragen (Hrsg.) Expertisen zum Dritten Altersbericht der Bundesregierung (Bd. 1). Opladen: Leske & Budrich: 11–94.

Weber W (2006) Wege zum helfenden Gespräch. München: Reinhardt.

19 Kommunikation mit Angehörigen.
Aufklären – hinhören – mitfühlen

Claudia Sciborski

19.1 Wer ist der Angehörige?

Angehörige sind Personen, die in einem engen familiären oder persönlichen Verhältnis zueinander stehen. Dies sind in erster Linie Ehegatten und Verwandte wie die Kinder, Schwiegerkinder, Geschwister, Nichten, Neffen, Schwager, Schwägerin, Tante, Onkel. Laut Herkunftswörterbuch ist der „Angehörige" seit dem 18. Jahrhundert der „Verwandte" (Duden, Bd. 7). Der Begriff bezeichnet heute aber auch Personen, die ohne verwandtschaftliches Verhältnis zum Leben der betreffenden Person gehören. Dies kann bspw. der unverheiratete Lebenspartner sein. Angehörige kann daher solche Personen bezeichnen, die in einer vertrauten, häufig auch verpflichtenden nahen Beziehung zum Patienten stehen. Diese können demnach die oben erwähnten Familienangehörigen, aber auch Freunde und Lebensgefährten sein. Angehörige werden in diesem Kapitel als wichtige Bezugspersonen für den chirurgischen Patienten verstanden.

Die Bezeichnung „pflegende Angehörige" beschreibt Personen, die die Versorgung von pflegebedürftigen Menschen übernehmen. Dies sind nicht nur Personen aus der Familie, sondern ebenso Freunde, Bekannte, Nachbarn und andere, die an der Pflege eines pflegebedürftigen Menschen beteiligt sind.

19.2 Was können und dürfen Angehörige wissen?

Grundsätzlich darf der Gesundheitszustand des Patienten Angehörigen nicht mitgeteilt werden. Der Patient kann jedoch den Arzt ermächtigen, anderen Personen Auskunft über seinen Gesundheitszustand zu geben. Die benannten Personen können dann von dem Arzt Auskunft über den Gesundheitszustand des Patienten verlangen (Bundesministerium für Gesundheit 2007, S. 13 ff).

Wenn der Patient also vor einem chirurgischen Eingriff dem Arzt erklärt, dass er einen für ihn vertrauensvollen und wichtigen Angehörigen mit einbeziehen darf, oder wenn dies zu vermuten ist, können Angehörige über die Diagnose, den Befund und das Ergebnis des chirurgischen Eingriffs aufgeklärt werden.

Jeder invasive Eingriff stellt nicht nur für den Patienten, sondern auch für seinen Angehörigen eine Ausnahmesituation dar. Unsicherheit und Angst sind Gefühle, die beide erleben, denn chirurgische Eingriffe sind in der Regel selten und nicht alltägliche Eingriffe im Leben eines Menschen, die weitreichende Konsequenzen haben können.

Alle medizinischen Maßnahmen können nur dann durchgeführt werden, wenn der Patient eine wirksame Einwilligung gegeben hat. Eine Einwilligung ist dann wirksam, wenn der Patient rechtzeitig vor der Behandlung entsprechend aufgeklärt wurde bzw. ausdrücklich darauf verzichtet hat. Ebenso bedeutet wirksame Einwilligung, dass der Patient die nötige Einsichtsfähigkeit besitzt. Verfügt ein Patient darüber nicht, muss der gesetzliche Vertreter bzw. ein bestellter Betreuer der Behandlung unter Beachtung des mutmaßlichen Willens des Patienten zustimmen.

Ist ein Patient nicht ansprechbar, reicht bei lebens- und gesundheitserhaltenden Notfallbehandlungen seine mutmaßliche Einwilligung aus. Dieser mutmaßliche Wille des Patienten wird durch Auskünfte naher Angehöriger oder enger Freunde ermittelt. Für die Ermittlung sind frühere schriftliche oder mündliche Äußerungen des Patienten und seine bisher erkennbaren persönlichen Wertvorstellungen zu berücksichtigen. Das Gespräch und die Befragung von Ehepartnern oder Lebenspartnern, Angehörigen, Freunden oder anderen nahestehenden Personen zur Feststellung des mutmaßlichen Patientenwillens nehmen hierbei eine ganz wesentliche Rolle ein. Für die Erkundung des mutmaßlichen Willens ist eine Patientenverfügung sehr hilfreich. Ebenso können in einer Patientenverfügung Vertrauenspersonen benannt werden, die Auskunft vom Arzt erhalten dürfen und ihn somit von seiner Schweigepflicht entbinden. Der aufklärende Arzt muss nicht zwingend der behandelnde Arzt sein, dennoch trägt die Haftung für eine mangelnde Aufklärung immer der behandelnde Arzt (Bundesministerium für Gesundheit 2007, S. 8 ff).

Vor einer Operation muss somit eine schriftliche Einverständniserklärung des Patienten eingeholt werden. Rechtsgültig ist diese nur dann, wenn ein Beratungsgespräch vorausgegangen ist, in welchem zudem bestimmte Punkte angesprochen wurden, die zur Aufklärungspflicht des Arztes gehören. Folgende Inhalte sollen in einem Aufklärungsgespräch behandelt werden:

- Art und Umfang des Eingriffs
- Allgemeine und spezifische OP-Risiken
- Eventuelle Zusatzeingriffe
- Eventuell notwendige Implantation von Fremdgewebe
- Eventuelle Risikoerhöhung durch bestehende individuelle Risiken
- Nachbehandlung

Dabei muss der aufklärende Arzt den Bildungsstand, das Informationsbedürfnis und den Beruf des Patienten mit berücksichtigen, damit seine Aufklärung für den Patienten verständlich ist. Ebenso muss dieses Aufklärungsgespräch schriftlich festgehalten werden. Der Patient kann Fragen stellen, auf die der Arzt wahrheitsgemäß, vollständig und verständlich antworten muss (Schäffler et al. 2000, S. 332 ff). Wenn nun der Angehörige in die Aufklärung miteinbezogen wird, gelten diese Aspekte auch bei den Gesprächen mit ihm.

Das Aufklärungsgespräch muss für Angehörige und Patienten verständlich sein, das bedeutet die Sprache ist einfach, kurz, anschaulich, gegliedert und verwendet dem Angehörigen und Patienten bekannte Worte. Einfachheit bedeutet hier „Fachchinesisch" zu vermeiden. Kurze Sätze sind leichter zu verstehen als zu lange. Die Anschaulichkeit kann durch Bilder unterstützt werden.

19.3   Vertrauensvolle Beziehung

Nicht nur eine vertrauensvolle Verständigung zwischen Arzt und Patient ist eine Voraussetzung für den Erfolg der Behandlung, sondern auch die zwischen Arzt und Angehörigem, wenn dieser mit in die Aufklärung mit einbezogen wird. Der Angehörige hat emotionalen Einfluss auf den Patienten. Angehörige als vertraute Gesprächs- und Entscheidungspartner der Patienten nehmen Einfluss auf den Entscheidungsprozess der Behandlung. Der Patient ist verständlicherweise vor dem chirurgischen Eingriff aufgeregt und nervös. Diese starken Emotionen können dazu führen, dass er nur sehr selektiv wahrnimmt. Die Informationen, die er im Aufklärungsgespräch erhält, kann er nicht so schnell aufnehmen. Hier kann es für alle Beteiligten von Vorteil sein, wenn ein Angehöriger beim Aufklärungsgespräch anwesend ist, da dieser sich möglicherweise intensiver auf den vermittelten Inhalts- und Informationsgehalt konzentrieren kann. Dadurch kann er sich die sachlichen Erklärungen u. U. besser und präziser merken als der Patient selbst. Obwohl der Angehörige ja nicht operiert wird, befallen ihn dennoch Gefühle der Angst und Unsicherheit, diese haben aber eine andere Qualität als die des Betroffenen selbst. Der Angehörige hat eine andere Distanz zu den Inhalten des Aufklärungsgesprächs. Somit könnte er in einem Nachgespräch mit dem zu operierenden Patienten als „Übersetzer" oder „Gedächtnis" für diesen fungieren. Der Patient hat dann die Möglichkeit, mit seinem Angehörigen noch einmal in Ruhe die Behandlungsschritte durchzusprechen. Dies könnte beruhigend auf ihn wirken.

Die Gespräche mit dem Patienten und den Angehörigen sind beeinflusst von dem Grundgefühl der Angst. Diese Angst bezieht sich häufig auf folgende Aspekte: Erhalt der Gesundheit, Gelingen des Eingriffs, Zukunftsängste, Veränderungen im Leben nach der Operation.

Angst ist ein lebenswichtiges Gefühl und sie gehört zum Menschsein. Sie schärft die Sinne, vor allem dann, wenn reale Gefahren angezeigt sind. Wer versucht, gegen die Angst anzukämpfen, sie zu verdrängen, steigert die Angst. Angst kann man einem anderen nicht ausreden oder nehmen, sie kann aber mitgetragen und zugelassen werden. Ihr kann Raum gegeben werden, indem der Patient oder der Angehörige dazu aufgefordert werden, über ihre jeweiligen Befürchtungen und Ängste zu sprechen.

Angstfreiheit gibt es nicht. Angst tritt immer dort auf, wo wir uns in einer Situation befinden, der wir uns nicht gewachsen fühlen oder die neu, unbekannt für uns ist. Im Gespräch kann ein Arzt dem Patienten und Angehörigen zeigen, dass er ihre Angst versteht, dass er sie zulässt, indem er eine offene Frage stellt: „Welche Sorgen beschäftigen Sie, wenn Sie an die bevorstehende Operation denken?"

Wird die Angst unterdrückt oder bleibt sie unausgesprochen, bleibt sie bei Patienten und Angehörigen, die dann weiter von den Zweifeln, Unsicherheiten und Befürchtungen gequält werden.

Gesundheit wird wesentlich durch interaktionsintensive Leistungen positiv beeinflusst. Damit sind Tätigkeiten gemeint, bei denen der ganze Mensch im

Zentrum medizinischer Aufmerksamkeit steht, seine kognitiven, emotionalen und somatischen Bedürfnisse gleichwertig berücksichtigt werden, ihm Beratung, Information, Aufklärung, Unterrichtung über seine Krankheit zuteil wird. Diesen Imperativ setzen Badura und Feuerstein (1994) ganz stark, wobei sie die Arbeit im Krankenhaus in technik- und interaktionsintensive Tätigkeit teilen und für Technik *plus* Interaktion plädieren, denn auch technikintensive Leistungen werden oft nur möglich und sind von dauerhaftem Erfolg, wenn sie durch interaktionsintensive Leistungen vorbereitet, begleitet und nachbereitet werden (Badura und Feuerstein 1994). Wie kann sich ein chirurgischer Arzt diese interaktionsintensive Leistung vorstellen? Hilfreich können ihm die Kenntnisse aus der humanistischen, klientenzentrierten Gesprächstheorie sein.

19.3.1 Humanistische, klientenzentrierte Aspekte der Kommunikation

Humanitas (lat. = Menschlichkeit) hieß schon bei dem römischen Politiker, Philosophen und Redner Marcus Tullius Cicero (106–43 v. Chr.) eine mit Milde und Menschlichkeit gepaarte ethisch-kulturelle Höchstentfaltung aller menschlichen Kräfte. Sie drückt sich in der Sprache aus. Nur die Sprache erlaubt es, mit anderen menschlich umzugehen.

Im Folgenden soll in besonderer Weise der klientenzentrierte Ansatz der Beratung nach Carl Rogers vorgestellt werden, der zu den am meisten angewandten humanistischen Therapieansätzen gezählt wird.

Carl R. Rogers entwickelte in den 1940er-Jahren die nicht-direktive Beratung und im Weiteren die klientenzentrierte Therapie.

Dieser Beratungsansatz ist gekennzeichnet durch Permissivität bzw. Nichtdirektivität. Sie ist frei von jeder Form von Dirigismus und ist stattdessen von Wärme, Anteilnahme und Akzeptanz als Grundhaltungen getragen. Dies setzt also einen guten menschlichen Kontakt zwischen den Gesprächspartnern voraus. In einem solchen Klima fühlen sich Angehörige und Patienten gestärkt, sicherer und angstfreier.

Rogers nennt drei Aspekte, die er „Basisvariablen" nennt, und welche Grundbedingungen für eine erfolgreiche klientenzentrierte Beratung sind:

1. positive Wertschätzung und emotionale Wärme (Akzeptanz),
2. Echtheit (Kongruenz),
3. einfühlendes Verstehen (Empathie).

Nach Rogers fördern diese Grundhaltungen des Beraters und sein Beziehungsangebot Veränderungen beim Ratsuchenden. Berater und Klient sollen sich als Partner begegnen – wenn auch mit unterschiedlichen Anliegen. In dieser Begegnung sollte der Klient erfahren, dass der Berater ihn bei der Erforschung seines Selbst verständnisvoll begleitet, ihn durch seine Haltung ermutigt, nicht bewertet und in seinen Problemen akzeptiert, ohne ihm die Verantwortung für sich abzunehmen. Hier nun einige Erläuterungen für ein besseres Verständnis der drei Basisvariablen:

1. Positive Wertschätzung und emotionale Wärme (Akzeptanz)
   Synonym: Respekt, Achtung, bedingungslose Annahme des Klienten. Die Wertschätzung und emotionale Wärme baut beim Klienten Ängste ab, abgelehnt oder kritisiert zu werden. Diese Anteilnahme und Wertschätzung soll ein Klima der Veränderung fördern. Gleichzeitig bedeutet diese bedingungslose Annahme des Klienten keineswegs, dass seine Handlungen gebilligt und seine Einstellungen geteilt werden müssen. Vielmehr ist eine tiefe Achtung vor menschlichem Leben und seiner Vielfalt gemeint (Kriz 2001, S. 178 ff).
2. Echtheit (Kongruenz)
   Synonym: (Selbst-)Kongruenz, Aufrichtigkeit, „ohne-Fassade-sein"
   Kongruenz könnte man auch mit Unverfälschtheit und Übereinstimmung mit sich selbst übersetzen.
   Diese Haltung setzt beim Berater eine reife, gesunde Persönlichkeit voraus, die sich nicht hinter Fassaden, Floskeln und Rollen versteckt. Es geht um Wahrhaftigkeit. Echt ist jemand, wenn seine Worte mit der Mimik und Gestik übereinstimmen. Echtheit des Beraters soll Vertrauen auf Seiten des Klienten schaffen (ebd., S. 179).
3. Einfühlendes Verstehen
   Synonym: Empathie. Dies ist die Fähigkeit, die Gefühle einer anderen Person genau wahrzunehmen und ihr dieses Verstehen auch mitzuteilen. Es geht hier nicht um Mitleid, sondern um Mitgefühl.
   Das Einfühlungsvermögen stellt die eigentliche Grundlage des Helfens und Beratens dar. Empathie kann in zwei Ebenen unterteilt werden: Auf der ersten antwortet der Berater auf das Gesagte und „spiegelt" es wider: Er vermittelt, was er verstanden hat. Er zeigt dem Klienten, dass er ihn gehört hat. Auf das zu antworten, was ausgesprochen wurde, ist der erste wichtige Schritt beim klientenzentrierten Beraten. Wenn genügend Informationen ausgetauscht sind, sollte der Berater auf die zweite Ebene wechseln: auf die fortgeschrittene, sorgfältige und zielgerichtete Empathie. Hier geht es weniger um das Spiegeln von Wörtern als um das Spiegeln von Gefühlen, von Verhaltensweisen und unterschwelligen Absichten.
   Diese zweite, tiefere Ebene der Empathie nimmt auch die unausgesprochenen Gefühle oder Überlegungen auf (Tschudin 1990, S. 43 ff).

Diese Basisvariablen sind als eine innere Grundhaltung, als ein Menschenbild zu verstehen, das der beratende Arzt verinnerlichen muss, wenn er ein Klima des Vertrauens, des Verstehens, der Akzeptanz und der echten Empathie sowohl Patienten als auch Angehörigen vermitteln möchte.

19.3.2 Gesprächstechniken

Wie könnte der Arzt nun in Gesprächen mit Angehörigen und Patienten sprechen, wenn er diese Basisvariablen umsetzen möchte?

Hierfür werden im Folgenden einige Gesprächstechniken erläutert. Die
wichtigste ist aktives Zuhören. Ebenso gibt es einige ebenfalls bedeutsame
spezielle Techniken, wie bspw. Paraphrasieren oder Spiegeln, Reflektieren von
Gefühlen, Ansprechen nonverbalen Verhaltens sowie der Einsatz von Schweigen
und Gesprächspausen.

19.3.2.1 Aktives Zuhören

Nachdem der Patient und Angehörige aufgeklärt wurden, sollte der Arzt seine
Gesprächspartner zu Worte kommen lassen, indem er sie auffordert, Unklarheiten und Fragen zu äußern. Dabei sollte er aufmerksam und aktiv zuhören.
Gute Gesprächsführung fängt vor allem beim guten Zuhören an. Das bedeutet
vor allem:

- Der Zuhörer hält sich mit Sprechen zurück,
- er bestätigt mimisch und mit kurzen Äußerungen, dass er den Patienten
  bzw. Angehörigen versteht und
- ermuntert ihn, fortzufahren.

Der Zuhörer spricht nur, um dem Gesprächspartner zu zeigen, dass er ihn
verstanden hat, um die Aussagen des Gesprächspartners in eigenen Worten
zu wiederholen und um bei Unklarheiten nachzufragen. Wenn der Zuhörer
etwas nicht versteht, fragt er ehrlich nach; dazu greift er bereits verstandene
Teilaussagen auf und lässt sich den noch unklaren Sachverhalt erläutern. So
sagt er bspw. nie: „ich verstehe Sie überhaupt nicht", sondern geht auf den
Teil der Aussage ein, den er verstanden hat. Ebenso kann der Zuhörer seinen
Gesprächspartner mit einigen Fragen dazu bringen, weiter über seine Sache
bzw. ein Problem nachzudenken. Offene Fragen wirken oft als Denkanstoß;
Warum-Fragen führen zu Rechtfertigungen, deshalb sollten diese nur sparsam
gestellt werden. Laut Geisler (2002, S. 52) sind vier Voraussetzungen für das
aktive Zuhören zu erfüllen:

a) Interesse,
b) Bereitschaft zuzuhören,
c) Fähigkeit zuzuhören,
d) völlig präsent sein.

Wenn der Angehörige bzw. der Patient erfahren, dass ihnen interessiert und
aufmerksam zugehört wird, ist der Grundstein für eine professionelle Arzt-
Patient-Angehörigen-Beziehung gelegt. Eine Untersuchung zur Patientenzufriedenheit ergab, dass das Kriterium „Freundlichkeit und Zuwendung" mit 77 %

an oberster Stelle stehen, danach folgt das Kriterium „moderne und technisch hochwertige Ausstattung" (Balke et al. 2008, zitiert in Elzer 2009, S. 185).

19.3.2.2 Spezielle Techniken

- *Paraphrasieren oder Spiegeln*: Damit ist eine Umschreibung des Gesagten gemeint bzw. die Wiederholung der wichtigsten Gedanken und Gefühle der vorangegangenen Äußerungen. Dabei handelt es sich nicht um ein papageienhaftes Nachsprechen, sondern um das Geben von Feedback. Es bedeutet, dass der Patient in einen verbalen Spiegel schaut und nur sich sieht und nicht jemanden anderen.
- *Reflektieren von Gefühlen*: Dies ist die paraphrasierende Antwort auf ein Gefühl, das der Klient entweder verbal oder nonverbal mitgeteilt hat. Gerade bei der Durchführung von chirurgischen Eingriffen erleben Patienten und Angehörige in der Regel Gefühle der Angst, Hilflosigkeit und Unsicherheit. Das Ansprechen von emotionalen Inhalten hat einen sogenannten „kathartischen" (reinigenden, läuternden) Effekt.
- *Ansprechen nonverbalen Verhaltens*: Hier werden nonverbale Mitteilungen des Klienten vom Arzt verbalisiert. Die Körpersprache (Mimik, Gestik, Blickkontakt), das äußere Erscheinungsbild (Kleidung), die Beziehung im Raum (Nähe, Distanz) sowie die paralinguistischen Elemente der Sprache (Lautstärke, Sprechtempo, Stimmhöhe) sind nonverbale Kommunikationskanäle, die Informationen transportieren. Das Ansprechen von diesem nonverbalen Verhalten macht oftmals Sinn und ist wichtig, wenn Worte und Körpersprache sich widersprechen. Diese Unstimmigkeit und Inkongruenz wird oft vom Arzt wahrgenommen. Spricht er es dann auch an, kann der Patient oder Angehörige eingeladen werden, über Dinge zu sprechen, die er nicht mitteilen kann oder nicht mitteilen möchte, die ihn aber dennoch beschäftigen. Bekommt der Angehörige nun die Gelegenheit dies auszusprechen, kann es zu einer vertrauensvollen Klärung möglicher Befürchtungen kommen.
- *Schweigen und Pausen*: Oft sind sie für beide Seiten „unangenehm", doch kann es eine „schöpferische Pause"' sein, sie dient der Besinnung auf sich selbst.
  Wenn Angehörige schweigen, sind dies nonverbale Mitteilungen, zu verstehen im Sinne von „Ich kann nicht weiter reden" oder „Ich weiß nichts mehr". Schweigen kann vom Arzt angesprochen werden mit der Bemerkung: „Sie schweigen jetzt. Gibt es einen Grund dafür?" (Elzer 2009, S. 184 ff)

19.4 Aufklärungsmanagement

Eine chirurgische Abteilung sollte ein Aufklärungsmanagement für Patienten und Angehörige implementieren, das sowohl Aufklärung und Informationen fach- und sachgerecht vor einem chirurgischen Eingriff weitergibt als auch regelt, wie Angehörige nach der Operation zu informieren sind und Patient und/oder Angehörige mit den Konsequenzen des Eingriffs in ihrem weiteren Leben umgehen sollen.

Die Sachinformationen sollen dabei verständlich für den Laien gemacht werden. Berücksichtigung muss auch immer finden, dass Patienten und/oder Angehörige Gefühle der Unsicherheit, der Angst, des Zweifels mit sich tragen. Auf die kann der Arzt durch eine professionelle Grundhaltung der Akzeptanz, der Kongruenz und der Empathie eingehen sowie durch Anwenden von Gesprächstechniken (s. o.). Man könnte die Empfehlungen zur Kommunikation auch in einem kategorischen Imperativ der Kommunikation zusammenfassen, der lautet:

„Kommuniziere mit und über den Patienten so, dass deine Kommunikation als ein Beispiel für eine kompetente Kommunikation gelten kann" (Elzer 2009, S. 178).

Eine chirurgische Abteilung, die sowohl den Patienten als auch den Angehörigen ausführliche Informationen zu dem bevorstehenden Eingriff geben sowie eine professionelle Arzt-Patient-Angehörigen-Beziehung fördern möchte, könnte sich beispielhaft an folgendem Modell orientieren:

1. Der betroffene Patient wird gefragt, ob Angehörige über seinen Gesundheitszustand und den geplanten Eingriff informiert werden sollen. Gibt der Patient sein Einverständnis, wird dies dokumentiert und der Angehörige wird zum Aufklärungsgespräch mit eingeladen, das mindestens 24 h vor der geplanten Operation stattfinden muss. Notfälle sind dabei ausgenommen.
2. Bei einer geplanten Operation findet das erste Gespräch in der Regel vorstationär statt, bevor der Patient vollstationär aufgenommen wird. Das Aufklärungsgespräch findet in einem ruhigen Raum, nur mit Patienten, Angehörigen und Arzt statt. Das Aufklärungsgespräch ist ein Beratungsgespräch, indem der Arzt darüber aufklärt,
   – welche präoperativen diagnostischen Maßnahmen noch durchzu
     führen sind,
   – zu welchem Zeitpunkt die Operation stattfindet,
   – wie lange die Operation voraussichtlich dauern wird,
   – welche Komplikationen auftreten könnten,
   – welche eventuelle Risiken aufgrund von Vorerkrankungen bestehen
     könnten.
   Es werden Erklärung der Operationstechniken gegeben und diese anhand von geeignetem und verständlichem Bildmaterial aufgezeigt. Schließlich erhalten Patient und Angehöriger Informationen zur Regelung der Nachsorge. In diesem Gespräch sollte gemeinsam mit dem Angehörigen festgelegt werden, wie der Angehörige über den Verlauf der Operation informiert werden soll. Die Einwilligungserklärung wird dem Patienten ausgehändigt. Er muss nicht sofort unterschreiben, sondern kann sich eine Bedenkzeit nehmen. Laut § 115a SGB V kann eine vorstationäre Behandlung zur Vor-

bereitung der vollstationären Behandlung an drei Tagen innerhalb von fünf Tagen stattfinden. Kommt der Patient dann im Rahmen der vorstationären Behandlung zur Operationsvorbereitung, sollte er seine Einwilligungserklärung dem Arzt aushändigen. In dieser Einwilligungserklärung sollte der Patient auch schriftlich angeben, welcher Angehörige über den OP-Verlauf und seinen Gesundheitszustand informiert werden soll. Dabei muss die Telefonnummer erfragt und dokumentiert werden.

3. Direkt nach der Operation, noch aus dem Operationsbereich, ruft der Operateur den Angehörigen an und informiert ihn über den OP-Verlauf und wann der Operierte ansprechbar bzw. wieder auf der Intensivstation oder Wachstation oder der chirurgischen Station liegt.
4. Täglich wird zu einer festen Uhrzeit, z. B. 16:00 Uhr, eine Angehörigenvisite angeboten, bei der die Angehörigen über den Krankheitsverlauf und das weitere Procedere informiert werden bzw. Fragen stellen können.

Ein solches Kommunikationsmanagement gibt dem Angehörigen Sicherheit, da ihm in einem ausgewiesenen Setting für ihn wichtige Informationen mitgeteilt werden.

19.5 Fallbeispiel: Erstgespräch

Im Folgenden wird ein Erstgespräch wiedergegeben, bei dem Arzt, Patient und Angehörige sich kennenlernen. Es wird noch kein ausführliches Aufklärungsgespräch geführt, sondern dieser Erstkontakt soll darstellen, wie mit Hilfe von wenigen Gesprächstechniken (Paraphrasieren, offene Frage stellen, Gefühle ansprechen, Sachinformationen v. a. verständlich und ohne Fachterminologien, die ein Laie nicht versteht, geben) eine vertrauensvolle Beziehung hergestellt werden kann. Dieses Erstgespräch legt den Grundstein dafür, dass Angehörige und Patienten sich gut aufgeklärt fühlen, sie erleben können, dass auch ihnen zugehört wird, dass ihnen eine professionelle Grundhaltung der Empathie entgegengebracht wird, die Vertrauen hervorbringt.

Anlass des Erstgesprächs:
Herr Josef Richter, 57 Jahre alt, unverheiratet, aber in Partnerschaft lebend, fühlte sich im letzten halben Jahr müde, antriebsarm, lustlos: ihm fiel auf, dass sein Stuhlgang unregelmäßig wurde, es wechselte zwischen Obstipation und breiig bis flüssigem Stuhl. Er ging zu seinem Hausarzt und im Rahmen der Diagnostik wurde okkultes Blut im Stuhl festgestellt. Es folgte ambulant eine Coloskopie beim Gastroenterologen. Dieser stellte ein Sigmakarzinom fest. Der Hausarzt stellte ihm eine Überweisung ihn in die Viszeralchirurgie einer Klinik aus und machte für ihn einen ersten Vorstellungstermin aus.

Herr Richter stellte sich gemeinsam mit seiner Lebensgefährtin in der chirurgischen Ambulanz mit seinen bis dato vorliegenden Untersuchungsergebnissen vor. Ein Facharzt der Viszeralchirurgie führt mit beiden in einem Behandlungszimmer folgendes Erstgespräch:

Arzt: Guten Tag, Herr Richter. Mein Name ist Dr. Werner, ich bin Oberarzt in der Viszeralchirurgie und möchte mit Ihnen ein erstes Beratungsgespräch führen.

Herr R.: Guten Tag. Ich habe meine Lebensgefährtin, Fr. Schneider mitgebracht. Ist das in Ordnung?

Frau S.: Guten Tag, Herr Dr. Werner.

Arzt: Herr Richter, Sie möchten, dass Fr. Schneider bei dem kompletten Aufklärungsgespräch dabei ist und sie über alles informiert wird?

Herr R.: Ja, wir haben keine Geheimnisse.

Arzt: Gut, das ist möglich, wenn Sie einverstanden sind. Ich möchte Sie bitten, dass Sie das in der Einwilligungserklärung auch schriftlich dokumentieren.

Ihr Hausarzt hat Sie zu uns überwiesen, weil bei Ihnen ein Tumor im Darm festgestellt wurde?

Herr R.: Ja, ich fühlte mich die letzte Zeit so schlapp und mit der Verdauung war es auch nicht mehr so wie sonst. Da bin ich zum Arzt gegangen. Da wurde ich ausgiebig untersucht und es wurde Blut im Stuhl festgestellt. Danach musste ich eine Darmspiegelung machen lassen. Das war nicht angenehm. Vor allem das Ergebnis hat mich geschockt. Bösartiger Tumor. Jetzt bin ich hier. Hoffentlich noch rechtzeitig.

Arzt: Sie kommen ja schon gleich auf den Punkt, das steht auch hier so in den Unterlagen. Sie machen sich jetzt natürlich Gedanken darüber, ob Sie nicht zu spät gekommen sind und die Diagnose macht Ihnen Angst.

Herr R.: Ja, genau.

Arzt: Sie haben ja auch schon eine MRT (Magnetresonanztomographie) gehabt, daraus ist ersichtlich, dass keine weiteren Organe betroffen sind. Alles weitere erfahren wir dann während der OP, wie weit z. B. umliegende Lymphknoten betroffen sind. Das bedeutet, dass Sie sich noch einige Tage mit dieser Unsicherheit quälen müssen. Der erste Schritt ist aber getan. Sie sind sofort nach Diagnosestellung zu uns gekommen und die Operation ist geplant.

Frau S.: Wir haben uns schon einmal im Internet über Darmkrebs informiert. Da haben wir erfahren, dass es nach einer solchen Operation häufig zu einem künstlichen Darmausgang kommt. Das wäre ganz schlimm, für uns beide. Bekommt mein Lebensgefährte dann auch einen künstlichen Darmausgang?

Arzt: Das Internet gibt viele Informationen. Das ist richtig. Jeder Fall ist jedoch anders und individuell. Sie fragen sich jetzt beide, ob ein künstlicher Darmausgang auf Sie zukommen wird. Dazu kann ich Ihnen sagen, ein künstlicher Darmausgang wird in der Regel dann gelegt, wenn dort, wo am Darm operiert wird, das Gewebe entzündlich ist, dann legt man einen vorübergehenden künstlichen Ausgang, um das Gewebe zu entlasten. Nach einigen Monaten kann dieser Darmausgang dann wieder zurückverlegt werden. Ein endgültiger künstlicher Darmausgang wird meist dann gelegt, wenn wir den normalen Darmausgang nicht mehr erhalten können. Ich denke aber, dass das bei Ihnen nicht der Fall sein wird. Endgültiges sehen wir allerdings erst bei der OP.

Frau S.: Das ist ja beruhigend. Hoffentlich hat mein Lebensgefährte dann Glück. Das hat uns schon sehr beschäftigt. Mit so einem künstlichen Ausgang ist man doch sehr eingeschränkt. Wir gehen gern schwimmen und treiben sonst auch unseren Sport.

Arzt: Sie sind also noch sehr aktiv und möchten diese Aktivitäten auch nach dem Eingriff weiter betreiben. Wir werden Sie über das Ergebnis der Operation auch früh unterrichten. Wir rufen den Angehörigen, also Sie, Frau Schneider, noch aus dem OP an und teilen Ihnen mit, wie die OP gelaufen ist, wenn Ihr Lebensgefährte damit einverstanden ist.

Herr R.: Das machen Sie? Ja, natürlich bin ich damit einverstanden, das ist mir sehr recht. Vielen Dank!

Arzt: Gut, dann notier ich auch gleich Ihre Telefonnummer. Als nächstes möchte ich mit Ihnen über die OP-Vorbereitung sprechen. Ist Ihnen das recht, oder haben Sie noch dringende andere Fragen? Jetzt kommen einige Informationen auf Sie zu.

Frau S.: Nein, unsere dringendste Frage haben Sie schon beantwortet. Wir möchten jetzt gern alles über die Vorbereitung zur OP wissen, vier Ohren hören da ja auch besser.

Arzt: Drei Tage vor der OP werden Sie ambulant aufgenommen. Wir werden in diesen Tagen bei Ihnen Blutuntersuchungen einschließlich Blutgruppenbestimmung für eventuelle Blutzufuhr durchführen, ein EKG wird geschrieben, die Lunge wird geröntgt und der Narkosearzt wird sie ebenso ausführlich aufklären. Ambulante Aufnahme heißt, dass Sie nur für die Untersuchungen in die Klinik kommen. Sie können an den vorstationären Tagen wieder nach Hause gehen.
Wichtig ist, dass Sie für die Operation eine komplette Darmentleerung vornehmen müssen. Dafür bekommen Sie ein salzhaltiges Getränk, das Sie zu Hause dann einen Tag vor der Operation trinken müssen. Sie werden dann am OP-Tag selbst stationär aufgenommen. Sie bekommen von uns einen genauen Termin, wann Sie hier nüchtern erscheinen sollen. Haben Sie zu diesen organisatorischen Dingen noch Fragen?

Frau S.: Mein Lebensgefährte verbringt also die letzte Nacht auch zu Hause, er muss nicht mindestens einen Tag vorher im Krankenhaus schlafen?

Arzt: Ja, das haben Sie richtig verstanden. Zu Hause schläft man doch bestimmt besser und entspannter.

Frau S.: Na, Josef, das wussten wir ja noch nicht. Das ist doch gut.

Herr R.: (nickt stumm und verlegen lächelnd)

Arzt: Sie werden von mir ausführlich über den Operationsverlauf und die möglichen Komplikationen und Risiken am ersten vorstationären Tag aufgeklärt. Das ist das sogenannte Aufklärungsgespräch, zu dem ich als Arzt rechtlich verpflichtet bin. Sie müssen dann Ihre Einwilligung zur Operation schriftlich geben. Wir haben zu den Operationen gut verständliche Formblätter, die mit Zeichnungen versehen sind. Eine solche Patientenaufklärung gebe ich Ihnen heute schon einmal mit. Wenn Sie Zeit und Lust haben, können Sie sie schon einmal lesen. Ich werde alle Schritte ausführlich mit Ihnen durchgehen. Am selben Tag wird der Narkosearzt mit Ihnen ein Gespräch führen. Von ihm erfahren Sie alles über die Narkose und die Schmerzversorgung nach der OP, außerdem muss er alles zu Ihren Vorerkrankungen wissen. Haben Sie noch Fragen an mich?

Frau S.: Ja, uns interessiert noch, ob solche Operationen oft vorkommen?

Arzt: In unserer Abteilung werden täglich Darmoperationen verschiedener Art durchgeführt. Für mich ist es eine Routineoperation. Dennoch betone ich, dass jede Operation einzigartig ist, so wie jeder Mensch einzigartig ist. Ich verstehe aber gut, dass eine bevorstehende Operation immer Unsicherheit und Ängste bei Ihnen als Betroffene hervorrufen. Das ist ganz menschlich.

Frau S.: Vielen Dank für Ihre Offenheit. Es ist sehr beruhigend, wenn wir wissen, dass Sie die Operation schon oft gemacht und viel Erfahrung haben.

Arzt: Danke für Ihr Vertrauen. Was kann ich noch für Sie tun?

Frau S.: Herr Dr., das war jetzt schon sehr viel und ausführlich. Wir danken Ihnen für Ihre Zeit und Geduld. Ich glaube, mein Lebensgefährte ist bei Ihnen in guten Händen. Was meinst Du, Josef.

Herr R.: Vielen Dank, Herr Dr., das war sehr freundlich von Ihnen. Wenn es doch schon rum wäre. Aber ich bin froh, dass jetzt alles in die Wege geleitet ist. Wann würde ich denn vorstationär aufgenommen werden?

Arzt: Vom Sekretariat aus werden die Termine vergeben. Die Sekretärin wird Sie zu Hause anrufen und Ihnen den genauen Termin für die vorstationäre Behandlung und den Operationstermin mitteilen. Ich vermute, dass wir uns in einer Woche wiedersehen.

Herr R.: Vielen Dank.

Frau S.: Vielen Dank, das Gespräch hat uns sehr geholfen. Wir konnten alles gut verstehen. Sonst sind wir es ja gewohnt, dass Ärzte viele medizinische Fachausdrücke benutzen. Sie haben unser ganzes Vertrauen.

Arzt: Vielen Dank für Ihr Vertrauen. Dann sehen wir uns bald. Bis dahin wünsche ich Ihnen alles Gute. Auf Wiedersehen.

Herr R.: Auf Wiedersehen.

Frau S.: Auf Wiedersehen, Herr Doktor.

Literatur

Badura B, Feuerstein G (1994). Systemgestaltung im Gesundheitswesen. Zur Versorgungskrise der hochtechnisierten Medizin und den Möglichkeiten ihrer Bewältigung, Weinheim und München: Juventa.

Bundesministerium für Gesundheit, Bundesministerium für Justiz (2007). Patientenrechte in Deutschland. Leitfaden für Patientinnen/Patienten und Ärztinnen/Ärzte. Berlin: Hausdruck.

Duden (2001). Das Herkunftswörterbuch. Etymologie der deutschen Sprache. 3. Aufl. Mannheim: Dudenverlag.

Elzer M (2009). Techniken der Gesprächsführung. In: Elzer M (Hrsg.) (2009) Kommunikative Kompetenzen in der Physiotherapie. Lehrbuch der Theorie verbaler und nonverbaler Interaktion. Bern: Huber. S. 177–193

Elzer M, Sciborski C (2007) Kommunikative Kompetenzen in der Pflege. Theorie und Praxis der verbalen und nonverbalen Interaktion. Bern: Huber.

Geisler L (2002) Arzt und Patient – Begegnung im Gespräch. Frankfurt: pmi-Verlag

Kriz J (2001) Grundkonzepte der Psychotherapie. Eine Einführung. 5. Aufl. Weinheim: Beltz, Psychologie Verlags Union.

Schäffler A, Menche N, Bazlen U, Kommerell T (Hrsg.) (2000). Pflege Heute. Lehrbuch und Atlas für Pflegeberufe. München, Jena: Urban & Fischer.

Sciborski C (2009) Die Klientenzentrierte Gesprächsführung nach Carl Rogers. In: Elzer M (Hrsg.) (2009) Kommunikative Kompetenzen in der Physiotherapie. Lehrbuch der Theorie verbaler und nonverbaler Interaktion. Bern: Huber. S. 113–120

Tschudin V (1990). Helfen im Gespräch. Eine Anleitung für Pflegepersonen. Basel: Recom.

20 Viele Lebensformen – Migranten/innen im Gesundheitswesen

Monika Eicke

Vorbemerkung

Diesem Beitrag liegt ein transkulturelles Kulturverständnis zugrunde (vgl. dazu auch Eicke und Zeugin 2007). Der Begriff der Interkulturalität steht für die Suche nach Möglichkeiten, wie verschiedene Kulturen trotz ihrer Differenzen miteinander leben, einander verstehen und anerkennen können. Das Problematische am Konzept der Interkulturalität ist, dass es auf einem statischen Kulturverständnis beruht, das Kulturen als abgeschlossene Einheiten versteht und damit als vollständig voneinander getrennt und in sich homogen betrachtet. Ein solcher Kulturbegriff versagt vor den komplexen Problemen einer modernen Gesellschaft in einer globalisierten Welt. Heute sind kulturelle Umfelder weitgehend von Vermischungen und gegenseitiger Durchdringung geprägt. Der Begriff der Transkulturalität leitet sich aus der inneren Vielfalt und Komplexität moderner Kulturen ab. In einer zeitgenössischen Gesellschaft existieren viele Lebensformen, unterschiedliche soziale Strukturen und Subkulturen, die untereinander unterschiedlich vernetzt sind und sich verschieden miteinander vermischen (vgl. Welsch 1999).

Einleitung

Globalisierung und internationale Migration, europäische Öffnung, sozialer und demografischer Wandel haben zu einer Diversität der Gesellschaft geführt. Diese Durchmischung von unterschiedlichsten soziokulturellen Lebenswelten und Lebenspraktiken stellt auch die Institutionen der Gesundheitsversorgung und das medizinische Fachpersonal vor immer komplexere Herausforderungen.

In Zukunft werden in Europa verschiedene Formen transnationaler Vernetzungen und Wanderungen zunehmen. Ein transnationaler Lebensstil ist nicht nur für Hilfskräfte, sondern auch für hoch qualifizierte Fachkräfte Realität geworden. Das Gesundheitswesen ist vermehrt mit Fachpersonen, Mitarbeiterteams sowie Patienten/innen und deren Angehörigen unterschiedlichster sozialer, kultureller und religiöser Prägungen konfrontiert. Der Bedarf an medizinischem Fachpersonal mit transkulturellen Kompetenzen und an medizinischen Einrichtungen, die auch auf Menschen mit Migrationshintergrund ausgerichtet sind, wird weiter zunehmen.

Gesundheit und Integration stehen in einer Wechselwirkung zueinander: Wer gesund ist, kann sich gesellschaftlich besser integrieren, und wer zufriedenstel-

lend integriert ist, lebt gesünder. Zur Integration gehört auch eine chancen-
gleiche Teilhabe an den Leistungen der Gesundheitsversorgung; einschließlich
Gesundheitsförderung, Prävention und Rehabilitation. Ist diese nicht gegeben,
wiederholen Migranten/innen Erfahrungen der Ohnmacht, Abhängigkeit und
Diskriminierung. Die Fachpersonen der Institutionen ihrerseits sind durch zahlreiche Irritationen und Störungen in der Kommunikation stark eingeschränkt
in ihren Ansprüchen an professionelles Arbeiten und erleben die Arbeit mit
Migranten/innen oftmals als zeit- und energieraubend. Die undifferenzierte
Wahrnehmung des Gegenübers kann zu Stereotypisierungen und Kulturali-
sierungen führen, da die Hintergründe eines Verhaltens oder einer Meinung
ungeklärt bleiben. Das Resultat sind versäumte Chancen der Verständigung.

Informationsdefizite auf Seiten der Migrationsbevölkerung, aber auch
auf Seiten der medizinischen Fachpersonen können zu deutlichen Mängeln
in der gesundheitlichen Versorgung von Migranten/innen führen. Aufgrund
mangelnder Information und Verständigung kann es zu Fehldiagnosen und
Fehlbehandlungen kommen.

Der folgende Beitrag geht auf grundlegende Aspekte im Bereich von Migration und Gesundheit ein und zeigt Besonderheiten von transkulturellen Gesprächssituationen auf, die für den Gesundheitskontext relevant sind. Anhand
von Beispielen und Stimmen aus der Praxis werden konkrete Handlungsansätze
und Empfehlungen erläutert.

20.1 Migration und Gesundheit

Gemäß Definition der Weltgesundheitsorganisation (WHO) von 1946 ist
Gesundheit ein Zustand des völligen körperlichen, seelischen und sozialen
Wohlbefindens und nicht nur das Freisein von Krankheit und Gebrechen. In der
Ottawa-Charta für Gesundheitsförderung definiert die WHO 1986: Gesundheit
ist eine Ressource für das tägliche Leben. Sie ist ein positives Konzept, welches
soziale und persönliche Ressourcen gleichermaßen betont. Ein guter Gesundheitszustand ist eine wesentliche Bedingung für soziale, ökonomische und
persönliche Entwicklung und ein entscheidender Bestandteil der Lebensqualität.

Migration per se macht nicht krank. Es sind immer mehrfache Einflussfaktoren, die den Gesundheitszustand von Migranten/innen beeinflussen. Arbeits-
migranten, insbesondere der ersten Generation, gehören oftmals zu den unteren
Bevölkerungsschichten. Verschiedenste Forschungsergebnisse haben aufgezeigt,
dass diese Gruppe besonderen Gesundheitsrisiken ausgesetzt ist und darum in
der Gesundheitsversorgung besonderer Aufmerksamkeit bedarf. Nicht zuletzt
auch aus dem Interesse heraus, das Gesundheitssystem nicht zusätzlich und
unnötig zu belasten. Ein unsicherer Aufenthaltsstatus, traumatische Erfahrungen
(vor oder während der Migration), Diskriminierung im Einwanderungsland,
belastende Wohn- und Arbeitsverhältnisse, Integrationsbarrieren (z. B. mangelnde sprachliche und soziokulturelle Kenntnisse) und ein damit verbundener
schlechter Zugang zum Gesundheitssystem können den Gesundheitszustand

von Menschen in der Migration zusätzlich verschlechtern. Migranten/innen werden daher als Gruppe mit einer höheren Vulnerabilität eingestuft (vgl. Pfluger et al. 2009, S. 35 ff.).

Die nachfolgende Übersicht (Eicke und Zeugin 2007, S. 47 f.) zeigt strukturelle, soziale und individuelle Faktoren, welche den Gesundheitszustand einer Person beeinflussen können:

Tab. 20.1: Den Gesundheitszustand beeinflussende Faktoren

Strukturelle Faktoren	Soziale Faktoren	Individuelle Faktoren
• Zugänglichkeit und Erreichbarkeit der medizinischen & psychosozialen Institutionen • Qualität und Grad der Bedürfnisorientierung der Leistungsangebote (transkulturelle Öffnung) • Zugängliche & verständliche Informationen • Art des Sozial- & Krankenversicherungssystems • Rechtliche Situation und Aufenthaltsstatus	• Erwerbssituation • Schichtzugehörigkeit • Soziale Integration • Familiensituation und soziale Netzwerke • Wohnverhältnisse • Umweltqualität • Versicherungsschutz	• Alter und Geschlecht • Genetische Disposition • Körperliche Konstitution • Persönlichkeitsstruktur • Soziokultureller Hintergrund • Religiöse Orientierung • Lebensgewohnheiten • Bildungshintergrund und Sprachkompetenzen

Erreichen diese Faktoren nicht einen angemessenen Standard oder stehen nicht in einem adäquaten Verhältnis zueinander, ergibt sich daraus ein erschwerter Zugang zu Einrichtungen der Gesundheitsversorgung. Diese Zugangsbarrieren sind vielfältig, wie die folgende Auswahl zeigt:

Primäre Zugangsbarrieren:

- Viele Migranten/innen sind unzureichend über unser Gesundheitssystem informiert oder fühlen sich durch sprachliche Barrieren blockiert, so dass sie die Angebote zu wenig nutzen.
- Sprachbarrieren und Sprachprobleme, die sich oft schon bei der telefonischen Kontaktaufnahme ergeben. Ungenügende Verständigung zwischen medizinischen Fachpersonen und Patienten beeinträchtigt auch den Behandlungserfolg. Folge davon können ineffiziente Behandlungen und Chronifizierung von Krankheiten sein.

- Institutionen im Gesundheitswesen berücksichtigen die spezifischen Bedürfnisse und Ressourcen von Migranten/innen vielerorts noch zu wenig. Medizinische Fachpersonen fühlen sich zum Teil unsicher im Umgang mit ihnen.
- Fehlen von mehrsprachigen Informationen, die migrationsspezifischen und kulturellen Aspekten Rechnung tragen.
- Fehlen von qualifizierten interkulturell Dolmetschenden.
- Generelle Unsicherheit und Misstrauen auf Seiten der Migrationsbevölkerung, z. B. Scham, als „Ausländer" oder „Ausländerin" versagt zu haben, geschlechtsspezifische Aspekte oder Angst vor repressiven Folgen
- Schlechte Erfahrungen mit den Hilfssystemen im Herkunftsland, die oft korrupt, diskriminierend oder kaum nutzbar waren.

Sekundäre Zugangsbarrieren:

- Unterschiedliche Vorstellungen und Erklärungsmodelle für Krankheiten, unterschiedliche Gesundheits- und Krankheitskonzepte. Diese können zu gegenseitigen Missverständnissen führen, weil hier unterschiedliche Werte und Normen sowie kulturelle und religiöse Codes zum Tragen kommen;
- Unterschiedliche Vorstellungen über soziale Praktiken wie Familieneinbezug, Mann-/Frau-Verhältnisse, Erziehungsfragen, usw. Auch bei der zweiten und dritten Generation muss dem Migrationshintergrund der Familie Rechnung getragen werden.

Seit einigen Jahren ist im Gesundheitswesen das Konzept der transkulturellen Pflege und Medizin ins Zentrum gerückt. Zu diesem Thema gibt es eine umfangreiche wissenschaftliche und praxisbezogene Diskussion. Im Bereich der Medizin und Pflege hat sich der Begriff des Transkulturellen durchgesetzt (vgl. Bundesamt für Gesundheit 2001; Domenig 1999).

Mit transkultureller Pflege und Medizin sind die Respektierung und Integration anderer Konzepte von Krankheit und Gesundheit im Umgang mit Patienten/innen fremder Herkunft gemeint. Bestimmend ist dabei die Erkenntnis, dass Menschen, die in anderen gesellschaftlichen Umfeldern sozialisiert wurden, auch mit anderen Vorstellungen von Krank- und Gesundsein leben und teilweise auch andere Therapieformen zur Heilung einer Krankheit als geeignet ansehen. Der Erfolg einer Therapie hängt davon ab, ob eine Person zunächst einmal vorhandene Beschwerden mit einer bestimmten Krankheit identifizieren kann. Ferner geht es darum, ob die vorgeschlagenen Maßnahmen für die diagnostizierte Krankheit akzeptiert und mit dem eigenen Weltbild vereinbart werden können.

Ehret (2009) weist in diesem Zusammenhang Bezug nehmend auf Diehm und Radtke (1999, S. 115 ff.) darauf hin, dass im Gegensatz zu einheimischen Patienten/innen, die vom hiesigen Gesundheitssystem mitsozialisiert wurden, Migranten/innen oftmals als „ein Störfaktor" erlebt werden, welche die Betreuungsroutine durcheinanderbringen.

243

20.1.1 Unterschiedliches Gesundheits- und Krankheitsverständnis

Die Konfrontation mit dem Körperlichen ist im chirurgischen Bereich besonders prominent. Ein Mediziner mit albanischem Migrationshintergrund schildert anschaulich die Bedeutung von Hintergrundwissen über unterschiedliche Gesundheits-, Krankheits- und Körperverständnisse.

„Gesund ist bei uns, wenn man trotz Schwierigkeiten überlebt. Wenn auch nur zweimal täglich essen genügt, wenn man auch ohne Medikamente und ohne Arztbesuch eine Grippe oder eine andere Krankheit übersteht. Gesund sind auch Menschen, die krank sind, solange sie nicht unfähig sind, ihre Aufgaben zu erfüllen, für die Kinder zu sorgen, zu arbeiten. Erst wenn dies nicht mehr geht, ist man krank und geht zum Arzt. […] Krankheit wird von den Albanern und Albanerinnen am Anfang ebenfalls unterschätzt, denn wie gesagt, sie ist nicht das einzige Unglück. Aber wenn sich eine Krankheit verschlimmert oder es sich um eine ernsthafte Erkrankung handelt, dann löst dies grosse Panik aus: ‚Wenn ich sterbe, was wird mit meiner Familie passieren, wer wird sich um sie kümmern?‘ Bei Immigranten aus dem Balkan ist eine invalidisierende Krankheit immer von psychischen Problemen begleitet, von grosser Angst, ausgelöst durch Überschätzung, durch Unwissenheit und durch die möglichen Folgen für die Familie. Die Familie ist die ‚Hauptinstitution‘[…], sie gibt Sicherheit, nicht der Staat" (Hasani 2003, S. 18 f.).

Der medizinische Direktor des Kinderspitals Zürich, Felix Sennhauser (2005), äußerte dazu in einem Interview in der Neuen Zürcher Zeitung: „Oftmals kommen gerade bei ausländischen Patienten Krankheit und Kränkung zusammen. Die Medizinalisierung soziokultureller Probleme ist aber Ausdruck einer gesellschaftspolitischen Fehlentwicklung."

Initiativen wie das europäische Projekt *Migrant friendly Hospitals* zielen darauf ab, die Angebote der Regelversorgung auch auf die spezifischen Bedürfnisse der Migrationsbevölkerung auszurichten. Das europäische Pilotprojekt von 2002–2004, welches von 12 Krankenhäusern aus 12 europäischen Ländern umgesetzt wurde, basierte auf fünf Prämissen:

- Zunehmende Migration
- Soziale Ungleichheit und Benachteiligung
- Mangelndes Gesundheitsbewusstsein „health literacy"
- Mangelndes Wissen über das Gesundheitssystem und dadurch erschwerter Zugang zu dessen Dienstleistungen
- Krankenhäuser sind für die Migrationsbevölkerung die erste Anlaufstelle, was eine große Herausforderung bedeutet

Die Ergebnisse mündeten in „Die Amsterdamer Erklärung für MigrantInnen freundliche Krankenhäuser in einem ethnisch und kulturell vielfältigen Europa" (2005). In der Schweiz wurde die Initiative vom Bundesamt für Gesundheit (BAG) 2003 aufgenommen.

Das Kinderspital Zürich, eines der fünf migrantenfreundlichen Kompetenzzentren (Migrant Friendly Hospitals), welche in der Schweiz durch das Bundesamt für Gesundheit und H+ gefördert werden, hat bereits in vielen Bereichen transkulturelle Pflegeprinzipien eingeführt. So werden zum Beispiel bei der Aufnahme im Notfalldienst neben der medizinischen Anamnese auch die wichtigsten sozialen und familiären Eckpunkte abgefragt.

„Vielleicht haben auch ausländische Eltern, die hier wohnen schon einige Kinder verloren, in einem anderen Land, mit nicht so Breitenmedizin wie bei uns und dann ist schon ein einfacher Fieberkrampf oder eine Situation, in der das Kind erbricht, sehr schwierig für sie, und sie denken, das Kind stirbt dabei" (de Meurichy 2010, Interview 5).

Es kann auch die Gefahr bestehen, dass ein körperliches Leiden zu wenig ernst genommen wird und daher ein wichtiger Eingriff nicht im richtigen Zeitpunkt vorgenommen werden kann. Dies dokumentiert folgendes Fallbeispiel:

Ein Mädchen aus dem Kosovo kam mit einer unklaren Schwellung am Hals in die Praxis. Es wurde ein Ultraschall vorgenommen. Die Ausdehnung der Raumforderung, die Bestimmung, ob es sich um einen gut- oder bösartigen Tumor handelt, verlangte nach einem MRI (Magnetic Resonance Engineering), wofür sich das Kind in die Röhre legen sollte. Die Familie erschien nicht zum vereinbarten Termin. Bei Nachforschungen stellte sich heraus, dass das Kind Angst vor der Röhre hatte, die Eltern diese Angst vor dem Unbekannten teilten und sich dem Termin entzogen.

Kurz darauf brach sich der Bruder des Mädchens den Arm und musste operiert werden. Die Eltern waren vollumfänglich auf den Jungen konzentriert und hatten keine Energie mehr, sich um weitere Arzttermine zu kümmern. Dies verzögerte die Abklärungen betreffend des Tumors beim Mädchen.

Erst als der Armbruch des Bruders verheilt und der Alltag wieder eingekehrt war, konnten die Abklärungen beim Mädchen weitergeführt werden. Bei der nächsten Untersuchung weigerte sich das Mädchen weinend, in die Röhre zu gehen. Der Arzt führte ein langes Gespräch mit den Eltern und verfasste für das Mädchen eine Überweisung ins Spital. Als Reaktion darauf setzte das Mädchen die Eltern auf den Knien bittend unter Druck, es wolle nicht ins Spital. Im Laufe der weiteren Abklärungen des Tumors des Mädchens stürzte der Bruder erneut und brach sich den Arm an der gleichen Stelle ein zweites Mal, so dass er erneut operiert werden musste.

Man kann sich nun fragen, welche Aspekte bei diesem Fall ausschlaggebend waren. Fehlende Informationen zu den vorgeschlagenen Maßnahmen, fehlende Ressourcen, mangelndes Gesundheitsbewusstsein, die innere Logik des familiären Systems oder kulturspezifische Aspekte? Ein gewisses Hintergrundwissen kann hilfreich sein, ohne zu kulturalisieren und den beteiligten Personen verallgemeinernde „Kulturmuster" aufzustülpen. Die Offenheit, sich auf die familien- und kontextgebundenen Erklärungen einzulassen und damit die Eltern als Verbündete für die Behandlung des Mädchens zu gewinnen, wird erfolgversprechender sein.

20.2 Transkulturelle Kommunikation

Eine mittels qualitativer Interviews geführte Befragung von Pflegefachpersonen des Notfalldienstes des Kinderspitals Zürich im Rahmen einer Bedarfsanalyse (de Meurichy 2010) zeigte auf, dass die Kommunikation das meistgenannte Problem in der Zusammenarbeit mit Migranten/innen darstellt. Erschwerte verbale Verständigung, Missverständnisse, kulturelle Unterschiede im Ausdruck sind einige der Themen, die von den Pflegenden in dieser Untersuchung immer wieder erwähnt wurden.

„Was sicher nicht ausgeglichen ist, ist die Betreuung. Man nimmt sich eher mehr Zeit, jemanden zu betreuen, mit dem man auch kommunizieren kann, wie mit jemanden, mit dem man nicht kommunizieren kann" (de Meurichy 2010, Interview 4).

Chirurgen/innen sind darauf angewiesen und gehen davon aus, dass eine Operation reibungslos verläuft. Präzision kann nur durch entsprechende Vorbereitungen erreicht werden. Sie sind geprägt durch ein zielorientiertes Denken, das sich in einem zielorientierten Kommunikationsstil äußert. Beim Aufeinandertreffen mit einem stärker beziehungsorientierten Kommunikationsstil können auf beiden Seiten Irritationen entstehen.

Dies bestätigt eine Dipl. Pflegeexpertin HöFa 2 (Höhere Fachausbildung in Pflege, Stufe 2) eines großen Akutspitals in Zürich: In der medizinischen und pflegerischen Betreuung falle immer wieder auf, dass Personen mit Migrationshintergrund mehr Informationen benötigen. Je nach Deutschkenntnissen, Bildungshintergrund, Geschlecht und kulturellem Hintergrund sei es für sie schwierig, sich im hiesigen Gesundheitswesen zu orientieren. Viele kennen ihre Rechte und Pflichten nicht, was zu falschen Erwartungen und Spannungen zwischen den Beteiligten führen könne. Gerade bei Frauen mit geringen Deutschkenntnissen entstehe dadurch ein zusätzliches Abhängigkeitsverhältnis von ihrem Mann/Sohn als Sprachvermittler.

Grundsätzlich gelten auch bei Menschen mit Migrationshintergrund dieselben Kommunikationsregeln, die bei allen Patienten angewendet werden sollten. Zuhören und einfühlen hilft oft mehr als kulturelle Erklärungsmuster. Wer beruflich mit Migranten/innen zu tun hat, braucht die Bereitschaft, sich transkulturelle Kompetenzen anzueignen. Ausgangspunkt dafür bilden die Gemeinsamkeiten und Ressourcen aller Beteiligten, nicht ihre Defizite (Eicke 2007). Beim Erstkontakt ist eine respektvolle Haltung und „*transkulturelle Empathie*"(Domenig 2007, S. 151) wichtig, um die Signale wahrzunehmen, die vom Vis à Vis kommen. Beim transkulturellen Ansatz steht das Individuum mit seiner persönlichen Geschichte und Lebenswelt im Zentrum.

Zweifellos gibt es in transkulturellen Gesprächssituationen Aspekte, die besonderer Aufmerksamkeit bedürfen. Georg Auernheimer (2005) nennt dafür folgende fünf Bereiche:

1. Die Erwartungen der Kommunizierenden
Wenn unterschiedliche Erwartungen da sind, entstehen auch leichter Enttäuschungen oder Irritationen.

2. Die jeweiligen kulturellen Bedeutungshorizonte:
Soziokulturelle Codes umfassen den Bedeutungszusammenhang, auf dem Wahrnehmung, Verhalten und Interpretationen aufbauen und wirken. Sie variieren stark von einer soziokulturellen Gruppe zur anderen. Sie beziehen sich zum Beispiel auf Höflichkeitsformeln, soziale und geschlechterspezifische Verhaltensregeln oder auf Kleidervorschriften innerhalb einer Subgruppe.

3. Die jeweiligen gesellschaftlichen Rahmenbedingungen:
Zu den gesellschaftlichen Rahmenbedingungen gehören die soziale Lage eines Patienten, die Zugänglichkeit und Finanzierung von Einrichtungen der Gesundheitsversorgung oder die jeweilige Machtkonstellation in einer Gesprächssituation. Gerade in der Arzt-Patient-Beziehung kann die Machtasymmetrie eine wesentliche Rolle für den Grad der Offenheit in der Kommunikation spielen.

4. Das gegenseitige Wahrnehmen als Out- oder In-Group:
Ein- und Ausgrenzungsmechanismen haben auch mit Vorurteilen und Stereotypen zu tun. Diese können verletzen und irritieren oder auch ein Gespräch von vornherein blockieren, weil einerseits der Gesprächspartner sich nicht mehr als individuelle Persönlichkeit ernst genommen fühlt und andererseits der Blick auf das konkrete Problem subjektiv verstellt bleibt.

5. Das Beziehungsverhältnis der Teilnehmenden:
Transkulturelle Verständigung ist nie einseitig, sondern ein interaktiver Akt, indem insbesondere eine achtsame Beziehungsebene eine wesentliche Rolle spielt. Oftmals liegt die entscheidende Störungsquelle bei transkulturellen Kommunikationssituationen nicht auf der Inhaltsebene, sondern auf der Beziehungsebene. Auch wenn jemand in ein sogenanntes kulturell bedingtes Fettnäpfchen tritt, entstehen nur Störungen, wenn der „Fehltritt" nicht mit einer positiven Beziehungsgestaltung wettgemacht werden kann.

In transkulturellen Gesprächssituationen ist immer wieder zu klären, wie vom Gegenüber ein bestimmter Begriff oder ein spezifisches Krankheitssymptom interpretiert wird und mit welchem individuellen Erfahrungshintergrund dies verknüpft ist. Es kann nicht davon ausgegangen werden, dass das Verständnis und die damit verbundenen Erwartungen an eine ärztliche Handlung sich mit unseren Vorstellungen decken. Gelingt es, das Gegenüber als Experten/in des eigenen soziokulturellen Lebenswelt anzusprechen, nutzen wir vorhandenes kulturelles Wissen als Ressource und schaffen eine erste Vertrauensbasis. Von Schlippe und El Hachimi (2003, S. 95) verweisen dafür auf die Kommunikationstechnik und -haltung einer *„anteilnehmenden Neugier".*
„Die ‚Neugier' auf die Bedeutungsfelder von Begriffen in den jeweiligen Kulturen würde heißen, sich einen Begriff (z. B. das Wort ‚Krise') in der Heimatsprache der Familie sagen zu lassen, um die Übersetzung des Wortsinns zu bitten und das Wort zu wiederholen: ‚Habe ich es so richtig ausgesprochen?'" (Von Schlippe und El Hachimi 2000, S. 93).

Im transkulturellen Kontext wird auch verbale und nonverbale Kommunikation verschieden gewichtet und ihr Bedeutungshintergrund unterschiedlich kodiert. Die Dekodierung einer Nachricht wird umso schwieriger, je größer die Bedeutungsdifferenz nonverbaler Kommunikation zwischen zwei Sprachen ist. Die Möglichkeit für Missverständnisse wächst. Neben den bewussten Elementen der Körpersprache sind die weniger bewussten, wie zum Beispiel Körperhaltung und Raumverhalten, ebenso von Bedeutung. Nonverbale Kommunikation dient zum Unterstreichen des Gesagten, drückt Emotionen und Einstellungen zur Sache, zum Gegenüber und zu sich selber aus, differenziert also auch den Beziehungsaspekt der Botschaft und transportiert Werte und soziale Normen eines bestimmten soziokulturellen Kontextes. Auch wenn es unmöglich ist, alle Formen und Bedeutungen von nonverbaler Kommunikation verschiedenster soziokultureller Kontexte zu kennen, ist in transkulturellen Gesprächssituationen unserem eigenen nonverbalen Kommunikationsverhalten und jenem unseres Gegenübers mehr Aufmerksamkeit zu schenken.

Tabubereiche bedürfen im transkulturellen Kontext besonderer Aufmerksamkeit. Sie unterliegen Regeln, wie zum Beispiel: Was darf aufgrund kultureller Werte/Normen nicht gesagt werden, welche Gegenstände dürfen nicht berührt, welche Orte nicht betreten werden. Tabus spielen vor allem bezüglich religiöser Praktiken, Geschlechterverhältnisse, im Gesundheits- und Krankheitskontext, in der hierarchischen Ordnung einer Gesellschaft, im Rollenverständnis und der Interpretation von Funktionsmacht eine nicht zu unterschätzende Rolle und beeinflussen transkulturelle Gesprächssituationen wesentlich.

Einflussfaktoren im extraverbalen Bereich, insbesondere das jeweilige Raum- und Zeitverständnis, sind ebenso zu beachten.

Zusammenfassend sind folgende Fähigkeiten für eine transkulturelle kommunikative Kommunikationskompetenz relevant:

- Annehmen einer allfälligen Verunsicherung/Irritation
- Selbstreflexion und Relativierung der eigenen „Sichtweise"
- Wertschätzung für „fremde" Sichtweisen zeigen
- Ressourcenorientierung und gemeinsame Interessen ins Zentrum stellen
- Verständnissicherung durch Nachfragen (aktives Zuhören)
- Metakommunikative Fähigkeiten zur Überbrückung von Verständnisschwierigkeiten
- Akzeptanz sprachlicher Fehler und Anbieten anderer Formulierungen
- Bereitschaft, Alternativformulierungen und neue Verhaltensmuster auszuprobieren (z. B. Einsetzen von Metaphern)
- Einbeziehung auch außersprachlicher Interaktionsstrategien und -deutungen, wie z. B. Bilder, Zeichnungen und Piktogramme
- Empathie und Bereitschaft, sich auf ungewohnte Deutungsmuster einzulassen
- Ambiguitätstoleranz
- Sensibilität für nonverbale Formen der Kommunikation
- Bereitschaft, eigene Erwartungen zu revidieren, beispielsweise auch, wenn die Kommunikation entgegen den Erwartungen keine Besonderheiten aufweist

- Akzeptanz des (zeitweisen) Gebrauchs einer anderen Sprache
- Bereitschaft, einen interkulturellen Dolmetscher/in oder Vermittler/in hinzuzuziehen

20.3 Die Bedeutung einer qualifizierten interkulturellen Vermittlung

Qualifizierte interkulturelle Dolmetschende sind in der Lage, den Inhalt einer Aussage situationsadäquat, wort- und sinngetreu zu übersetzen, weil sie sowohl die soziokulturellen Hintergründe und die strukturellen Gegebenheiten der jeweiligen Herkunfts- und Einwanderungsgesellschaft kennen. Solche Personen brauchen eine spezifische Ausbildung, die sie befähigt, ihre herausfordernde Vermittlungstätigkeit professionell auszuführen. In der Schweiz gehen die Bestrebungen zur Etablierung eines einheitlichen Berufsbildes von interkulturellen Dolmetschenden auf das Jahr 1996 zurück und stehen im Kontext der Integrationsförderung. Gefördert vom Bundesamt für Gesundheit (BAG) und dem Bundesamt für Migration (BFM) hat sich eine standardisierte Ausbildung etabliert, die in Verbindung mit nachgewiesenen Praxiserfahrungen und den entsprechenden Qualifikationsschritten zu einem eidgenössischen Fachausweis für das interkulturelle Übersetzen führt. Welchen Beitrag eine interkulturelle Dolmetscherin zur Aufklärung einer Siuation leisten kann, illustriert folgendes Beispiel:

Ein 6-jähriger Knabe aus einer Familie aus dem ehemaligen jugoslawischen Raum kam mit Bauchweh mit den Eltern in die Praxis. Auch wenn bei den involvierten Ärzten der Verdacht bestand, dass es sich eher um eine psychosomatische Reaktion handelt, bestand bei allen Beteiligten die Hoffnung, dass durch eine Operation das Symptom beseitigt werden kann.

Die Operation wurde durchgeführt, die Nabelhernie saniert – das Bauchweh blieb jedoch bestehen. Der Einbezug einer interkulturellen Dolmetscherin brachte im Gespräch mit den Eltern viele Themen auf den Tisch. Es konnte aufgedeckt werden, dass die Familie unter starkem Druck stand, weil sie Probleme mit den Asylbehörden hatte. Durch die Hinzunahme der interkulturellen Dolmetscherin wurden auch heikle Familienthemen angesprochen. So bestanden ernsthafte Spannungen zwischen den Elternteilen; der Vater kam am Abend nicht nach Hause, das Kind fühlte sich für die familiäre Harmonie verantwortlich und reagierte offensichtlich mit Bauchweh. Auf dem Schoß der Mutter verging jeweils das Bauchweh. Die Mutter konnte für eine Therapie gewonnen werden, was auch eine neue Dynamik in die familiären Verhältnissen brachte.

Der Schlüssel war hier die interkulturelle Dolmetscherin, die für die Mutter stellvertretend eine ähnlich entlastende und stützende Rolle wie das soziale Netz im Herkunftsland spielte.

249

Das Einbeziehen eines interkulturell Dolmetschenden verändert die Gesprächs-situation – der Dialog wird zum Trialog. An Stelle der direkten Kommunikation findet nun die Verständigung indirekt statt. Dies verändert die Beziehung zwischen den Gesprächspartnern und beeinflusst die Gesprächsorganisation sowie die Arbeitsweise. Neben der Qualifikation des Dolmetschenden benötigt eine gute Gesprächsqualität auch eine Methodenkompetenz des Gesprächsleitenden für die Arbeit im Trialog (vgl. dazu auch Stuker 2001, S. 185 ff.).

Die Zusammenarbeit mit einem Dolmetschenden kann alle am Gespräch Beteiligten in eine unbekannte, irritierende Situation versetzen, diese gilt es einzuüben. Der Erfolg des Gesprächs kann maßgeblich erhöht werden, wenn einerseits gewisse strukturelle Aspekte, wie zum Beispiel das Vor- und Nach-gespräch, berücksichtigt werden, andererseits die Vorstellungen und Ziele für Dolmetschende und Fachleute übereinstimmen und auf beiden Seiten ein geklärtes Rollenverständnis besteht.

Die Qualität eines gedolmetschten Gesprächs hängt noch von weiteren Einflussfaktoren ab:

- Die sozioökonomische Position der beteiligten Personen
- Ihr Bildungshintergrund
- Ihr Alter und Geschlecht
- Ihre religiöse und soziokulturelle Herkunft und Orientierung
- Ihre individuelle Geschichte
- Ihre Migrationserfahrungen und der Verlauf des Integrationsprozesses (der Status, die Arbeits- Wohnungs-, Familiensituation)
- Ihre momentane Situation, Anliegen, Interessen und Befürchtungen
- Die Machtverhältnisse im Kontext der jeweiligen Gesprächssituation und wie diese interpretiert werden
- Der zeitliche und örtliche Rahmen des Gesprächs

„Ein Gespräch wird oft trotz schlechter Deutschkenntnisse ohne qualifizierte interkulturelle Dolmetschende geführt. Zum Teil werden auch Mitarbeitende aus dem Betrieb oder Familienangehörige eingesetzt. Es gibt dafür verschiedene Gründe; zum Beispiel können qualifizierte interkulturelle Dolmetschende nicht kurzfristig organisiert werden oder es gibt keine geregelte Finanzierung ihrer Leistung. Zudem fehlt das Bewusstsein, dass der Patient in allen Situationen ein Informationsrecht hat" (Auszug aus dem Interview mit einer Pflegeexpertin HöFa 2 eines großen Zürcher Akutspitals).

Der Einbezug von unprofessionellen Dolmetschenden, wie zum Beispiel Personen des Reinigungspersonals, Familienmitglieder oder Freunde, ist in verschiedener Hinsicht problematisch.

Beim Einsatz von Familienmitgliedern und Freunden besteht die Gefahr, dass die Vertraulichkeit nicht garantiert ist, ein Loyalitätskonflikt besteht oder gewisse Gesprächsinhalte nicht übersetzt werden. Wenn Kinder übersetzen, kommt es zu Rollenkonflikten in der Eltern/Kind-Beziehung. Es ist die Rolle der Eltern, ihrem Kind zu helfen und es zu informieren, nicht umgekehrt.

Auch Scham spielt bei der Hinzunahme von Personen aus dem Bekannten- oder Verwandtenkreis eine größere Rolle: Gewisse Themen sind schwierig, vor den Kindern oder Freunden zu besprechen (Themen wie Sexualität, familiäre Probleme usw.). Die dolmetschende Person ist von den Ereignissen ebenfalls betroffen, dadurch persönlich berührt und somit nicht in einer neutralen Position. Ebenso können Machtverhältnisse stören: Wenn z. B. ein Familienmitglied dolmetscht, kann es vorkommen, dass diese Person eigene Ansichten vertritt, ohne die Gesprächsteilnehmenden darauf hinzuweisen.

Beim Einsatz von zweisprachigem Personal von andern Diensten besteht ein erhebliches Risiko, dass die Übersetzung nicht korrekt verläuft. Deren Beizug ist auch aus anderen Gründen nicht angebracht: Die Personen werden bei ihrer regulären Arbeit gestört, und sind meist sowohl sprachlich als auch inhaltlich erheblich überfordert; die Übersetzung erfolgt oberflächlich und kann die Beteiligten in unzumutbare Situationen bringen.

Fehlerhafte und unvollständige Übersetzungen können die Gesundheit gefährden, die Lebensqualität beeinträchtigen oder die Rechtsstaatlichkeit in Frage stellen. Ebenso führen abgebrochene Gespräche und Verhandlungen zu einem großen Mehraufwand und verursachen vielfach unnötig hohe Kosten.

„Ohne eine verständliche Kommunikation kann ein Arzt seine Patienten nicht heilen, eine Fachperson seine Klienten nicht beraten. Als interkulturelle Dolmetscherin bin ich deren Gedanke, deren Kultur. Ich bin deren Auge und Schmerz. Doch dabei bleibe ich trotzdem ich selber. Aber ich übernehme alles, was gesagt wird und gebe es weiter mit Helligkeit" (Demiral Yüksel, interkulturelle Dolmetscherin, Zürich, 2002).

Qualifizierte interkulturell Dolmetschende bringen die Fähigkeit mit, in umfassendem Sinn zwischen zwei Sprachen zu vermitteln. Exakte Sprachvermittlung erfordert, über die jeweilige Fachsprache und Bezugswissen zu verfügen und dieses auch einsetzen zu können. Das Bezugswissen in transkulturellen Gesprächssituationen im Gesundheitsbereich bezieht sich zum Beispiel auf Unterschiede und Gemeinsamkeiten der Gesundheitssysteme im Herkunfts- und im Einwanderungsland, auf institutionelle Gegebenheiten, rechtliche Vorgaben und gesellschaftliche Verhältnisse, aber auch auf soziokulturelle und religiös bedingte Spezifika, welche Einfluss auf ein medizinisches Gespräch haben können.

Fazit

Eine für die Behandlung tragfähige Beziehung in einer transkulturellen Arzt-Patient-Situation kann nur aufgebaut werden, wenn aufrichtiges Interesse und Offenheit bestehen, den Menschen mit seiner Biografie und seinem sozialen Umfeld, wenn erforderlich auch mit seiner Familiensituation, kennenzulernen. Der Arzt/die Ärztin und das ganze Behandlungsteam sind gefordert, immer wieder bestehende Vorurteile bewusst zu machen, zu reflektieren und abzubauen. Das Wahrnehmen der eigenen Grenzen ist zentral für einen aufrichtigen

Dialog. Grundsätzlich sollte der Arzt/das Fachpersonal eine Haltung von Wertschätzung, Respekt und Empathie mitbringen.

Ein Ausbau von niederschwelligen transkulturellen Angeboten im Gesundheitsbereich sollte gefördert werden, ebenso die transkulturelle Organisationsentwicklung von Institutionen im Gesundheits-, Sozial- und Präventionsbereich, eine interdisziplinäre Vernetzung und die transkulturellen Kompetenzen von medizinischen Kader- und Fachpersonen. Die Bereitstellung von mehrsprachigen Informationsmaterialien, die Aufnahme von interkulturellen Übersetzungs- und Vermittlungsleistungen im Krankenversicherungsgesetz und die Bereitstellung einer qualifizierten Ausbildung für diese Tätigkeit sind weitere wichtige Voraussetzungen, um die Verständigung zwischen Ärzten/innen und ihren fremdsprachigen Patienten/innen erfolgreich zu gestalten.

Literatur

Die Amsterdamer Erklärung für migrantInnenfreundliche Krankenhäuser in einem ethnisch und kulturell vielfältigen Europa (2005) (http://www.mfh-eu.net/public/home.htm, Zugriff am 04.03.2011).

Auernheimer G (2005) Interkulturelle Kommunikation und Kompetenz. In: Migration und Soziale Arbeit, 27(1): 15–22.

Carigiet E, Ueli M, Bonvin J-M (Hrsg.) (2003) Wörterbuch der Sozialpolitik. Zürich: Rotpunktverlag.

De Meurichy K (2010) Theorie und klinischer Alltag. Transkulturelle Kompetenz im Kinder-Notfall. Masterarbeit, Master of Advanced Studies Managing Diversity, Hochschule Luzern 2009–2011.

Domenig D (2001) Einführung in die transkulturelle Pflege. In: Domenig D (Hrsg.) Professionelle transkulturelle Pflege. Bern: Huber, S. 139–158.

Domenig D (2007) Das Konzept der transkulturellen Kompetenz. In: Domenig D (Hrsg.) Transkulturelle Kompetenz. Lehrbuch für Pflege-, Gesundheits- und Sozialberufe. Bern: Huber, S. 165–204.

Ehret R (2008) Die Kulturfalle. Plädoyer für einen sorgsamen Umgang mit Kultur. In: Golsabahi S, Stompe T, Heise T (Hrsg.) Jeder ist weltweit ein Fremder. 2. Kongress des Dachverbands der transkulturellen Psychiatrie, Psychotherapie und Psychosomatik im deutschsprachigen Raum e. V. (DTPPP), Wien: VWB – Verlag für Wissenschaft und Bildung, S. 47–55.

Eicke M, Zeugin B (2007) Transkulturell handeln – Vielfalt gestalten. Zur Bedeutung transkultureller Kompetenzen in einer Gesellschaft der Diversität. Luzern: Caritas Verlag.

Hasani X (2003) Gesundheitsverständnis von kosovo-albanischen Menschen. In: managed care, Schweizer Zeitschrift für Managed Care, Public Health, Gesundheits- und Sozialökonomie, Nr. 3: Neuhausen: Rosenfluh Publikationen, S. 18–19.

Maletzke G (1996) Interkulturelle Kommunikation. Zur Interaktion zwischen Menschen verschiedener Kulturen. Wiesbaden: Westdeutscher Verlag.

Pfluger T, Biedermann A, Salis Gross C (2009) Transkulturelle Prävention und Gesundheitsförderung in der Schweiz. Grundlagen und Empfehlungen. Synthesebericht zum Projekt Transkulturelle Prävention und Gesundheitsförderung, Herzogenbuchsee.

Sennhauser F (2005) Wie begegnen wir Migrationsfamilien? In: Neue Zürcher Zeitung, 83: 9.

Stuker R (2001) Professionelles Dolmetschen. In: Domenig, Dagmar (Hrsg.): Professionelle transkulturelle Pflege. Bern: Huber, S. 185-199.

Vermot-Mangold R-G (2003) Migration als eine gesellschaftliche Herausforderung – oder die transkulturelle Kompetenz und neue Bilderbücher im Kopf! In: Medizinische Mitteilungen, Nr. 74. Bern: Suva von Schlippe A, El Hachimi M, Jürgens G (2003) Multikulturelle systemische Praxis. Ein Reiseführer für Beratung, Therapie und Supervision. Heidelberg: Carl-Auer-Systeme Verlag.

von Schlippe A, El Hachimi M (2000) Konzepte interkultureller systemischer Therapie & Beratung. Ein Beitrag zur interkulturellen Kompetenz. In: Heimannsberg B, Schmedt-Lellek C J (Hrsg.) Interkulturelle Beratung und Mediation. Konzepte, Erfahrungen, Perspektiven. Köln: Edition Humanistische Psychologie, S. 87–114.

Weiss R, Stuker R (1998) Übersetzung und kulturelle Mediation im Gesundheitssystem. Grundlagenbericht. Neuchâtel: Schweizerisches Forum für Migrationsstudien. Forschungsbericht Nr. 11.

Welsch W (1999) Transculturality – the Puzzling Form of Cultures Today. In: Spaces of Culture: City, Nation, World, ed. By Mike Featherstone and Scott Lash, London: Sage , 194-213

Welsch W (1999) Die Zukunft des Menschen. Philosophische Ausblicke. Sonderdruck. Bonn: Bouvier Verlag, S. 127.

21 Qualitätsmerkmal Kommunikation

Dörte Lemmer

Einleitung

Die Methoden des Qualitätsmanagements können dazu beitragen, dass die Kommunikation der medizinisch Tätigen mit den Patienten und ihren Angehörigen strukturiert und verbessert werden kann. Grundvoraussetzung hierfür ist, dass eine Qualitätskultur vorherrscht, die den Willen zur ständigen Verbesserung, den kritischen Umgang mit dem eigenen Handeln, ein zielorientiertes Arbeiten und die Sensibilität im Umgang mit risikoreichen Situationen erkennen lässt. Zudem muss ein verbindliches Qualitätsmanagementsystem im Haus vorliegen, das unter Beachtung der spezifischen Bedürfnisse des Hauses erarbeitet wurde und von den Führungskräften vorbildlich gelebt wird. Übergestülpte QM-Systeme, die nicht authentisch sind, die Mitarbeiter nicht mit einbeziehen und nur zum Erhalt eines schön anzusehenden Zertifikats eingeführt werden, können kaum Nutzen bringen und führen dazu, dass sich einige Negativurteile gegen das Qualitätsmanagement hartnäckig halten: übertriebene Bürokratie, zu hoher Dokumentationsaufwand, ständige Messungen, „aufgeblasene" Befragungen und Analysen sowie schönfärbende Abschlussberichte.

Übersetzt man den Qualitätsbegriff der DIN ISO 9000:2005 „Grad, in dem ein Satz inhärenter Merkmale Anforderungen erfüllt" für den Krankenhausbereich, kann die Qualität im Krankenhaus definiert werden als Ausmaß, in dem die von Patienten, Angehörigen, Einweisern, Weiterbehandelnden, Krankenkassen und beteiligten Interessensgruppen aufgestellten Anforderungen erfüllt werden. Je nachdem wie umfangreich diesen Anforderungen entsprochen wird, kann die Qualität von sehr gut bis sehr schlecht bewertet werden.

Kommunikation ist die wichtigste Grundlage allen Handelns im Krankenhaus. In der Notaufnahme ist z. B. oftmals das Erstgespräch dafür entscheidend, ob ein Patient sofort behandelt wird oder zunächst noch im Wartezimmer Platz nehmen muss. Im Aufnahmegespräch kann die Schilderung der Beschwerden maßgebend für die Einleitung der Diagnostik und der in Betracht zu ziehenden Diagnosen sein. Ein guter Behandlungsverlauf kann entscheidend davon abhängen, wie umfassend und verständlich der Patient über die notwendigen Verhaltensweisen und weiterführenden Therapien informiert worden ist. Anhand dieser kurzen Beispiele wird schnell erkennbar, dass zahlreiche Anforderungen an die Kommunikation gestellt werden können. Hinzu kommt, dass Interaktionen aus verschiedenen Blickwinkeln betrachtet (z. B. Patient, Arzt, Pflegekraft, Angehöriger) werden können. Besonders herausfordernd sind dabei Situationen, in denen nicht alles wunschgemäß verläuft, Unzufriedenheit hochkommt oder sich sogar Fehler ereignen.

Durch die Methoden des Qualitätsmanagements können die Anforderungen an die Kommunikation ermittelt, Ziele zur Verbesserung definiert und konkrete Instrumente zur Sicherung eines guten Kommunikationsniveaus eingeführt werden.

Mit Hilfe der folgenden praktischen Beispiele wird gezeigt, *dass das Qualitätsmanagement tatsächlich nicht ein Hemmnis bei der Kommunikation zwischen Behandlungsteam und Patient ist, sondern vielmehr Unterstützung geben kann, die Anforderungen an die Kommunikation zu ermitteln und zielgerichtete Verbesserungsmaßnahmen zu entwickeln.*

21.1 Qualitätsbewertungen durch die Patienten

Um neue Maßnahmen zur Verbesserung der Kommunikation entwickeln zu können, muss zunächst die aktuelle Situation betrachtet werden. Es ist zu erfragen, ob bereits direkt Unzufriedenheit geäußert wurde (z. B. durch Beschwerden oder Befragungen) und welche konkreten Anforderungen die Patienten und ihre Angehörigen an die Kommunikation mit den medizinisch Tätigen stellen.

Liegen keine konkreten Anhaltspunkte vor, kann es hilfreich sein, einen Einblick in die öffentlichen Qualitätsbewertungen von Patienten und Angehörigen zu nehmen, die auf diversen Bewertungsseiten, Medizin-Foren und krankheitsbezogenen Selbsthilfeseiten im Internet zu finden sind. Nicht nur, dass positive und negative Beispiele mit namentlich aufgeführten Kliniken und Ärzten angegeben werden; oftmals erfolgt zudem eine Punktbewertung, die ein anschließendes Ranking ermöglicht und besonders empfehlenswerte Krankenhäuser und Praxen herausstellt. Diese Bewertungen sind kritisch zu betrachten, da durch die Anonymität gefälschte Eintragungen zu erheblichen Verzerrungen führen können. Man hat zudem den Eindruck, dass sich am meisten die unzufriedenen und dann die (überraschend) zufriedenen Patienten aus eigener Initiative äußern und weniger die mittelmäßig zufriedenen.

Interessant sind jedoch die von den Patienten formulierten Begleittexte, in denen vielfach auf das Thema Kommunikation eingegangen wird und aus denen sich leicht die gestellten Anforderungen erkennen und ggf. auch Maßnahmen ableiten lassen.

Im besonderen Maße gilt das für Selbsthilfe-Foren. Hier werden nicht nur kurze Bewertungen abgegeben, sondern konkrete Fälle vorgestellt, im Forum diskutiert und gegenseitig Verhaltensvorschläge gemacht.

Viele negative Erfahrungen beziehen sich auf Facharzttermine. Notfalltermine werden nur selten ermöglicht und die Patienten müssen trotz ihrer Beschwerden oftmals (für sie zu) lange auf einen Termin beim Facharzt warten. Zudem wählen sie den Weg zum Facharzt oder werden dorthin überwiesen, weil in der hausärztlichen Praxis eine adäquate Diagnostik und/oder Behandlung nicht möglich ist bzw. erwartet wird. Demzufolge sind die Erwartungen an den Facharzt besonders hoch, und werden sie nicht erfüllt, ist die Unzufriedenheit besonders groß.

Immer wieder ist zu lesen, dass gerade im Arzt-Patient-Gespräch die Problematiken liegen. Ganz enttäuschte Patienten schreiben sich sogar in Rubriken wie „Die dümmsten Sprüche der Ärzte" den Frust von der Seele, wenn sie sich nicht ernst genommen fühlen.

Beispiele für Kritikpunkte zur Kommunikation sind: Die Befunde stehen im Vordergrund, der Patient selbst erhält kaum die Möglichkeit, seine Beschwerden darzustellen. Patienten werden oftmals unterbrochen und können die Ihnen wichtigen Aspekte nicht vorbringen. Auch kritisieren sie, dass der Arzt selbst durch Telefonate oder Nachfragen des Personals unterbrochen wird und er sich so nicht gut auf das Gespräch konzentrieren kann.

Negative Erfahrungen werden häufig auch mit handschriftlichen Listen gemacht, auf denen Patienten zur Vorbereitung des Arzttermins wichtige Angaben zum Gesundheitszustand und Fragen an den Arzt zusammenstellen – eine Empfehlung, die in vielen Patientenbroschüren zu finden ist. Nicht selten wird ihnen aber vermittelt, dass sie sich hierdurch wichtig machen wollen, dem Arzt Zeit rauben und sie zu viel Zeit in ihr Kranksein investieren. Im schlimmsten Fall wird ihnen sogar frühzeitig suggeriert, dass sie Hypochonder seien.

Schildern Patienten Symptome, die möglicherweise ein anderes Fachgebiet betreffen, werden sie schnell auf dieses verwiesen. Dabei sehen sie oft die Gefahr, dass wichtige Informationen zur Gesamtbetrachtung des Gesundheitszustands außen vorgelassen werden.

Auch das Thema Arzneimittel nimmt einen wichtigen Stellenwert im Internet ein. Vor allem bei Medikamenten, die laut Beipackzettel zu vielen und schwerwiegenden Nebenwirkungen führen können, beklagen Patienten, dass sie nicht ausreichend über die Notwendigkeit, Gefahren und Sicherheitsvorkehrungen informiert wurden. Diese Unsicherheiten, die oft erst zu Hause beim Lesen auftreten, führen nicht selten dazu, dass die verordneten Medikamente nicht eingenommen werden oder die Einnahme quasi zur Diskussion in Foren gestellt wird und persönliche Entscheidungen von den Erfahrungen und Empfehlungen anderer Foren-Mitglieder abhängig gemacht werden.

Während einerseits zu wenige Informationen bemängelt werden, klagen andere Patienten darüber, dass sie die Vielzahl von Informationen, die innerhalb kurzer Zeit vermittelt werden und oft mit Fachbegriffen versehen sind, gar nicht auffassen konnten. Es ist zu lesen, dass bereits auf dem Heimweg vom Arzttermin einiges vergessen wird. Der gute Wille, den Patienten umfassend zu informieren, hinterlässt oft einen irritierten Patienten. Vor allem, wenn keine begleitenden schriftlichen Informationen vorliegen, können Vereinbarungen z. B. zur Medikation, zu den Kontrolluntersuchungen und Verhaltensweisen sowie zum weiteren Behandlungsverlauf falsch erinnert oder gar vergessen werden.

Gerade chronisch Kranke, die durch Patienteninformationsbroschüren, Patientenschulungen, Selbsthilfegruppen oder gar Fachliteratur umfassend über ihre Erkrankung informiert sind, klagen darüber, dass sie trotz ihres Wissens nicht als Partner in der Behandlung gesehen und bei Entscheidungen nicht einbezogen werden. Ebenso werden die Auswirkungen der chronischen Erkrankung auf das soziale und berufliche Umfeld zu wenig thematisiert, um gemeinsame Lösungen zu finden.

Diese Beispiele benennen einige Kommunikationsmängel, die häufig von Patienten im Internet geäußert werden. Die Medizin-Foren oder Selbsthilfeseiten im Internet geben nicht nur die Möglichkeit, die Unzufriedenheit zu äußern, sondern ermöglichen den kommunikativen Austausch, der für sie zu kurz gekommen ist. Es können in Ruhe Fragen formulieren werden, die im Arztgespräch keinen Raum fanden oder die erst im Nachhinein einfallen. Die Anonymität des Internets ermöglicht es sogar, Ausschnitte aus Arztbriefen oder (Labor-)Befunden einzustellen, um Erläuterungen der Fachbegriffe, die Bedeutung von nicht normgerechten Befunden oder gar Einschätzungen zur geplanten Behandlung zu erhalten. Dies ist ein sehr zwiespältiges Verfahren. Denn sicherlich können erfahrene Patienten viele gute Informationen und Tipps weitergeben und sich u. a. in Chats die Zeit für die Fragenden nehmen, die ihnen beim Arztbesuch nicht eingeräumt wird. Gerade Alltagsproblematiken und Auswirkungen auf das soziale Leben können mit Gleichgesinnten gut ausgetauscht werden. Doch durch die Anonymität der Internets ist nicht sichergestellt, dass qualifizierte Hilfen gegeben werden. Es besteht die Gefahr, dass nicht nur die Verunsicherung durch unterschiedliche Äußerungen, negative Erfahrungen von anderen Foren-Mitgliedern wächst, sondern auch falsche oder sogar gefährliche Ratschläge gegeben werden. Eine angemessene Arzt-Patient-Kommunikation und Information ist und bleibt einer der wichtigsten Aspekte eines zufriedenstellenden Behandlungsverlaufs für alle Beteiligten.

21.2 Patientenbefragungen

Durch die gesetzliche Vorgabe, dass Krankenhäuser ein internes Qualitätsmanagement-System vorhalten müssen (§ 137 SGB V), gibt es in Deutschland kaum noch Kliniken, die keine Patientenbefragungen durchführen. Aus den Ergebnissen erwartet man, dass Informationen zur aktuellen Patientenzufriedenheit gegeben werden, aber auch zum Nutzen neu eingesetzter Maßnahmen und zur Erreichung zuvor gesetzter Zielwerte. Demzufolge können sie gleich mehrfach bei der Umsetzung des PDCA-Zyklus, der die Grundlage des Arbeiten im Qualitätsmanagement ist, eingesetzt werden. Die Abkürzung PDCA steht für die Begriffe „Plan, Do, Check, Act". Dieser Zyklus besagt, dass nach einer zielgerichteten Planung erst das Handeln erfolgt und immer wieder überprüft werden muss, ob durch die tatsächliche Umsetzung die zuvor gesetzten Ziele erreicht werden können. Ist dies nicht (umfassend) der Fall, sind Veränderungen vorzunehmen, um das Ziel zu erreichen. Befragungen können Anlass für neue Maßnahmen sein, die sich aus einer für das Krankenhaus nicht ausreichenden Zufriedenheit mit der aktuellen Situation oder aus konkreten Patientenangaben ableiten lassen. Zudem werden sie aber auch als Instrument eingesetzt, um die Umsetzung der Planungen und der Zielvorgaben zu überprüfen. Schließlich geben auch diese Befragungsergebnisse wieder Hinweise auf notwendige Verbesserungsmaßnahmen, um die anfangs definierten Ziele zu erreichen.

Die meisten Befragungsbögen zeichnen sich dadurch aus, dass ein einheitlicher Fragebogen für alle Fachabteilungen und häufig sogar in mehreren Einrichtungen eines Trägers zum Einsatz kommt. Um die Patienten zur Teilnahme zu motivieren, werden die Fragen auf ein allgemeingültiges Minimum reduziert. Spezifika der Fachabteilungen und Berufsgruppen werden zumeist wenig oder gar nicht beachtet. Diese Befragungsergebnisse geben somit eher generelle Hinweise zur Zufriedenheit mit einzelnen Bereichen (z. B. Aufnahme, Entlassung, Verpflegung). Zur Kommunikation werden meist Fragen gestellt, wie:

- War das Personal freundlich?
- Konnten Sie im erforderlichen Umfang Fragen an das Personal stellen?
- Haben Sie verständliche Erläuterungen erhalten?
- Wurden Sie umfassend über Ihre Erkrankung/Operation/medikamentöse Behandlung aufgeklärt?

Konkrete Verbesserungshinweise werden zumeist über offen gestellte Fragen am Ende des Bogens erhoben. Leider wird viel zu selten darum gebeten, erläuternde Hinweise zu negativen Bewertungen zu geben. Denn gerade hierdurch lassen sich konkrete Verbesserungsmaßnahmen ableiten. Auch die Frage nach besonders positiven Erfahrungen ist eher selten enthalten. Dabei lässt sich aus diesen Äußerungen erkennen, was dem Patienten wichtig ist und wo es sinnvoll ist, gute Praktiken eines Klinikbereichs auch in anderen Abteilungen oder gar im gesamten Krankenhaus einzusetzen.

Auch wenn die Ergebnisse der allgemeinen Patientenbefragung eher den Charakter einer „Wasserstandsmeldung" haben, zeigen sie doch gut an, welche Themen weiter analysiert und bearbeitet werden müssen.

Zudem haben die Patientenbefragungen eine Bedeutung für das Benchmarking, bei dem die Ergebnisse der einzelnen Abteilungen oder Kliniken gegenübergestellt und die Besten in den jeweiligen Kategorien ermittelt werden. Ziel ist es nicht nur, hierdurch den Ansporn für gute Leistungen und schließlich gute Bewertungen stetig hoch zu halten, sondern die guten Praktiken zu ermitteln, die zu den Bestwerten geführt haben und den Benchmark-Teilnehmern die Chance zu geben, hiervon zu lernen.

Ein weiterer Vorteil von einheitlichen Befragungen, die regelmäßig über einen langen Zeitraum durchgeführt werden, ist der, dass sich nach den ersten Befragungsintervallen Trends erkennen lassen, die Rückschlüsse auf die Weiterentwicklung des Bereichs zulassen.

Kommt man ausgehend von dem allgemeinen Befragungsbogen zu dem Entschluss, dass das Thema Kommunikation näher analysiert werden soll, so kann sicherlich versucht werden, einen Fragebogen zu entwickeln, der unterschiedliche Qualitätsmerkmale und Berufsgruppen betrachtet. Doch wie praktikabel kann solch ein Bogen sein? Kann die Kommunikation tatsächlich isoliert betrachtet werden und ist sie nicht vielmehr Bestandteil aller patientennahen Tätigkeiten?

Qualitative Instrumente wie die Durchführung von moderierten Gesprächsgruppen in Form von Fokusgruppen können hier sehr hilfreich sein. Im persönlichen Gespräch können kommunikative Erfahrungen besser geschildert werden als in Stichworten auf einem Fragebogen. Fokusgruppen sind moderierte

Gruppengespräche, in denen gemeinsam mit einem neutralen Moderator z. B. Situationen analysiert und Verbesserungsmaßnahmen entwickelt werden. So könnten beispielsweise (ehemalige) Patienten mit der Bitte eingeladen werden, gemeinsam die Kommunikation im Behandlungsverlauf zu betrachten, um kritische Punkte zu identifizieren. Aufgrund der Gruppendynamik sollte die Teilnehmerzahl von acht Personen nicht überstiegen werden. Bei der Auswahl der Patienten ist darauf zu achten, dass sie eine ausreichende soziale und kognitive Kompetenz haben, um aktiv an dieser 60- bis 90-minütigen Sitzung teilzunehmen (vgl. Richter und Fleer 2004). Um den Patienten die Bedeutung dieser Sitzung zu verdeutlichen und zugleich die Wertschätzung für die Teilnahme entgegenzubringen, sollte die Einladung und ggf. auch Begrüßung z. B. durch den Chefarzt der Abteilung erfolgen. Die Sitzung ist so vorzubereiten, dass die Teilnehmer eine angenehme und ruhige Atmosphäre vorfinden (bspw. mit Kaffee und Gebäck). Zu Beginn sind die Patienten darauf hinzuweisen, dass sie keine Scheu haben sollen, ihre negativen Erfahrungen offen zu benennen. Vielmehr ist ihnen zu verdeutlichen, dass das Krankenhaus tatsächlich Interesse an den Hinweisen hat. Um Hemmungen bei den Patienten abzubauen, sollte das Gespräch nur mit zwei Krankenhausmitarbeitern (Moderator, Protokollant) durchgeführt werden, die umfassende Erfahrungen in Gesprächsführung haben und zudem nicht in die Behandlung der Teilnehmer involviert waren bzw. sind. Ein Moderator leitet die Sitzung anhand eines vorher erarbeiteten Fragen-Leitfadens. Gerade beim Thema Kommunikation kann es sinnvoll sein, sich am Kernprozess zu orientieren. Es kann z. B. gefragt werden, wie die Zufriedenheit mit den Informationen, der Art der Übermittlung und der *Ansprechbarkeit* der Mitarbeiter/Ärzte bei den einzelnen Prozessschritten ist: vor der Aufnahme, in der Aufnahmesituation, bei der Diagnostik, der Behandlung, der Medikation, vor und nach Operationen, in der Weiterbehandlung und bei der Entlassung.

Die benannten Kritikpunkte und Stärken sind ggf. durch Nachfragen herauszuarbeiten, um tatsächlich greifende Verbesserungsmaßnahmen zu entwickeln (ggf. direkt in der Sitzung). Generell sollten die Hinweise neutral aufgenommen werden und der Moderator nicht in eine Rechtfertigungsposition gehen. Die Ergebnisse der Runde werden in einem Protokoll zusammengefasst und zur weiteren Bearbeitung an den „Auftraggeber" gesendet. Gegebenenfalls mit Unterstützung des QM werden anschließend Maßnahmen abgeleitet und anhand eines Maßnahmenplans (mit Verantwortlichkeiten und Zeitvorgaben) umgesetzt. Nicht selten zeigt es sich, dass bereits kleine Maßnahmen zu einer deutlich besseren Zufriedenheit führen können, wie z. B. die Ausgabe von Medikamentenplänen, die *Erläuterung von Therapien* anhand von Informationsblättern, die die Patienten mitnehmen können, oder den Patienten die Möglichkeit zu geben mit einem anderen Patienten zu sprechen, bei dem die geplante Therapie oder Operation bereits durchgeführt wurde. Gerade diese Gespräche auf gleicher Ebene können zu realen Einschätzungen des Bevorstehenden führen und erheblich Ängste reduzieren, selbst wenn es beim Ansprechpartner zu kleineren Komplikationen gekommen ist.

21.3 Beschwerdemanagement

Auch Systeme wie das *Beschwerdemanagement* geben wichtige und aktuelle Informationen zur Patientenzufriedenheit. Es kann nicht nur von den Patienten selbst, sondern auch von den Angehörigen, Besuchern sowie kooperierenden Einrichtungen und Personen genutzt werden.

Leider hat das Beschwerdemanagement für viele Krankenhausmitarbeiter immer noch einen bitteren Beigeschmack. Sie fühlen sich persönlich angegriffen, wenn Beschwerden vorgetragen oder gar schriftlich geäußert werden. Sicherlich ist es nicht immer leicht, mit der Kritik umzugehen. Daher erhalten die Mitarbeiter die Hinweise, dass sie ruhig reagieren, das Anliegen ernst nehmen und ggf. dafür zu sorgen sollen, dass schnellstmöglich Gegenmaßnahmen eingeleitet werden. Bei schriftlich formulierter Kritik ist darauf zu achten, dass ein klarer und schneller Bearbeitungsweg sowie Ansprechpartner in der Abteilung bzw. im Krankenhaus festgelegt sind.

Hinweise, die über das Beschwerdemanagement eingehen, können vielfältige Aspekte thematisieren, wie z. B. die medizinische Versorgung, das Verhalten von Mitarbeitern, die Unterbringung, organisatorische Abläufe, die Speisenversorgung, die Hygiene oder Sauberkeit. Die Bearbeitung kann von einem klärenden Gespräch über kleinere bis hin zu großen Maßnahmen erfolgen, die Konsequenzen für alle Klinikbereiche haben können.

Das Krankenhaus erhält über das Beschwerdemanagement die große Chance, auf Unzufriedenheit professionell reagieren zu können.

In der Praxis erlebt man nicht selten, dass zuvor unzufriedene Patienten geradezu begeistert sind, wenn sie erfahren, dass ihr Hinweis freundlich, schnell und konsequent bearbeitet wird und ggf. direkt Veränderungen erfolgen. Für die meisten ist es kaum vorstellbar, dass ein schnelles Handeln in einem so großen Unternehmen, wie es ein Krankenhaus ist, erfolgen kann und die Patientenäußerungen tatsächlich beachtet werden.

Durch eine zeitnahe Bearbeitung kann zudem erreicht werden, dass der gefürchtete „Schneeballeffekt" bei der Weitergabe von Negativ-Bewertungen durch z. B. persönliche Gespräche und Interneteinträge unterbrochen oder sogar verhindert werden kann.

Werden die Meldebogen so gestaltet, dass nicht nur Beschwerden, sondern auch Anregungen und Lob darüber erhoben werden, dann werden viele Mitarbeiter auch sehr gute Rückmeldungen erhalten, was die Akzeptanz des Systems unterstützt.

Das Beschwerdemanagement bietet somit einerseits die Möglichkeit, Hinweise auf Verbesserungspotenziale (inklusive Kommunikation) zu erhalten. Meldungen aus einzelnen Abteilungen sollten stets daraufhin überprüft werden, ob sie auch Relevanz für andere Bereiche haben und krankenhausweite Maßnahmen umgesetzt werden können. Die zentrale Auswertung kann hier wichtige Hinweise geben.

Andererseits ist der Erfolg des Systems stark von dem Kommunikationsgeschick sowie der zeitnahen, sensiblen und verbindlichen Bearbeitung abhängig. Die Chancen des Systems steigen mit einer wachsenden Qualitätskultur.

Die Grundvoraussetzung für ein gutes Beschwerdemanagement ist, dass zunächst ein verbindliches System entwickelt wird, das den Strukturen des eigenen Hauses angemessen ist. Verantwortlichkeiten, Bearbeitungswege und Reaktionszeiten sind fest- und darzulegen. Formulare sind zu entwickeln, die für die Hinweisgeber leicht verständlich sind, aber zudem auch den Bearbeitungsweg dokumentieren. Alle Mitarbeiter sind über das Beschwerdemanagementsystem zu informieren und zur aktiven Unterstützung zu motivieren. Zudem ist aktiv darauf hinzuweisen, dass es ein Beschwerdesystem in der Klinik gibt und sich die Beschwerdeführer schriftlich und mündlich äußern können (z. B. Plakate, Hinweis in Broschüren). Die schriftliche Meldung hat den Vorteil, dass sie auch anonym erfolgen kann. Hierfür sind gut erreichbare Beschwerdebriefkästen zu installieren, die in einem kurzen Zeitintervall zu leeren sind. Patienten nutzen u. a. die anonyme Abgabe im Briefkasten, wenn sie sich noch während ihres Klinikaufenthalts beschweren und Angst haben, dass die persönliche Meldung negative Auswirkungen auf die weitere Versorgung haben kann.

Die Anzahl, die Aufstellungsorte und die Pflege der Briefkästen geben erste Auskunft darüber, ob ein Haus ein funktionierendes System hat.

Leider gibt es noch immer Einrichtungen, in denen Beschwerdebriefkästen lediglich eine Alibifunktion haben, um z. B. in Qualitätsberichten oder bei Zertifizierungen darauf hinweisen zu können. Nicht nur, dass die Häuser sich hiermit eine große Chance zur Verbesserung der Patientenorientierung entgehen lassen, vielmehr laufen sie Gefahr, die Unzufriedenheit noch weiter zu erhöhen, wenn keine (adäquate) Reaktion erfolgt und diese Alibifunktion vom Beschwerdeführer erkannt wird.

Treten tatsächlich Fehler in der Behandlung oder Versorgung auf, müssen diese schnellstmöglich bearbeitet werden. Zur Kommunikation bei Behandlungsfehlern wird detailliert in anderen Beiträgen (s. Beiträge Hansis, Scherer) dieses Buches eingegangen. Seitens des Qualitätsmanagements sind aber Systeme aufzubauen, die unterstützend eingesetzt werden und u. a. die Kommunikationswege regeln. Im Gespräch mit dem Patienten sollte durchaus auf die systematische Bearbeitung und Analyse hingewiesen werden, damit er erfährt, dass alle aufgedeckten Fehler nachbearbeitet und nicht einfach hingenommen werden.

21.4 Konkrete Beispiele zur Verbesserung der Kommunikation zwischen Arzt und Patient

Was können weitere Maßnahmen sein, die sich aus den oben genannten Beispielen exemplarisch ableiten lassen? Und worauf ist aus QM-Sicht zu achten?

Für eine zielgerichtete Kommunikation können Checklisten und Formulare entwickelt werden, die das Patientengespräch strukturieren und festlegen, welche Informationen der Patient erhalten bzw. geben muss. Sie sind so zu gestalten, dass die Informationen als Gesprächsgrundlage schnell zu erkennen sind. Keineswegs sollen sie das Gespräch ersetzen. Vielmehr dienen sie als Gesprächsleitfäden, die den Patienten Orientierung geben. Ein Vorteil dieser

Strukturierung ist auch, dass festgelegt wird, bei welcher Stelle welche Informationen erhoben werden. Eine gemeinsame Abstimmung kann Doppeldokumentationen vermeiden.

Bei Patienten, die längere Zeit in Behandlung sind, können Fragebogen als Vorbereitung auf den Arzttermin ausgegeben werden. Die Zeit, die Patienten benötigen, um im Arztgespräch über Fragestellungen nachzudenken und Antworten zu formulieren, kann so minimiert werden und es bleibt mehr Zeit für die persönliche Zuwendung und das Eingehen auf die Patientenbelange. Mit der Analyse der vorliegenden Bogen können sogar der Behandlungserfolg und der Nutzen neu eingesetzter Therapien anhand der Fragebogenkriterien überprüft werden. Gleichfalls können Visiten patientenfreundlicher gestaltet werden, wenn z. B. „Visiten-Notizblöcke" ausgegeben werden, auf denen die Patienten stichwortartig Fragen an den Arzt notieren können. Häufig können sie schnell beantwortet werden. Die meisten Patienten werden aber zufrieden sein, wenn aus Zeitgründen die Thematisierung an einem anderen Termin erfolgt, sie zielgerichtet an kompetente Gesprächspartner weitervermittelt werden oder auf verständliche Informationsmaterialien verwiesen werden. In jedem Fall wird dem Patienten bewusst, dass man ihn und seine Fragen ernst nimmt und bemüht ist, seine Anforderungen zu erfüllen. Eine Analyse dieser Patientenfragen kann wiederum Entwicklungs- und Regelungsbedarf aufzeigen. Ein Ergebnis könnte die Erstellung von Patientenbroschüren zu Erkrankungen, Therapie- oder Operationsverfahren sein, in denen häufig geäußerte Fragestellungen aufgenommen werden. Nicht vergleichbar mit den üblichen und schwer verständlichen Aufklärungsbögen! Diese Patienteninformationen können direkt bei der Erläuterung des weiteren Procederes eingesetzt werden. Durch handschriftliche Angaben werden sie für den Patienten individualisiert. Die Verwendung von Grafiken oder Bildern und eine Auflistung weiterführender patientengerechter Literaturangaben können hilfreich sein.

Gerade in der Entlassungssituation ist es nützlich, wenn Patienten schriftliche Informationen zur weiteren (Bedarfs-)Medikation, zu Nachuntersuchungsterminen, zu beachtenden Verhaltensweisen und Ansprechpartnern bei Rückfragen erhalten.

Um tatsächlich patientenorientierte Dokumente zu entwickeln, können diese vor Veröffentlichung kooperierenden Patienten oder Selbsthilfegruppen vorgelegt werden, um Verbesserungshinweise zu erhalten.

Bei der Entwicklung von Neuerungen muss Folgendes beachtet werden: So groß auch die Anstrengungen sind, ein neues Verfahren einzuführen oder ein gutes Dokument zu erstellen, so kann man immer wieder erfahren, dass die erste Version noch nicht optimal einsetzbar ist. Viele Systeme und Dokumente sind erst ausgereift, wenn mehrfach nachjustiert wurde (entsprechend des PDCA-Zyklus). Diese Bereitschaft zur stetigen Optimierung zeichnet eine tatsächlich existente Qualitätskultur aus.

Die hier benannten Beispiele verdeutlichen, dass mit Hilfe des Qualitätsmanagements neue Strukturen und Verfahrensregelungen systematisch aufgebaut werden können und diese wiederum mit QM-Dokumenten hinterlegt werden. Bei der Erstellung ist stets zu beachten, dass Verantwortlichkeiten klar beschrieben sind und zu bestimmten Fragestellungen auch Kommunikationsregeln aufgestellt werden. Es ist z. B. festzulegen, wie mit vertrauten Personen des Patienten kommuniziert wird, die nicht direkte Angehörige sind oder wer den Patient über infauste Prognosen informiert.

Um gute QM-Dokumente zu erhalten, sollten sie nach einheitlichen Vorgaben erstellt werden. Durch die Aufnahme in das QM-Dokumentensystem der Klinik wird sichergestellt, dass nur offiziell freigegebene und aktuelle Dokumente zum Einsatz kommen, die den klinikeigenen Anforderungen entsprechen.

Die QM-Arbeit bringt es unweigerlich mit sich, das eine Reihe von Daten erhoben und Berichte erstellt werden. Es bietet sich an, bestimmte Informationen wie Ergebnisse von Patientenbefragungen oder neu entwickelte Verfahren für Interessierte aufzuarbeiten und durch Aushänge, Internet oder die lokale Presse zu kommunizieren. Wenn Außenstehende den Eindruck gewinnen, dass sich kritisch mit dem eigenen Handeln auseinandergesetzt wird und tatsächlich Veränderungen erfolgen, kann Vertrauen aufgebaut werden.

Abschließend ist festzuhalten, dass Kommunikation und Qualitätsmanagement nicht „alleinstehende" Bereiche im Krankenhausalltag sind, die isoliert betrachtet werden können. Da die Bewertung von Qualität immer von den Anforderungen und Erwartungen abhängig ist und diese sich bei den jeweiligen Interessensgruppen unterscheiden oder sich sogar widersprechen können, ist es eine Herausforderung, die Prozesse und Strukturen so zu gestalten, dass eine möglichst hohe Gesamtzufriedenheit erzielt werden kann. Das QM kann in vielerlei Hinsicht unterstützend tätig werden – auch beim Thema Kommunikation.

Literatur

DIN EN ISO 9000-12 (2005). Qualitätsmanagementsysteme – Grundlagen und Begriffe. Berlin: Beuth-Verlag

Richter D, Fleer B (2004). Fokusgruppen als Evaluationsinstrument der Zufriedenheit mit der psychiatrischen Behandlung. In: Gesundheitsökonomie und Qualitätsmanagement 9: S. 236c–240.

Schelenz B, Fleck S (2008). Kommunikation im Krankenhaus. Ein Leitfaden zur internen und externen Kommunikationsgestaltung. Eichenau: medizificon Verlag.

Thomann H J, Stockhardt J (Hrsg.) (2010). Qualitätsmanagement im Gesundheitswesen. Aktueller Ratgeber für alle Bereiche des Qualitätsmanagements im Gesundheitswesen. 22. Aktualisierung. Juni 2010. Köln: TÜV Media GmbH, TÜV Rheinland Group.

Verzeichnis der Autoren und Autorinnen

Becker, Stefanie, Prof. Dr. phil., Dipl.-Psychologin, Dipl.-Gerontologin Leiterin des Forschungsschwerpunkts „Lebensgestaltung im Alter", Dozentin an der Berner (CH) Fachhochschule, Fachbereich Soziale Arbeit

Büchler, Markus W., Prof. Dr. med., Dr. h. c., mult., Ärztlicher Direktor der Abteilung für Allgemeine, Viszerale und Transplantationschirurgie der Universität Heidelberg

Eckoldt, Felicitas, Prof. Dr. med., Direktorin der Kinderchirurgie, Universitätsklinikum Jena

Eicke, Monika, MAS interkulturelle Kommunikation, dipl. Erwachsenenbildnerin SAEB und dipl. Berufsschullehrerin DAZ/DAF, Expertin für interkulturelle Bildung und Beratung, für Integration und Managing Diversity, Studienleiterin und Dozentin des MAS Managing Diversity – eine Kooperation der Caritas Schweiz und der Hochschule Luzern/Soziale Arbeit.

Epplen, Robin, Assistenzarzt an der Urologischen Klinik im Universitätsklinikum Aachen

Gebauer, Gerhard, Prof. Dr. med., Chefarzt Gynäkologie, Gynäkologische Onkologie und Mammachirurgie, Frauenklinik am Marienkrankenhaus Hamburg

Geisler, Linus S., Prof. Dr. med., bis 1999 Chefarzt der medizinischen Klinik am St. Barbara-Hospital in Gladbeck, Apl. Prof. an der Universität Bonn

Hansis, Martin, Prof. Dr. med., Chirurg-Unfallchirurg, Professur „Krankenhausmanagement" am KIT Karlsruhe, Geschäftsführer/Sprecher der Geschäftsführung am Städt. Klinikum Karlsruhe

Hax, Peter-Michael, Dr. med., Stellvertretender Ärztlicher Direktor der Berufsgenossenschaftlichen Unfallklinik Duisburg, Facharzt für Orthopädie und Traumatologie – Spezielle Unfallchirurgie, Arzt für Chirurgie

Hax-Schoppenhorst, Thomas, pädagogischer Mitarbeiter und Beauftragter der Öffentlichkeitsarbeit der LVR-Klinik Düren, Dozent an Schulen für Gesundheits- und Krankenpflege, Referent für Erwachsenenbildung, Autor

Heidenreich, Axel, Univ.-Prof. Dr. med., Direktor der Urologischen Klinik im Universitätsklinikum Aachen

Keller, Monika, Priv. Doz. Dr. med., Leiterin der Sektion Psychoonkologie am Universitätsklinikum Heidelberg

Kraus, Ralf, Dr. med., Facharzt für Chirurgie, Orthopädie und Unfallchirurgie, Universitätsklinikum Gießen und Marburg GmbH, Klinik für Unfallchirurgie

Langewitz, Wolf, Prof. Dr. med., stellvertr. Chefarzt der Abteilung für Psychosomatik am Universitätsspital Basel

Lemmer, Dörte, Dipl. Päd., Qualitätsmanagerin an der LVR-Klinik Düren, EFQM-Assessorin

Linhart, Wolfgang E., Univ.-Prof. Dr. med., Leiter der Abteilung für Kinderorthopädie, Erster Stellvertreter des Klinikvorstandes, Universitätsklinik für Kinder- und Jugendchirurgie, Graz

Martin, Eike, Prof. Dr. med., Geschäftsführender Direktor der Klinik für Anästhesiologie am Universitätsklinikum Heidelberg

Mattern, Christoph, Dr. med., Facharzt für Psychiatrie und Psychotherapie, Facharzt für Neurologie, Chefarzt am Bezirksklinikum Obermain in Ebenswald

Mattern, Ruperta, Dr. phil., wissenschaftliche Mitarbeiterin am Lehrstuhl für Pädagogik an der Universität Bamberg

Maul, Holger, Priv. Doz. Dr. med., MMS, MBM, Chefarzt Geburtshilfe und Perinatalmedizin, Frauenklinik am Marienkrankenhaus Hamburg

Poimann, Horst, Dr. med., Dipl. Psych., Facharzt für Neurochirurgie, Psychotherapeut, Qualitätsmanager, praktizierend in eigener Praxis in Würzburg

Scherer, Michael A., Prof. Dr. med., Facharzt für Chirurgie, Unfallchirurgie und Orthopädie, spezielle Unfallchirurgie, Chefarzt am Klinikum Dachau

Schildmann, Eva, Dr. med., Klinik für Hämatologie, Onkologie und Tumorimmunologie, HELIOS Klinikum Berlin-Buch

Schildmann, Jan, Dr. med., M.A., Mitarbeiter des Instituts für Medizinische Ethik und Geschichte der Medizin an der Ruhr-Universität Bochum

Schlein, Ulrike, Dr. med., Fachärztin für Chirurgie/Allgemeinmedizin, Notärztin, seit 2001 freiberufliche Tätigkeit als Beraterin und Kommunikationstrainerin

Sciborski, Claudia, Dipl.-Pädagogin, Dipl.-Pflegewirtin (FH), Krankenschwester, Übersetzerin der italienischen Sprache, freiberufliche Autorin sowie Dozentin für Gesundheitsberufe

Theuer, Dieter, Dr. med., Internist und Gastroenterologe, Konsultant für Rechtsmedizin, Chirurgische Universitätsklinik Heidelberg

Tödtmann, Claudia, Redakteurin der Zeitschrift „WirtschaftsWoche" in Düsseldorf, Autorin, Kolumnistin

van der Laan, Jens Hager, Dipl. Soz., Leitung von Seminaren in Unternehmen und öffentlich-rechtlichen Institutionen (z. B. ARD und ZDF) und Berater in Fragen von Personal-, Management- und Organisationsentwicklung (Change Management), Schwerpunkt: Einsatz von lernaktivierenden Methoden der Gruppendynamik

Verres, Rolf, Prof. Dr. med., Diplom-Psychologe, Facharzt für psychotherapeutische Medizin, Ordinarius und Ärztlicher Direktor des Institutes für Medizinische Psychologie im Zentrum für Psychosoziale Medizin am Universitätsklinikum Heidelberg

von Laer, Lutz, Prof. Dr. med., von 1976 bis 2000 Leiter der Traumatologischen Abteilung des Universitätskinderhospitals Basel, seit Mitte 2000 emeritiert

Zwingmann, Jelena, Diplom Psychologin, wissenschaftliche Mitarbeiterin beim „KoMPASS"-Projekt am Universitätsklinikum Heidelberg

Stichwortverzeichnis

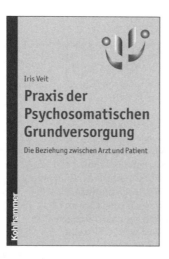

Iris Veit
Praxis der
Psychosomatischen
Grundversorgung
Die Beziehung zwischen Arzt und Patient

2010. 280 Seiten mit 43 Abb.,
7 Tab. und 34 Übersichten. Kart.
€ 29,90
ISBN 978-3-17-020832-2

Iris Veit

Praxis der Psychosomatischen Grundversorgung

Die Beziehung zwischen Arzt und Patient

Was soll ein Arzt wissen und können? Die Gestaltung der Beziehung zum Patienten gehört zu seinen Kernkompetenzen. Deshalb stellt dieses Buch die Arzt-Patient-Beziehung und eine Systematik dysfunktionaler Beziehungsmuster ins Zentrum und dient als Kompass, die unterschiedlichen Beziehungsmuster zu erkennen und zu nutzen. Das Besondere ist seine integrative Sicht und seine Praxisbezogenheit, die sich in alltagstauglichen, in der Arztpraxis bereits erprobten und bewährten Interventionshilfen zeigt.

Das Werk ist ein Begleitbuch der curriculären Weiterbildung „Psychosomatische Grundversorgung" (Richtlinien der Bundesärztekammer).

Dr. med. Iris Veit ist als Allgemeinmedizinerin und Psychotherapeutin in Herne tätig. Sie besitzt langjährige Lehrerfahrung an der Universität und ist Leiterin der curriculären Weiterbildung „Psychosomatische Grundversorgung" der Ärztekammer Westfalen Lippe.

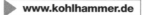 **www.kohlhammer.de**

W. Kohlhammer GmbH · 70549 Stuttgart
Tel. 0711/7863 - 7280 · Fax 0711/7863 - 8430